Sabine Bartholomeyczik · Margareta Halek (Hrsg.)

Assessmentinstrumente in der Pflege

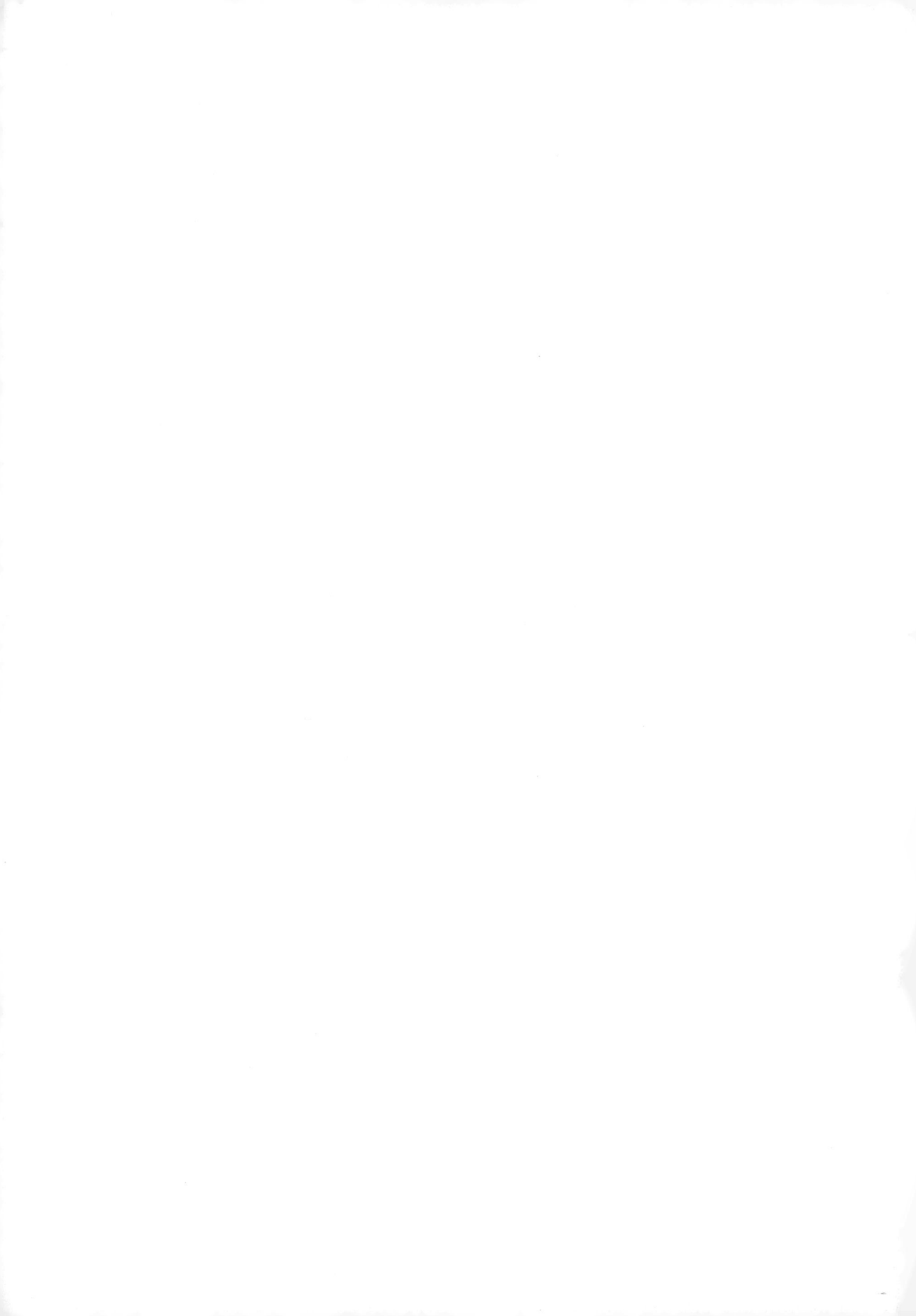

Sabine Bartholomeyczik · Margareta Halek (Hrsg.)

Assessmentinstrumente in der Pflege

Möglichkeiten und Grenzen

Überarbeitete, erweiterte und ergänzte Beiträge einer Fachtagung
zu diesem Thema am Institut für Pflegewissenschaft
der Universität Witten/Herdecke in Zusammenarbeit
mit der »Nationalen Assessmentgruppe Deutschland«

2., völlig überarbeitete Auflage

schlütersche

Bibliografische Information der Deutschen Nationalbibliothek
Die Deutsche Nationalbibliothek verzeichnet diese Publikation in der Deutschen Nationalbibliografie; detaillierte bibliografische Daten sind im Internet über http://dnb.ddb.de abrufbar.

ISBN 978-3-89993-224-9

Anschrift der Herausgeberinnen:
Prof. Dr. Sabine Bartholomeyczik
Fakultät für Medizin
Institut für Pflegewissenschaft
Stockumer Str. 12
58453 Witten

Zu den »Wittener Schriften«:
Die »Wittener Schriften« verbinden eine Reihe von Publikationen aus den Arbeitsschwerpunkten des Institutes für Pflegewissenschaft an der Universität Witten/Herdecke.
Es handelt sich um Tagungsdokumentationen, Forschungsberichte oder um thematisch gebündelte Qualifikationsarbeiten der Studierenden. Diese Abschlussarbeiten werden ausgewählt und eingeleitet, sodass sie interessant für ein Pflegefeld in Praxis und Theorie sind. HerausgeberInnen und AutorInnen wechseln je nach Thema. Für die gesamte Reihe ist die Arbeitsgruppe »Publikationen« des Instituts verantwortlich.

Zum Institut für Pflegewissenschaft der Universität Witten/Herdecke:
Das Institut für Pflegewissenschaft nahm 1996 die ersten Studierenden auf. Im Bachelor- und Masterstudiengang studieren ausgebildete Pflegende, um die Abschlüsse BScN (Bachelor of Science in Nursing), MScN (Master of Science in Nursing), oder MSc (Master of Science) zu erreichen. Zusätzlich werden in einem Doktorandenprogramm PflegewissenschaftlerInnen bei ihrer Promotion begleitet. Die Studiengänge zeichnen sich durch einige Besonderheiten wie verpflichtende Auslandspraktika, dichte Praxis-Theorievernetzung, Studium fundamentale und auch spezifisches Auswahlverfahren und Studiengebühren aus.
Im Institut sind verschiedene Lehrstühle eingerichtet, entsprechend haben sich in den letzten Jahren Arbeitsschwerpunkte gebildet: Epidemiologie in der Pflege, Assessment, DRGs und Pflege, familienorientierte und gemeindenahe Pflege, Patienten mit Wahrnehmungsstörungen (z. B. Wachkoma, Demenz), Patientenedukation, klinische Fragen (Dekubitus, Schmerz, Mangelernährung, chronische Wunden, Kontrakturen), Sprache und Pflege und Ethik in Forschung und Theoriebildung.
Über Studienaufnahme, Lehrstühle, Aktivitäten finden Sie umfangreiche Informationen unter: http://www.uni-wh.de/pflege

© 2009 Schlütersche Verlagsgesellschaft mbH & Co. KG,
  Hans-Böckler-Allee 7, 30173 Hannover

Alle Rechte vorbehalten. Das Werk ist urheberrechtlich geschützt. Jede Verwertung außerhalb der gesetzlich geregelten Fälle muss vom Verlag schriftlich genehmigt werden. Die im Folgenden verwendeten Personen- und Berufsbezeichnungen stehen immer gleichwertig für beide Geschlechter, auch wenn sie nur in einer Form benannt sind. Ein Markenzeichen kann warenrechtlich geschützt sein, ohne dass dieses besonders gekennzeichnet wurde.

Satz: PER Medien+Marketing GmH, Braunschweig
Druck und Bindung (Print on Demand): Printforce Nederland b.v., Alphen aan den Rijn

Inhalt

Vorwort zur 2., aktualisierten Auflage 11

Sabine Bartholomeyczik
1 Standardisierte Assessmentinstrumente: Verwendungsmöglichkeiten und Grenzen 13

    1.1   Begriffe und Definitionen 13
    1.2   Unterstützung der Pflegediagnostik durch Instrumente 15
    1.3   Expertise des Anwenders eines Assessmentinstruments 16
    1.4   Qualitätskriterien von Assessmentinstrumenten 17
    1.5   Effektivität des Einsatzes von Assessmentinstrumenten 20
    1.6   Weitere Funktionen standardisierter Instrumente 21
    1.7   Auswahlkriterien für Instrumente zur Anwendung in der Praxis ... 22
    1.8   Fazit 24
            Literatur 24

2 Assessmentinstrumente für den Pflegebedarf und die Pflegebedürftigkeit 27

Hermann Brandenburg
    2.1   Das Resident Assessment Instrument (RAI) – Eine Chance für die Pflege in Deutschland 27
    2.1.1 Einleitung 27
    2.1.2 Situation in der Langzeitpflege 28
    2.1.3 Grundlegende Bestandteile des RAI 39
    2.1.4 Wissenschaftliche Güte, Akzeptanz und Auswirkung des RAI 34
    2.1.5 Anwendungen in der Praxis 35
    2.1.6 Möglichkeiten und Grenzen des RAI in der pflegerischen Praxis ... 39
    2.1.7 Fazit 42
            Literatur 43

Juliane Eichhorn-Kissel, Christa Lohrmann
    2.2   Die Pflegeabhängigkeitsskala (PAS) 46
    2.2.1 Einleitung 46
    2.2.2 Assessmententwicklung/Entstehung 46
    2.2.3 Aufbau, Struktur und Inhalt 48
    2.2.4 Wissenschaftliche Güte, Akzeptanz und Auswirkung der PAS 52
    2.2.5 Möglichkeiten und Grenzen des pflegerischen Assessments für die pflegerische Praxis 55
    2.2.6 Fazit 56

Literatur 58

Dirk Hunstein

2.3 Das ergebnisorientierte PflegeAssessment AcuteCare (ePA-AC) 60
2.3.1 Einleitung 60
2.3.2 Aufbau 62
2.3.3 Entwicklung 63
2.3.4 Praktischer Einsatz, Erhebungs- und Schulungsaufwand 66
2.3.5 Ausgewählte Ergebnisse der klinischen Testung 67
2.3.6 Praktische Umsetzung 76
2.3.7 Fazit 76
Literatur 77

3 Assessmentinstrumente in der Betreuung von Menschen mit Demenz 79

Beate Radzey

3.1 Mini-Mental-Status-Test und Cohen-Mansfield Agitation Inventory 79
3.1.1 Einleitung 79
3.1.2 Direkte kognitive Assessmentverfahren 80
3.1.3 Der Mini-Mental-Status-Test – Das weltweit am häufigsten eingesetzte Screeninginstrument zur Testung der kognitiven Leistungsfähigkeit 81
3.1.4 Entwicklung 81
3.1.5 Aufbau und Auswertung 81
3.1.6 Wissenschaftliche Güte 82
3.1.7 Einsatz in der Diagnostik 83
3.1.8 Einsatz bei Studien 84
3.1.9 Einsatz in der Pflege 84
3.1.10 Fazit 85
3.2 Das Assessment von Verhaltensstörungen 85
3.3 Das Cohen-Mansfield Agitation Inventory (CMAI) als Instrument zur Erfassung von agitiertem Verhalten 87
3.3.1 Definition von agitiertem Verhalten 87
3.3.2 Entwicklung 87
3.3.3 Aufbau und Auswertung 87
3.3.4 Einsatz bei Studien 88
3.3.5 Einsatz des CMAI in der Pflege 88
3.3.6 Fazit 89
Literatur 90

Margareta Halek, Sabine Bartholomeyczik

3.4 Assessmentinstrument für die verstehende Diagnostik bei Demenz: Innovatives demenzorientiertes Assessmentsystem (IdA) 94
3.4.1 Einleitung 94

3.4.2	Aufbau und Anwendung		95
3.4.3	Wissenschaftliche Güte		99
3.4.4	Möglichkeiten und Grenzen des Assessments für die pflegerische Praxis		101
3.4.5	Fazit		102
	Literatur		104

Helmut Budroni

3.5	Der pflegende Angehörige im Fokus des Pflegekompass		104
3.5.1	Belastungen pflegender Angehöriger demenziell Erkrankter		104
3.5.2	Der Pflegekompass: Belastungen formulieren und einschätzen		105
3.5.3	Handhabung		106
3.5.4	Akzeptanz		106
3.5.5	Motivation		107
3.5.6	Krankheitsgeschichte und Kurzbiografie		107
3.5.7	Motivation der pflegenden Angehörigen		108
3.5.8	Hilfe bei den täglichen Verrichtungen		108
3.5.9	Anwendung des Pflegekompass		112
3.5.10	Der Einsatz des Pflegekompass: bisherige Untersuchungen		114
3.5.11	Fazit		114
	Literatur		115
	Anhang: Der Fragebogen des Pflegekompass'		116

Christine Riesner

3.6	Versorgungsbedarfe der Familie mit Demenz im häuslichen Umfeld: Need-Assessment CarenapD (Care needs Assessment Pack for Dementia)		123
3.6.1	Einleitung		123
3.6.2	Die Begriffe »Bedürfnis« und »Bedarf«		127
3.6.3	Die Grobstruktur des CarenapD		128
3.6.4	Aufbau		131
3.6.5	Fazit		134
	Literatur		135

4 Assessmentinstrumente zur Einschätzung der Ernährungssituation 137

Maria Magdalena Schreier, Dorothee Volkert, Sabine Bartholomeyczik, Daniela Hardenacke

4.1	Instrument zur Erfassung der Ernährungssituation in der stationären Altenpflege: PEMU		137
4.1.1	Einleitung		137
4.1.2	Entwicklung		142
4.1.3	Struktur		142
4.1.4	Die Inhalte		142

4.1.5	Methodische Entwicklung, Praktikabilität, wissenschaftliche Güte	146
4.1.6	Fazit	148
	Literatur	148

Daniela Hardenacke

4.2	Das Mini Nutritional Assessment (MNA)	150
4.2.1	Einleitung	150
4.2.2	Entwicklung des Mini Nutritional Assessment-Short Form (MNA-SF)	152
4.2.3	Struktureller Aufbau des Mini Nutritional Assessment	153
4.2.4	Wissenschaftliche Güte	155
4.2.5	Möglichkeiten und Grenzen des Assessments für die pflegerische Praxis	158
4.2.6	Fazit	159
	Literatur	160

Mario Simon, Sven Reuther

4.3	Risikoerfassung von Schluckstörungen bei alten Menschen: Die PflePhagie-Skala	162
4.3.1	Einleitung	162
4.3.2	Entwicklung des »Pflegescreening zur Identifizierung eines Dysphagierisikos (PflePhagie-Skala)«	164
4.3.3	Praktikabilität und Kriteriumsvalidität	165
4.3.4	Möglichkeiten und Grenzen des Assessments für die pflegerische Praxis	166
4.3.5	Fazit	169
	Literatur	170

5 Assessmentinstrumente für die Erfassung einzelner Pflegephänomene 173

Irmela Gnass, Erika Sirsch

5.1	Schmerzassessment bei Menschen mit Bewusstseinsbeeinträchtigungen	173
5.1.1	Einleitung	173
5.1.2	Aufbau, Struktur, Inhalte und Voraussetzungen für die Nutzung des Assessments	175
5.1.3	Wissenschaftliche Güte, Praktikabilität und Evaluation	179
5.1.4	Möglichkeiten und Grenzen des Assessments für die pflegerische Praxis	181
5.1.5	Fazit	183
	Literatur	184

Sabine Rotzoll, Daniela Hayder

5.2	Kontinenzprofile	186
5.2.1	Einleitung	186
5.2.2	Struktur und Inhalte	188
5.2.3	Bestimmung des Kontinenzprofils	190
5.2.4	Einschätzungsintervall	191
5.2.5	Vorkommen der einzelnen Kontinenzprofile	192
5.2.6	Gütekriterien und Praxistauglichkeit der Kontinenzprofile	193
5.2.7	Möglichkeiten und Grenzen der Kontinenzprofile in der pflegerischen Praxis	198
5.2.8	Fazit	199
	Literatur	200

Gabriele Meyer, Sascha Köpke

5.3	Assessment des Sturzrisikos älterer Menschen: das STRATIFY-Instrument	201
5.3.1	Einleitung	201
5.3.2	Sturzrisikofaktoren	202
5.3.3	Methodische Anforderungen an standardisierte Instrumente zur Einschätzung des Sturzrisikos	202
5.3.4	Entwicklung, Aufbau und Inhalte des STRATIFY-Instruments	205
5.3.5	Wissenschaftliche Evaluation des STRATIFY-Instruments	206
5.3.6	Fazit	209
	Literatur	210

6 Der Versuch einer Ordnung von Instrumentenarten 213

Michael Isfort

6.1	Einleitung	213
6.2	Entwicklung von Patientenklassifikationssystemen (PCS)	214
6.2.1	Schwierigkeiten bei der Verwendung von Patientenklassifikationssystemen (PCS)	216
6.2.2	Eine Typologie von Patientenklassifikationssystemen (PCS)	227
6.3	Ausgewählte Patientenklassifikationssysteme	222
6.4	Fazit	224
	Literatur	224

Register 227

Vorwort zur 2., aktualisierten Auflage

Das vorliegende Buch stellt eine völlige Überarbeitung des inzwischen vergriffenen ersten Bandes mit demselben Titel und denselben Herausgeberinnen dar. Während die Erstauflage auf einer Tagung im Jahr 2003 basierte und neben der Darstellung einzelner Instrumente das Thema standardisierter Pflegediagnostik und der Schwierigkeit angemessener Instrumente zur Erfassung von Pflegebedürftigkeit diskutierte, ist die Ausrichtung der Neuauflage etwas anders.

Dank der breiten Diskussion des unzulänglichen Begriffs der Pflegebedürftigkeit im SGB XI wurden nunmehr im Auftrag des Bundesgesundheitsministeriums wichtige Dimensionen eines neuen Begriffs und darauf aufbauend ein neues Instrument entwickelt. Dies ist öffentlich zugänglich und daher nicht in diesem Band aufgeführt.[1]

> In der vorliegenden Neufassung des Buches werden Instrumente vorgestellt, die entweder häufig genutzt werden, die im deutschen Sprachraum entwickelt oder zumindest getestet wurden, teilweise aus den DNQP-Expertenstandards hervorgingen oder im Zusammenhang mit wissenschaftlichen Praxisprojekten entwickelt wurden. Teilweise bedürfen sie noch intensiver Weiterentwicklungen und stehen erst am Anfang ihrer wissenschaftlichen Bewährung. Erfreulich ist, dass es zunehmend mehr Instrumente gibt, die auf der Basis theoretischer Konzepte und Literaturrecherchen entstehen.

Dass Instrumente für die Praxis und Forschung benötigt werden, wird heutzutage nicht mehr in Frage gestellt. Vielmehr soll dieser Band zu dem Diskurs beitragen, welche Instrumente, wofür, für wen und unter welchen Bedingungen die größtmögliche Unterstützung für den Pflegeprozess darstellen. Auf gar keinen Fall hat dieses Buch den Anspruch, auch nur annähernd so etwas wie eine vollständige Übersicht über deutschsprachige, diskutierte Instrumente dazustellen. Die Auswahl beruht eher auf den Arbeitsschwerpunkten im Umfeld der Herausgeberinnen.

Das vorliegende Buch enthält mit drei Ausnahmen gänzlich neue Beiträge. Aber auch die »alten« Beiträge, die aus unserer Sicht immer noch wichtig für die Diskussion über Assessmentinstrumente in der Pflege sind, wurden aktualisiert (siehe Brandenburg: RAI, Beate Radzey: MMST und CMAI, Juliane Eichhorn-Kissel, Christa Lohrmann: PAS).

---

[1] Wingenfeld, K., Büscher, A. Gansweid, B. (2008): Das neue Begutachtungsassessment zur Feststellung von Pflegebedürftigkeit. Bielefeld/Münster.

Gegliedert ist der Band in drei spezifische Themenbereiche und einen allgemeineren:
- Begonnen wird mit der Pflegebedüftigkeit. Das Thema einer überblicksartigen Erfassung von Pflegebedürftigkeit für die Pflegepraxis ist, jenseits der Pflegeversicherung, nicht abgeschlossen. Eine Möglichkeit für den Akutbereich wird mit dem ePA-AC vorgestellt. Das RAI findet hier seine Wiederaufnahme ebenso wie die Pflegeabhängigkeitsskala PAS.
- Als nächstes folgt das Thema Demenz, das zu den besonders schwierigen im Rahmen der Pflegediagnostik gehört. Hier müssen neben kognitiven Funktionen Verhaltensweisen erfasst werden, die Pflegende nicht unbedingt gelernt haben genau zu beschreiben. In diesen Themenbereich sind die pflegenden Angehörigen einbezogen, ihre Belastung und der Unterstützungsbedarf in Familien.
- Zu einem weiteren Schwerpunkt gehört das Thema Ernährung, vor allem im Hinblick auf die Prävention von Mangelernährung. Es ist mit drei Beiträgen vertreten, von denen sich einer speziell mit der Risikoerkennung von Schluckstörungen befasst.
Des Weiteren finden sich Beiträge zu den Pflegephänomenen Inkontinenz, Schmerz und Sturz, die am Institut für Pflegewissenschaft der Universität Witten/Herdecke bearbeitet werden. Eingebettet sind die Beiträge in eine allgemeinere Einführung, in der einerseits die Nutzung von Assessmentinstrumenten empfohlen wird, aber gleichzeitig vor deren Missbrauch gewarnt wird. Vor allem wird auch bei diesem Thema eine gute Reflexion gefordert, genau hinsehen ist ganz besonders wichtig.
- Zum Schluss wird das Thema der Pflegeklassifikationssysteme aufgegriffen, um ein hierarchisches Ordnungsmuster für die Erklärungskraft von Instrumenten zu beschreiben.

Witten, im Mai 2009

Sabine Bartholomeyczik
Margareta Halek

1 Standardisierte Assessmentinstrumente: Verwendungsmöglichkeiten und Grenzen

Sabine Bartholomeyczik

In den vergangenen fünf Jahren erschienen eine ganze Reihe von Veröffentlichungen zu standardisierter Pflegediagnostik und ihrer Bewertung, zu Assessmentinstrumenten allgemein und zu einzelnen, vor allem neu entwickelten Instrumenten unterschiedlichster Art. Ausgaben wissenschaftlicher Fachzeitschriften beschäftigten sich mit Instrumenten als Schwerpunktthema (z. B. Spirig et al. 2007). Es wurden nicht nur einzelne Instrumente vorgestellt, sondern auch ihre Qualitätskriterien differenzierter diskutiert (Reuschenbach 2008, Bartholomeyczik 2007). Übersichtsarbeiten über Instrumente zu bestimmten Themenbereichen mit vergleichender Bewertung aus der deutschsprachigen Pflegewissenschaft sind erschienen (z. B. Schreier 2007, Wingenfeld et al. 2007). Schulungstexte wurden erstellt (Bartholomeyczik 2008). Glücklicherweise ist auch die Pflegediagnostik, für die Instrumente ein Hilfsmittel darstellen können, Thema wichtiger Veröffentlichungen (Schrems 2003, 2008). Relativ neu noch sind kritische Stimmen, die den zusätzlichen Schulungsaufwand für Assessmentinstrumente nicht für sinnvoll halten, solange nicht nachgewiesen sei, dass es nach ihrer Anwendung den Patienten auch besser ginge (Balzer et al. 2008).

Die Diskussion muss sich also nicht mehr in erster Linie darum drehen, dass ein pflegerisches Assessment eine wichtige Grundlage des Pflegeprozesses sein sollte, sondern es ist eher zu hinterfragen, wie Instrumente aussehen können oder sollten, welchen Kriterien sie genügen müssen und was ihre Anwendung bedeutet.

Trotz aller Veröffentlichungen soll noch einmal mit einem Blick auf Begriffe und Definitionen begonnen werden.

1.1 Begriffe und Definitionen

Die Begriffe »Assessment« und »Assessmentinstrument« erfreuen sich seit einiger Zeit großer Beliebtheit in der Pflege. Manchmal entsteht der Eindruck, dass alle strukturierten Erfassungen gleich welcher Art als »Assessment« bezeichnet werden. Wegen der unterschiedlichen Interpretation und Nutzung des Begriffs soll hier eine Definition aufgegriffen werden, die aus der Psychologie stammt. Die von der us-amerikanischen psychologischen Gesellschaft eingesetzte Task Force »on test user qualifications« definiert Assessment folgendermaßen:

»Assessment is a conceptual, problem-solving process of gathering dependable, relevant information about an individual, group, or institution in order to make informed decisions«[2] (DeMers et al. 2000: 10). Ziel eines Assessments, einer Einschätzung, ist also immer die Ermöglichung einer fundierten Entscheidung auf der Basis von relevanten und »richtigen« Informationen.

> Informationen werden also nicht nur gesammelt, sondern müssen auch bewertet werden und auch handlungsleitend sein.

Diese Definition allein sagt noch nichts über die Art der Datensammlung aus. Während in der englischsprachigen Pflegewissenschaft ein pflegerisches Assessment allgemein den ersten Schritt im Pflegeprozess beschreibt (z. B. Cohen et al. 1998), hat es sich im deutschsprachigen Raum oftmals eingebürgert, den Begriff »Assessment« synonym für weitgehend standardisierte Assessmentinstrumente zu nutzen (z. B. Reuschenbach 2008).

> Eigentlich bedeutet Assessment aber nur die Einschätzung, die mehr oder weniger standardisiert, strukturiert oder qualitativ vorgenommen werden kann. Wenn standardisierte Instrumente gemeint sind, dann wäre es daher auch sinnvoll, dies explizit zu formulieren.

Strukturiert und standardisiert kann aber auch unterschiedlich stark ausgeprägt sein. So gibt es Instrumente, deren Informationen zu einem Gesamtpunktwert zusammengefasst werden, der dann Hinweise auf das weitere Vorgehen liefern soll. Dazu gehören z. B. die Dekubitusrisikoskalen, die alle einen Cut-Off-Punktwert haben, der die Patienten entweder als gefährdet oder als nicht gefährdet einstuft (z. B. Braden et al. 1994). In der Praxis zeigt sich allerdings, dass die starre Nutzung dieser Cut-Off-Punkte oftmals nicht sinnvoll ist. Norton hat ihre Punktzahl im Laufe der Zeit variiert (Panfil 2004). Für die Braden-Skala ist nachgewiesen, dass die optimalen Punktwerte für gute prognostische Aussagen an den ersten fünf Tagen nach einer Operation täglich schwanken (Lewicki nach Metzing 2004). Aber auch andere Skalen erbringen unterschiedliche Cut-off-Werte (Pancarbo-Hidalgo et al. 2006).

Es gibt allerdings auch weitgehend strukturierte Instrumente, die eher als Leitfaden für die Informationssammlung dienen und weniger darauf ausgerichtet sind, Zahlen, Scores oder sonstige Summen zu erzeugen. Dies sind Instrumente, die helfen sollen, Probleme zu verstehen.

Im vorliegenden Band sind zwei derartige Instrumente beschrieben, die allerdings weiteren wissenschaftlichen Untersuchungen unterzogen werden sollten:

---

[2] Assessment ist ein planvoller Problemlösungsprozess, in dem zuverlässige und relevante Informationen über ein Individuum, eine Gruppe oder Institution gesammelt werden, um informationsbasierte Entscheidungen zu treffen (Übers. d. Autorin).

1. Das Assessment des **PEMU** (Pflegerische Erfassung von Mangelernährung und deren Ursachen, vgl. Schreier et al. in diesem Band), mit dem systematisch nach Gründen für eine unzureichende Nahrungsaufnahme gesucht werden soll.
2. Und das **IdA** (Innovatives demenzorientiertes Assessmentsystem, vgl. Halek et al. in diesem Band), das aufbauend auf einer empirisch fundierten Modellstruktur nach Gründen für herausforderndes Verhalten bei Menschen mit Demenz sucht. Scores oder Summenwerte sind hier überflüssig, weil die erfassten Inhalte die inhaltliche Begründung für möglicherweise erforderliche Maßnahmen bilden.

Diagnostische Instrumente können sehr unterschiedlich differenziert sein. Es gibt sehr kurze Instrumente, die oftmals einer differenzierteren Untersuchung vorgeschaltet werden, um gefährdete Personen schnell und einfach herauszufiltern. Diese Instrumente werden meistens als Screeninginstrumente bezeichnet. Eine Definition von Screening wurde in die Beschreibung des PEMU aufgenommen und findet sich in einer Reihe von Veröffentlichungen zum Thema Mangelernährung (vgl. Schreier et al. in diesem Band): »Ein Screening ist eine kurze, leicht durchführbare Erhebung für das frühzeitige Identifizieren von Menschen mit Gefahr für ein Gesundheitsproblem (z. B. Mangelernährung) oder das Aufspüren von Menschen, die von einem Gesundheitsproblem wahrscheinlich bereits betroffen sind.«

Für die Praxis bedeutet dies, dass bei der Identifikation eines Risikos nach einem Screening immer eine vertiefte Untersuchung folgen muss, um entweder das Risiko zu bestätigen und genauer zu beschreiben, zu begründen oder es zu widerlegen. Screeninginstrumente werden häufig auch als Forschungsinstrumente insbesondere bei epidemiologischen Fragestellungen genutzt, weil sie kurz und einfach sind.

1.2 Unterstützung der Pflegediagnostik durch Instrumente

> Das primäre Ziel bei der Anwendung von Assessmentinstrumenten in der Pflege ist die Unterstützung der Pflegediagnostik.

Instrumente sollen dazu beitragen, pflegerelevante Phänomene strukturiert und eindeutig zu erfassen. Sie sind immer Teil der Pflegediagnostik und damit des ganzen Pflegeprozesses. Das bedeutet, dass sie die Basis darstellen, um darauf aufbauend Ziele und Maßnahmen zu planen und zu beurteilen. Instrumente, die nicht zu nachfolgenden Entscheidungen und Maßnahmen führen, sind für die Versorgung überflüssig.

Standardisierte Instrumente wirken klar und eindeutig, auch wenn die Items vielleicht gar nicht so klar und eindeutig definiert sind. Manche Pflegende, die auf der Suche nach einer Fachsprache sind, glauben vielleicht, in diesen Instrumenten Haltbares gefunden zu haben. Außerdem arbeiten viele Instrumente mit Zahlen. Vielleicht macht dies auch einen Teil ihrer Faszination aus, weil es eine Vorstellung von Genauigkeit und Klarheit vermittelt. Dabei wird leicht übersehen, dass Ungenauigkeiten der Sprache durch Zahlen auch nicht genauer, sondern allenfalls verdeckt werden.

Assessmentinstrumente in der Pflege werden oftmals als unstrittig und nützlich angesehen, gerade weil Pflegediagnostik in der Regel eine bisher weitgehend vernachlässigte Kompetenz in der Praxis ist (Schrems 2003). Auch wenn ein Instrument einfach erscheint, setzt es in der Regel umfängliche diagnostische Kenntnisse voraus. Wesentlich ist darüber hinaus, dass die darin enthaltenen und oft breite Inhalte abdeckenden Schlüsselbegriffe klar definiert sind. Die Items müssen klar voneinander abgegrenzt sein, dürfen sich nicht überlappen.

Qualitätskontrollen, die bei Formalien stehen bleiben, führen darüber hinaus dazu, dass Instrumente vielleicht genutzt, vor allem Formblätter ausgefüllt werden, diese dann aber säuberlich abgeheftet und nicht weiter beachtet werden. Die Anwendung eines Instruments in dieser Art ist zeitraubend und überflüssig.

> Ein standardisiertes Instrument kann die Situation eines Patienten/einer Pflegebedürftigen immer nur vereinfacht und reduziert abbilden. Es hängt also sowohl von der Qualität des Instruments als auch von den Kenntnissen und Fähigkeiten der Anwenderin des Instruments ab, ob es nützlich ist oder nicht.

1.3 Expertise des Anwenders eines Assessmentinstruments

Ein grober Fehlgriff wäre es, ein Assessmentinstrument als Ersatz für fachliche Expertise anzusehen. Kolportiert werden Praxisbeschreibungen, nach denen Wahrnehmungen von vorrangigen Gesundheitsproblemen Strukturen von Instrumenten untergeordnet werden. So soll es vorgekommen sein, dass ein offensichtlich schmerzgeplagter Patient sich zu seinen Kommunikationsfähigkeiten, seinen Atemproblemen und anderen Selbstpflegefähigkeiten äußern musste, bevor er das zentrale Problem Schmerz ansprechen durfte, nur weil die vorliegende Checkliste diese Reihenfolge vorgab. Dies kann nur als Missbrauch einer Assessmentstruktur bezeichnet werden.

Die Nutzung von Assessmentinstrumenten verlangt grundsätzlich eine spezifische Expertise. Die Auslegung von Ergebnissen der Informationssammlung mit diesem Instrument erfordert die Interpretation vor dem Hintergrund der Erfahrungen der Pflegenden, der wissenschaftlichen Erkenntnisse und der Lebenswelt des Patienten oder Pflegebedürftigen (Schrems 2007). Hermeneutische Kompetenz in dem Sinne, den »Fall« auch aus der Sicht des »Falles« rekonstruieren zu können, ohne dabei die professionelle Sicht aufzugeben, ist neben den Kenntnissen der wissenschaftlichen Grundlagen Voraussetzung für eine gute Pflegediagnostik.

Die Nutzerin muss nicht nur mit dem Instrument umgehen können und wissen, wie sie die Informationen fachgerecht sammelt; sie muss zunächst beurteilen können, ob das Instrument in der speziellen Situation überhaupt angebracht ist. Instrumente können sehr sinnvoll und hilfreich sein, wenn ihre Form nicht mit dem Inhalt verwechselt wird, d. h. wenn sie als Hilfsmittel verwendet werden, das von qualifizierten Pflegenden zur Unterstützung ihrer Arbeit genutzt wird.

Die derzeitige Praxis, in der die Dokumentation häufig aus juristischen Gründen als überaus wichtig angesehen wird, oft ohne Bezug zur durchgeführten Pflege, verführt dazu, standardisierte Instrumente allzu schnell in ein System einfügen zu wollen. Oft wird nicht überprüft, ob die benötigten Informationen nicht bereits durch andere Teile des Dokumentationssystems erfasst werden. Das führt zu überflüssigen Doppeldokumentationen, die Vorurteile gegenüber der Dokumentation als solcher in der Pflegepraxis nähren, diese sei nur zusätzliche und überflüssige Arbeit.

> Standardisierte Instrumente müssen als Teil in das gesamte Dokumentationssystem integriert sein.

1.4 Qualitätskriterien von Assessmentinstrumenten

Inzwischen ist allgemein bekannt, dass testtheoretische Gütekriterien bei Assessmentinstrumenten untersucht werden müssen, bevor sie allgemein empfohlen werden können. Die in diesem Buch vorgestellten Instrumente sind mehr oder weniger ausführlich auf verschiedene Formen der Reliabilität und der Validität hin getestet worden. Und doch findet sich eigentlich bei allen Beiträgen der Hinweis, dass es hier noch viel zu forschen gäbe.

Einige Anmerkungen zu den Kriterien Reliabilität und Validität

Reliabilität ist sicher von den beiden Qualitätskriterien die einfachere, weil es hier nur um »technische« Qualitäten eines Instruments geht, die zwar wichtig sind, aber keine Aussage über die Angemessenheit des Inhalts erbringen.

Aus diagnostischer Sicht ist natürlich die Interrater-Reliabilität von größter Bedeutung (Green et al. 2006), gerade weil Pflegediagnostik immer noch ein Stiefkind-Dasein im Rahmen pflegerischer Aufgaben fristet und unterschiedliche diagnostische Urteile durch Pflegende eher als selbstverständlich angesehen werden. Wichtig ist in diesem Zusammenhang, dass englischsprachige Skalen auch in ihrer deutschsprachigen Übersetzung getestet werden müssen. So ist es z. B. sehr bedauerlich, dass zu dem in der Altenpflege recht bekannten RAI bisher keine deutschsprachigen Studien zur (Interrater-)Reliabilität bekannt sind (vgl. Kapitel 2).

Gerne wird zur Darstellung der Interrater-Reliabilität der statistische Wert Cohen's Kappa genutzt, der eine Wahrscheinlichkeitsaussage darstellt und die Art der Häufigkeitsverteilung des Items miteinbezieht (Mayer et al. 2004). Hohe Übereinstimmungen führen nicht automatisch zu hohen Kappa-Werten, vor allem stark asymmetrische Verteilungen führen zu niedrigen Werten. Das zu wissen ist außerordentlich wichtig, weil in Veröffentlichungen von Instrumententests oftmals nur die Kappa-Werte, nicht aber die absoluten bzw. prozentualen Übereinstimmungen angegeben werden (z. B. Frauenfelder 2006; Haas et al., 2002). Hier besteht die Gefahr, dass Wahrscheinlichkeitsaussagen über die deskriptiven Ergebnisse gesetzt werden, ohne dass die Basis für die Wahrscheinlichkeitsaussage genauer nachvollzogen werden könnte, weil sie nicht transparent ist.

> Grundsätzlich stellt sich die Frage, welche Bedeutung die jeweiligen Gütekriterien haben, wird doch leicht der Eindruck erweckt, als müssten Kriterien einfach geprüft werden, ohne nach ihrem konkreten Sinn zu fragen.

So wird bei ordinalskalierten Instrumenten mit mehreren Items gerne Cronbach's Alpha verwendet, das die Homogenität eines Instruments ausdrückt. Z. B. wurde bei der umfangreichen Testung der PAS (Pflegeabhängigkeitsskala) u. a. die interne Konsistenz gemessen und die hohen Werte von Cronbach's Alpha des 15 Items umfassenden Instruments als positiv hervorgehoben (Eichhorn-Kissel et al., Kapitel 2.2). Die interne Konsistenz ist jedoch nur aussagekräftig, wenn das Instrument nur eine möglichst homogene Dimension messen soll. In diesem Fall würde das heißen, dass das Instrument trotz seiner heterogenen Items, die auf Hendersons Grundbedürfnissen beruhen, nur eine allgemeine Dimension Pflegeabhängigkeit messen solle. Unterschiedliche Arten würden nicht erwartet. Hier stellt sich die Frage, ob diese Erwartung angemessen ist und welche inhaltliche Bedeutung die äußerst hohen Werte der internen Konsistenz hier haben.

Deutlich komplizierter als Fragen der Reliabilität sind jedoch die der Validität. Ein Instrument kann nicht als valide bezeichnet werden, wenn es nicht reliabel ist.

> Die beste Reliabilität nützt nichts, wenn das Instrument nicht das misst, was es messen soll.

Der erste und wichtigste Schritt zur Beurteilung einer Validität ist die theoretische Begründung der Items und ihrer Struktur bei einem Instrument (Bartholomeyczik 2007). Warum enthält das Instrument gerade die Items, die es enthält und welche Bedeutung haben sie im pflegediagnostischen Prozess und zur Fundierung pflegerischer Maßnahmen?

Dies widerspricht keinesfalls der Notwendigkeit, die Validität auch quantitativ zu testen. Leider nur müssen die meisten Validitätsuntersuchungen unzählige Kompromisse eingehen, weil es in der Regel keinen Goldstandard für das zu messende Objekt gibt. Konstruktvalidität, die z. B. mit einer Faktorenanalyse überprüft wird, überprüft ja nur Vorannahmen, obwohl das Instrument unangebrachte Inhalte messen kann. Ähnlich sieht es mit Validitätsaussagen aufgrund der Technik bekannter Gruppen aus, also Hypothesen über Ergebnisunterschiede des Instruments bei unterschiedlichen Populationen (Polit et al. 2004). Auch wenn sich die vermuteten Unterschiede zeigen, heißt dies noch lange nicht, dass das Instrument misst, was es messen soll. Ideal sind Situationen, in denen ein neues Instrument tatsächlich mit einem Goldstandard verglichen werden kann. Im Gesundheitsbereich sind dies manchmal Laborparameter, wie dies z. B. beim Thema Mangelernährung lange Serumalbumine waren, die inzwischen allerdings relativ kritisch bewertet werden (Bauer et al. 2006). Schließlich muss festgehalten werden, dass ein Validitätstest ein Instrument nicht »per se« testet, »sondern vielmehr eine Anwendung des Instruments« (Polit et al. 2004: 301).

> Insbesondere Instrumente, die ein Risiko erfassen sollen, müssen weiteren Gütekriterien genügen, da sie nicht nur einen Zustand beschreiben sollen, sondern darüber hinaus auch eine Prognose beinhalten.

Hierzu gehören die **Sensitivität** (Wahrscheinlichkeit, mit der die Gefährdeten das Gesundheitsproblem – z. B. Dekubitus – bekommen) und Spezifität (Wahrscheinlichkeit, mit der die als nicht gefährdet Identifizierten das Gesundheitsproblem – z. B. Dekubitus – tatsächlich nicht bekommen). Ebenso gehören dazu die **Vorhersagevalidität**, die angibt, wie viele der als gefährdet Identifizierten auch das Gesundheitsproblem bekommen und wie viele der als nicht gefährdet Identifizierten das Gesundheitsproblem nicht bekommen.

In diesem Anspruch diagnostischer Kriterien stecken mehrere Probleme. Sieht man sich die durchgeführten Studien hierzu an, dann ist festzustellen, dass für das Gesundheitsproblem oft nicht die zukünftige Inzidenz genommen wird, sondern das bereits vorhandene Gesundheitsproblem (vgl. Kapitel 4.3). Das ist insofern auch nicht grundsätzlich falsch, weil Personen mit einem Gesundheitsproblem, z. B. Dekubitus, Schluckstörung, üblicherweise auch die Eigenschaften aufweisen sollten, die sie als gefährdet kennzeichnen. Streng genommen handelt es sich aber nicht mehr um eine Prognose, wenn das Problem bereits vorhanden ist.

Will man die prognostische Fähigkeit einer Risikoskala untersuchen, müsste eigentlich ein komplexes Design angewendet werden, das die pflegerischen Interventionen miteinbezieht. Aus ethischen Gründen ist es völlig unmöglich, ein Risiko zu diagnostizieren und darauf folgend ohne Intervention das Auftreten eines gesundheitlichen Schadens abzuwarten. Wenn also Sensitivität und Spezifität einer Risikoskala niedrige Werte aufweisen, kann dies die Folge einer guten Pflege sein. Dieser Effekt wird in der Medizin als »Behandlungsparadox« bezeichnet (Whiting et al. 2004). Er bedeutet für

Fragen der Validität von Risikoinstrumenten, dass es außerordentlich schwierig ist, diese überhaupt sinnvoll zu untersuchen. Manche bezeichnen dies sogar als unmöglich (Balzer et al. 2008).

1.5 Effektivität des Einsatzes von Assessmentinstrumenten

Neben diesen Hinweisen zur Anwendung von Instrumenten in der Praxis muss vor allem die grundsätzliche Frage gestellt werden, ob Assessmentinstrumente die Pflegediagnostik und damit die Pflege tatsächlich verbessern.

> Es stellt sich die Frage: Wäre die Pflege genauso gut oder besser, wenn keine diagnostischen Instrumente genutzt würden?

Neben den genannten testtheoretischen Kriterien ist die inkremente Validität (Reuschenbach 2008), also der Nachweis, dass der Einsatz von Assessmentinstrumenten zu einer Verbesserung führt, zu erbringen.

Wohl keine andere Art von Risikoskalen ist so häufig auf ihre Qualität hin untersucht worden, wie die Instrumente zur Einschätzung eines Dekubitusrisikos. Bisher gibt es auch nach den Erkenntnissen eines systematischen Reviews keinen Nachweis, dass die Dekubitusprävalenz sinkt, wenn ein standardisiertes Instrument genutzt wird (Metzing 2004, Pancarbo-Hidalgo et al. 2006). Dennoch wird sowohl in internationalen Leitlinien als auch im deutschen Expertenstandard (DNQP 2004) die Anwendung von standardisierten Instrumenten empfohlen. Die Empfehlung richtet sich dabei vor allem auf die Funktionen einer standardisierten Skala als Leitfaden und Gedächtnisstütze für erfahrene Pflegende und als Lernmittel für AnfängerInnen (Halfens 2000).

Eine systematische Übersichtsarbeit zu Dekubitus-Risikoskalen zeigt allerdings auch positive Wirkungen durch ihre Anwendung (Pancarbo-Hidalgo et al. 2006). Die Risikovorhersage mit der Nutzung der Braden- oder der Norton-Skala ist genauer als die klinische Einschätzung. Auch konnte gezeigt werden, dass die Anwendung einer Dekubitusrisikoskala dazu führt, dass die Intensität und Effektivität von präventiven Maßnahmen zunimmt.

Eine Untersuchung über die Effektivität der Anwendung des RAI zeigt Verbesserungen im Dokumentationsverhalten, eine verbesserte Identifikation von Problembereichen bei den Bewohnern von Altenheimen und gezielte Hinweise auf die Möglichkeiten von Qualitätsverbesserungen in den Bereichen Stürze, Mobilität, freiheitseinschränkende Maßnahmen und Psychopharmaka (Engel 2007, Brandenburg, Kapitel 2.1).

Eine neue Untersuchung zur Effektivität der Anwendung einer Sturzrisikoskala kommt zum Ergebnis, dass die Anwendung eines standardisierten Instruments allein nicht zur Reduktion von Stürzen führt. Die Bewohner von Altenheimen, in denen eine Skala angewendet wurde, stürzten genauso häufig wie diejenigen in Altenheimen, in denen diese Skala nicht angewendet wurde (Köpke et al. 2008). Hier war vor der zufälligen Zuteilung der untersuchten Einrichtungen zu der Interventions- bzw. Kontrollgruppe in allen Altenpflegeheimen eine Schulung erfolgt, die etwa den wissenschaftlichen Grundlagen des Expertenstandards des DNQP zur Sturzprophylaxe (DNQP 2006) entspricht, d. h. alle an der Studie teilnehmenden Altenheime und ihre Pflegenden waren für das Thema sensibilisiert.

Vor diesem Hintergrund sollte davon auszugehen sein, dass unabhängig von der Nutzung eines standardisierten Instruments eine angemessene Pflegediagnostik durchgeführt wird und dass vor allem gute Kenntnisse über mögliche präventive Maßnahmen vorhanden sind. So wird in der Studie auch nachgewiesen, dass die sturzbezogenen präventiven Interventionen in beiden Gruppen ähnlich waren. Vor diesem Hintergrund zeigt sich – wie zu erwarten – kein zusätzlicher Nutzen durch die Anwendung einer Skala. Argumentiert wird, dass die Einführung einer Skala immer einen zusätzlichen Aufwand bedeute, der aber nicht gerechtfertigt sei, weil der zusätzliche Nutzen nicht nachweisbar sei. Die Autoren ziehen den Schluss, dass die Verwendung von standardisierten Assessmentinstrumenten zur Vorhersage der Sturzgefährdung bei Alten- und Pflegeheimbewohnern aus wissenschaftlicher Sicht nicht gerechtfertigt sei. Dem ist entgegenzuhalten, dass geprüft werden müsste, ob dies vor dem Hintergrund der gleichmäßig erfolgten Schulung eine haltbare Aussage sein kann.

In der Sache kürzlich geschulte Pflegende sollten mit und ohne Instrument gleichermaßen gut die Risiken einschätzen und entsprechende Maßnahmen ergreifen können. Das Ergebnis fehlender Unterschiede in beiden Gruppen ist noch kein Nachweis für die verallgemeinerte Aussage, dass Sturzrisikoskalen überflüssig seien.

> Es bleibt festzuhalten: Ein fehlender Nachweis der Effektivität ist noch kein Nachweis einer Ineffektivität!

1.6 Weitere Funktionen standardisierter Instrumente

Darüber hinaus gibt es weitere Funktionen von standardisierten diagnostischen Instrumenten, die über die Sicherstellung der Qualität der individuellen Diagnostik hinausgehen. Sie beziehen sich vor allem auf die Möglichkeiten, die Standardisierungen bieten. Denn etwas standardisiert zu erfassen, heißt immer auch – im Gegensatz zu nicht standardisierten Verfahren –, dass die Informationen durch die immer gleiche Art des Verfahrens und vor allem der Dokumentation vergleichbar sind.

> Eine standardisierte Erfassung kann zu mehr Gerechtigkeit in der Diagnostik führen, insbesondere wenn daraus Leistungsansprüche abgeleitet werden wie z. B. bei den Regelungen der Pflegeversicherung (SGB XI).

Die vorgegebene Struktur von Instrumenten erleichtert die Dokumentation, wenn die Nutzer diese Instrumente auch kennen. Diagnostische Instrumente können ebenfalls als Instrumente zur Darstellung der individuellen gesundheitlichen Entwicklung genutzt werden. Ihre Daten können einzelne Verläufe einfach darstellbar machen. Wegen ihrer Standardisierung ist es möglich, die Daten leicht EDV-gängig zu machen.

> Ein Instrument kann relativ einfach in ein System einprogrammiert und dadurch nutzerfreundlich gestaltet werden. Das kann die Dokumentation erleichtern.

Mit der EDV-Anwendung bieten sich derartige Daten für verschiedene organisatorische und Managementfunktionen in Einrichtungen und Pflegediensten an. Sie können der Berechnung des Pflegeaufwands und damit der Personalausstattung dienen, das Controlling erleichtern, Case Management befördern usw. Hierzu müssen vielleicht nicht alle zur Verfügung stehenden Informationen genutzt werden, sondern je nach Bedarf auch nur Auszüge abgeleitet werden.

> Die verstärkte Nutzung standardisierter Instrumente und ihre Integration in Datensysteme ermöglichen Auswertungen auf ganz anderen Ebenen, denn damit sind nicht nur die individuellen Daten, sondern auch Gruppen unter wissenschaftlichen Kriterien vergleichbar.

Neben der Möglichkeit, diese Daten als Qualitätsindikatoren zu nutzen, können sie auch als Grundlage für Studien dienen, z. B. für epidemiologische Fragestellungen oder eine Pflegeberichterstattung (dip 2003), oder auch für Untersuchungen zur Effektivität von pflegerischer Versorgung (Kane et al. 2007).

1.7 Auswahlkriterien für Instrumente zur Anwendung in der Praxis

Für die Entscheidung in der Praxis, welches Instrument eingesetzt werden sollte, muss vorher geklärt sein, was man damit machen möchte (Halek 2008).
1. Was ist das Ziel des Instruments? (Pflegebedarfserfassung, Risikoeinschätzung usw.)

2. Für welchen Pflegebereich wird das Instrument benötigt? (Krankenhaus, häusliche Pflege, Altenheim usw.)
3. Für welche Patienten-, Bewohnergruppe? (alt oder jung, Geriatrie oder Pädiatrie, bestimmte Erkrankungen, bestimmte Pflegediagnosen usw.).

Die gefundenen Instrumente werden dann nach folgenden Fragen verglichen:
- **Mit welchem Ziel wurde das Instrument entwickelt?** Die Norton-Skala (Norton et al. 1975) wurde z. B. zur Einschätzung eines Dekubitusrisikos für geriatrische Patienten entwickelt, wird aber mittlerweile für andere Patientengruppen angewandt. Das ist generell nicht verwerflich, die Skala sollte dann aber auch für diese neue Zielgruppe auf ihre Gütekriterien untersucht sein.
- **Aus welcher Disziplin kommt das Instrument?** Lässt dies die Fokussierung auf Erfordernisse für die Pflege erwarten? So wird zur Einschätzung eines Risikos von Mangelernährung in der stationären Altenpflege oftmals das MNA (Mini Nutritional Assessment) verwendet. Dieses ist allerdings weder für alte Menschen noch für die Nutzung in der Pflege entwickelt worden und enthält nahezu keine handlungsleitenden Informationen (Nationale Assessmentgruppe et al. 2005). Es wird dennoch gerne empfohlen, weil es eine relativ große Anzahl von Veröffentlichungen zur Testung dieses Instruments gibt. Bei näherem Hinsehen erweist sich die Qualität dieser Testungen allerdings als fragwürdig (Hardenacke et al. 2007).
- **Wann wurde das Instrument entwickelt?** Bei alten Instrumenten können neue wichtige Erkenntnisse dazugekommen sein, die noch nicht berücksichtig wurden.

Weiter ist wichtig zu wissen:
- Wer füllt das Instrument aus? Ist es für Selbst- oder für Fremdeinschätzung geeignet bzw. vorgesehen?
- Welche Kenntnisse über die Patientin/den Patienten werden vorausgesetzt? Manche Instrumente fordern, dass eine Mindestzeit intensiver Betreuung vorausgegangen sein muss, damit differenzierte Kenntnisse erworben werden konnten. So werden für die Fertigstellung des RAI zwei Wochen empfohlen (Garms-Homolova et al. 2000).
- Ist das Instrument klar formuliert und unkompliziert in der Sprache für die Anwender?
- Wie umfangreich ist das Instrument? Ein kurzes Instrument wird eher akzeptiert, büßt aber immer an Informationsqualität ein.
- Sind Schulungen notwendig? Generell muss die Anwendung geschult werden, denn es gibt fast immer Meinungsverschiedenheiten, was das Verstehen und Bewerten von Instrumentinhalten betrifft. Dennoch muss gefragt werden, wie umfangreich die Schulungen sein sollen, und was sie kosten.
- Wie kommt man an die für das Instrument benötigten Informationen? Lassen sie sich alle beim Patienten erfragen, ist längere Beobachtung erforderlich? Müssen andere Therapeuten, Angehörige, Kollegen konsultiert werden?
- Wie wird das Assessmentinstrument ausgewertet? Zahlreiche Instrumente haben als Ergebnis einen Summenwert, andere gar nichts. Wie werden die Daten interpretiert? Gibt es dazu verbindliche Richtlinien und Referenzwerte? In selteneren Fällen

muss man sich die Auswertungsinformationen kaufen oder gar die gesamten Daten zur Auswertung verschicken. Das kostet Zeit und Geld. Lohnt es sich?

1.8 Fazit

> Standardisierte Instrumente in der Pflegediagnostik zu nutzen, ist sinnvoll, wenn dies reflektiert und mit guten Kenntnissen gemacht wird. Unter diesen Voraussetzungen kann die pflegerische Versorgung verbessert werden.

Auch wenn der wissenschaftliche Nachweis der Qualität und positiver Effekte der Nutzung standardisierter Instrumente schwierig und nicht immer gelungen ist, heißt das noch nicht, dass die Nutzung irrelevant ist. Empirische Ergebnisse der Untersuchung diagnostischer Instrumente sind immer von mehreren Faktoren beeinflusst: dem Instrument selbst, um dessen Qualität es geht, aber genauso auch von den Anwendern und den Rahmenbedingungen, in denen das Instrument eingesetzt wird. Da dies bedeutet, umfangreiche Untersuchungen an genügend großen Stichproben von Patienten und Pflegebedürftigen und in unterschiedlichen Settings mit ebenfalls genügend großen Stichproben von Pflegenden durchzuführen, gibt es kaum ein Instrument, das allen diesen Anforderungen genügt.

Von Praktikern, die die Instrumente nutzen sollen, kann kaum verlangt werden, all diese methodologischen Anforderungen auf ihre Umsetzung hin zu überprüfen. Dies wird auch in anderen Disziplinen so gesehen, die dafür Hilfen anbieten. In der Medizin gibt es Richtlinien dazu, welche Informationen Studien über diagnostische Genauigkeit enthalten sollten: »Standards for Reporting Studies of Diagnostic Accuracy (STARD)« (Bossuyt et al. 2004). In der Psychologie gibt es ein Gremium, das die Öffentlichkeit vor unzureichenden psychologischen Verfahren und ihrer Anwendung schützen möchte: Das »Testkuratorium der Förderation Deutscher Psychologenvereinigungen« (Reuschenbach 2008). Hier wurde als Testbeurteilungssystem ein standardisiertes Bewertungs-Instrument entwickelt (Testkuratorium 2007). Es wäre naheliegend, auch für die Pflege einen Kriterienkatalog zu entwickeln oder die vorhandenen Kataloge dahingehend zu prüfen, inwieweit sie sich auch für pflegediagnostische Instrumente eigenen.

Literatur

Balzer, K., Meyer, G., Köpke, S. & Mertens, E. (2008). Standardisierte Einschätzung des Dekubitusrisikos – ein Postitionspapier. Nutzen muss belegt sein. Pflegezeitschrift, 61(8), 438–443.

Bartholomeyczik, S. (2007). Einige kritische Anmerkungen zu standardisierten Assessmentinstrumenten in der Pflege. Pflege, 20(4), 211–217.

Bartholomeyczik, S. (2008). (Hrsg) Pflegebedarf einschätzen. Pflegerisches Assessment. Lerneinheit 1 CNE (Certified Nursing Education) Fortbildung und Wissen für die Pflege(1), 1–16.
Bauer, J. M., Volkert, D., Wirth, R., Vellas, B., Thomas, D., Kondrup, J., Pirlich, M., Werner, H. & Sieber, C. C. (2006). Diagnostik der Mangelernährung des älteren Menschen. Deutsche Medizinische Wochenschrift, 131, 223–227.
Bossuyt, P. M. M., Reitsma, J. B., Bruns, D. E., Gatsonis, C. A., Glasziou, P. P., Irwig, L. M. et al. (2004). Towards complete and accurate reporting of studies of diagnostic accuracy: the STARD initiative. Family practice, 21, 4–10.
Braden, B. J. & Bergstrom, N. (1994). Predictive validity of the Braden Scale for pressure sore risk in a nursing home population. Research in Nursing & Health, 17, 459–470.
Cohen, M. Z. & Tarzian, A. J. (1998): Nursing Assessment. In: Fitzpatrick, J. J. (Ed.), Encyclopedia of Nursing Research. Springer, New York, 359–361.
DeMers, S.T., Turner, S.M., Andberg, M. Foote, W., Hough, L., Ivnik, R., Meier, S., Moreland, K. & Rey-Casserly, C.M. (2000). Report of the Task Force on Test User Qualifications. Approved by the APA Council of Representatives. www.apa.org/science/tuq.pdf. 25.9.06.
dip Deutsches Institut für angewandte Pflegeforschung (Ed.) (2003). Pflegeberichterstattung im Überblick. Eine Studie über Pflegedaten im In- und Ausland. Hannover: Schlütersche.
DNQP (Ed.). (2004). Deutsches Netzwerk für Qualitätsentwicklung in der Pflege. Expertenstandard Dekubitusprophylaxe in der Pflege. 2. Aufl. mit aktualisierter Literaturstudie. Osnabrück: Fachhochschule Osnabrück.
DNQP (Ed.). (2006). Deutsches Netzwerk für Qualitätsentwicklung in der Pflege. Expertenstandard Sturzprophylaxe in der Pflege. Osnabrück: Fachhochschule Osnabrück.
Engel, K. (2007). Qualität in Einrichtungen der vollstationären Pflege. Eine Interventionsstudie mit dem Resident Assessment Instrument RAI 2.0. Dissertation, TU Berlin.
Frauenfelder, F. (2006): Deutsche Version des Assessmentinstruments Health of the Nation Outcome Scales (HoNOS-D). PrInternet, 8 (9), 459–467.
Garms-Homolova, V. & Gilgen, R. (2000). RAI 2.0-Resident Assessment Instrument. Huber, Göttingen.
Green, S. M. & Watson, R. (2006). Nutritional screening and assessment tools for older adults: literature review. Journal of Advanced Nursing, 54 (4), 477–490.
Haas, U., Mayer, H. & Evers, G. C. M. (2002). Die Interrater Reliabilität des «Functional Independence Measure» (FIM) bei Patienten mit Schädel-Hirn-Verletzungen. Pflege, 15 (4), 191–197.
Halek, M. (2008). Was sind gute Assessmentinstrumente? In: Bartholomeyczik, S. (Hrsg.)(2008). Pflegebedarf einschätzen. Pflegerisches Assessment. Lerneinheit 1 CNE Fortbildung und Wissen für die Pflege(1), Stuttgart: Thieme.
Halfens, R. J. G. (2000). Risk assessment scales for pressure ulcers: a theoretical, methodological and clinical perspective. Ostomy Wound Management, 46(8), 36–44.
Hardenacke, D., Halek, M. & Bartholomeyczik, S. (2007). The Reliability and Validity of the Mini Nutritional Assessment (MNA). In N. Oud, F. Sheerin, M. Ehnfors & W. Sermeus (Eds.), ACENDIO 2007. 6th European Conference of Acendio (pp. 234–236). Amsterdam: Oud Consultancy.
Kane, R. L., Shamlyan, T., Mueller, C., Duval, S. & Wilt, T. (2007). Nursing Staffing and Quality of Patient Care. Evidence Report/Technology Assessment No 151. Rockville, MD: AHRQ Publication No. 07-E005.
Köpke, S. & Meyer, G. (2008). Vorhersage des Sturzrisikos – Instrumenten-basierte Einschätzung im Vergleich zur pflegerischen Einschätzung. In D. Schaeffer, J. Behrens & S. Görres

(Eds.), Optimierung und Evidenzbasierung pflegerischen Handelns. Ergebnisse und Herausforderungen der Pflegeforschung (pp. 290–307). Weinheim: Juventa.

Mayer, H., Nonn, C., Osterbrink, J. & Evers, G. C. M. (2004). Qualitätskriterien von Assessmentinstrumenten – Cohen's Kappa als Maß der Interrater-Reliabilität. Pflege, 17 (1), 36–46.

Metzing, S. (2004). Aktualisierte Literaturanalyse zur Dekubitusprophylaxe. In: DNQP (Hrsg.): Expertenstandard Dekubitusprophylaxe in der Pflege. Fachhochschule Osnabrück, Osnabrück, 70–92.

Nationale Assessmentgruppe Deutschland, Schreier, M. M., Bartholomeyczik, S., Halek, M., Bernhard, F. & Cramer, H. (2005). Positionspapier zur MDS Grundsatzstellungnahme »Ernährung und Flüssigkeitsversorgung älterer Menschen«. PflegeMagazin, 6(3), 16–24.

Norton, D., McLaren, R. & Exton-Smith, A. N. (1975). An Investigation of Geriatric Nursing Problems in Hospital. Edinburgh: Churchill Livingstone.

Pancorbo-Hidalgo, P. L., Garcia-Fernandez, F. P., Lopez-Medina, I. M. & Alvarez-Nieto, C. (2006). Risk assessment scales for pressure ulcer prevention: a systematic review. Journal of Advanced Nursing, 54(1), 94–110.

Panfil, E.-M. (2004). Literaturanalyse zur Dekubitusprophylaxe. In: DNQP (Hrsg.): Expertenstandard Dekubitusprophylaxe in der Pflege. 2. Aufl. mit aktualisierter Literaturstudie. Fachhochschule Osnabrück, Osnabrück, 51–69.

Polit, D. F., Beck, C. T. & Hungler, B. P. (2004). Lehrbuch Pflegeforschung. Methodik, Beurteilung und Anwendung. Huber, Bern.

Reuschenbach, B. (2008). Editorial: Wer bewahrt die Praxis vor ungeeigneten Pflegeassessments? Pflege, 21(5), 295–298.

Schreier, M. M. (2007). Erfassung der Ernährungssituation bei alten Menschen in stationären Pflegeeinrichtungen. PrInternet, 9(1), 24–30.

Schrems, B. (2003). Der Prozess des Diagnostizierens in der Pflege. Wien: Facultas.

Schrems, B. (2007). Standardisierte Assessmentinstrumente im Lichte der Hermeneutik. Pflege, 20(4), 218–224.

Schrems, B. (2008). Verstehende Pflegediagnostik: Grundlagen zum angemessenen Pflegehandeln. Wien: Facultas.

Spirig, R., Fierz, K., Hasemann, W. & Vincenz, C. (2007). Editorial: Assessments als Grundlage für eine evidenzbasierte Praxis. Pflege, 20(4), 182–184.

Testkuratorium. (2007). TBS-TK. Testbeurteilungssystem des Testkuratoriums der Föderation Deutscher Psychologenvereinigungen. Psychologische Rundschau, 58, 25–30.

Whiting, P., Rutjes, A. W. S., Reitsma, J. B., Glas, A. S., Bossuyt, P. M. M. & Kleijnen, J. (2004). Sources of Variation and Bias in Studies of diagnostic accuracy. A systematic review. Annals of Internal Medicine, 140, 189–202.

Wingenfeld, K., Büscher, A. & Schaeffer, D. (2007). Recherche und Analyse von Pflegebedürftigkeitsbegriffen und Einschätzungsinstrumenten. Projektbericht. Bielefeld.

2 Assessmentinstrumente für den Pflegebedarf und die Pflegebedürftigkeit

2.1 Das Resident Assessment Instrument (RAI) – Eine Chance für die Pflege in Deutschland
Hermann Brandenburg

2.1.1 Einleitung

> Das Resident Assessment Instrument (RAI) wurde für die Langzeitpflege in der stationären (und ambulanten) Altenpflege konzipiert. Es erfasst die Bedürfnisse, Ressourcen und Potenziale von hilfe- und pflegedürftigen alten Menschen (Garms-Homolová 2002; Garms-Homolová & Gilgen 2000).

Das RAI ermöglicht eine umfassende, standardisierte Einschätzung der Pflegesituation, eine gezielt darauf abgestimmte Pflegeplanung und eine Evaluation der Effektivität bzw. Ineffektivität von medizinischen, pflegerischen und sozialtherapeutischen Interventionen. In diesem Sinne kann das RAI zur Verbesserung der Pflegequalität beitragen, und wird daher von der Pflege bzw. der Pflegeforschung in Deutschland ernsthaft geprüft. Bei einer aktuellen Recherche des Instituts für Pflegewissenschaft der Universität Bielefeld zur »Recherche und Analyse von Plfegebedürftigkeitsbegriffen und Einschätzungsinstrumenten« wird das RAI als »komplexes Instrument mit positiver Empfehlung« klassifiziert (Wingenfeld et al. 2007, 126 ff.).

Das RAI ist unter Mitwirkung von Pflegenden durch ein interdisziplinäres Forscherteam der Universität Wisconsin wissenschaftlich entwickelt und in seinem praktischen Einsatz getestet worden (Murphy et al. 1998). Mittlerweile ist das RAI in über 17.000 Einrichtungen in den USA eingeführt und auch in Europa auf großes Interesse gestoßen. Die Schweiz hat das RAI flächendeckend für die Kantone Solothurn und Basel-Stadt eingeführt (vgl. zu Erfahrungen mit dem RAI in der Schweiz: Bartelt et al. 2002, Anliker 2007). In Deutschland steht das Verfahren immer noch am Anfang; erste Studienergebnisse zur Implementierung liegen bereits vor (vgl. zusammenfassend Engel 2007).

Der folgende Beitrag möchte zu Beginn kurz die Situation in der Langzeitpflege skizzieren. Dann wird ein Einblick in Aufbau und Elemente des RAI gegeben. Weiterhin werden ausgewählte empirische Befunde zur wissenschaftlichen Güte, Akzeptanz bei Pflegenden und zur Umsetzung vorgestellt. Die praktische Relevanz des RAI wird exemplarisch an der Pflegeplanung und der Pflegeergebnisqualität verdeutlicht. Auf die Grenzen des RAI wird ebenfalls hingewiesen, denn Assessments sind Hilfsmittel

– nicht mehr und nicht weniger. Von daher ist ein kritischer und reflektierter Umgang mit diesen Verfahren erforderlich.

2.1.2 Situation in der Langzeitpflege

Eine Änderung der Bewohnerstruktur der Heime ist unverkennbar. Mit den Stichworten »immer älter«, »immer kränker«, »immer multikultureller« kann man die Entwicklung nur plakativ skizzieren (Brandenburg & Calero 2008).

> Viele Heime haben sich mittlerweile in reine Pflegeeinrichtungen verwandelt und z. T. Hospizcharakter angenommen.

Die Zunahme der Heimplätze, die Mitte der 1990er Jahre bereits die Kapazitäten in der Krankenhausversorgung übertrafen, ist selbst für Fachleute ein Phänomen (vgl. Werner 2002). Trotz einer skandalisierenden Berichterstattung in den Medien, einer fachlich gestützten Kritik an negativen Institutionalisierungseffekten (Beispiel: Heimenquête) sowie vorhandener Alternativen durch den Ausbau ambulanter Dienste – das Heim scheint nicht »totzukriegen« zu sein.

Hinzu kommt ein Wandel des Aufgabenspektrums. Während noch vor wenigen Jahren primär Betreuungs- und Versorgungsaspekte den Alltag bestimmt haben, hat sich die Lage zum gegenwärtigen Zeitpunkt entscheidend verändert. Beatmungsgeräte, Infusionstherapie, künstliche Ernährung, postoperative Wundversorgung, d. h. »behandlungspflegerische« Aktivitäten bestimmen immer mehr das Geschehen. Konsequent ist es daher, Altenpflege als »Heilberuf« zu definieren – wie es Görres und Landenberger in ihrem Gutachten für das Bundesverfassungsgericht vorgenommen haben (vgl. Landenberger 2003).

Trotz einiger Unterschiede gibt es eine Reihe von Gemeinsamkeiten zwischen der Alten- und Krankenpflege (vgl. Brandenburg & Huneke 2004). Methoden und Techniken der krankheitsbezogenen Pflege (Injektionen, Lagerungen, Legen eines Katheters, Wundversorgung etc.) sowie pflegerische Interventionskonzepte der Prävention, selbstständigkeitsfördernden Langzeitpflege chronisch Kranker, Palliativpflege, Sterbebegleitung und Notfallversorgung charakterisieren das Anforderungsprofil der Pflegenden in der Langzeitpflege.

> Angesichts der komplexen Situation ist ein umfassendes Assessment der Bewohnersituation zwingend notwendig. Hier setzt das RAI an, das den Anspruch erhebt, die entsprechenden Informationen zu liefern und damit die Grundlage für eine professionelle Pflegeplanung darzustellen.

2.1.3 Grundlegende Bestandteile des RAI

Das RAI besteht aus drei Modulen (vgl. Gilgen & Weiss 1998; Morris et al. 1995):
1. Minimum Data Set (MDS) – ein strukturierter Klientenbeurteilungsbogen[3]
2. 18 Resident Assessment Protocolls (Raps) – sogenannte Abklärungshilfen zu insgesamt 18 geriatrisch-pflegerischen Problembereichen (z. B. Delir, Demenz, psychosoziales Wohlbefinden) sowie
3. Triggersystem – ein Alarmsystem, das die Pflegekraft auf klinische Problemkreise hinweist.

> Das **Minimum Data Set (MDS)** ist ein Dokumentationsbogen, mit dem die Ergebnisse einer Informationserhebung zur Situation von Patienten bzw. Bewohnern festgehalten werden. Inhaltlich werden sog. »Stammdaten«, Informationen zum Gesundheits- und Funktionsstatus wie auch Daten zur kognitiven und psychosozialen Situation erfasst.

Zielsetzungen des RAI (vgl. Morris et al. 1990): Es sollte die bisher weitgehend unstrukturierte Patientenbeurteilung ersetzen und vereinheitlichen, bei den Benutzern einen Lernprozess auslösen und Grundlagen für eine bessere und gezieltere Pflegeplanung schaffen.

Um diese Ziele zu erreichen, entschied man sich konzeptionell dafür, die momentan gezeigte Performanz in Alltagsaktivitäten von Bewohnern zu erheben (und weniger Kompetenzen und Potenziale); auf (objektiv) beobachtbare Sachverhalte und Verhaltensweisen (und keine subjektiv getönten Interpretationen) abzuheben und die Zuordnung des Klienten zu Pflegebedarfs- und Ressourcengruppen (Ressource Utilization Groups, RUGs) zu ermöglichen. Das Minimum Data Set (MDS) soll innerhalb der ersten 14 Tage nach Einzug des Bewohners durchgeführt werden, bei signifikanten Veränderungen des Gesundheitszustandes wiederholt werden und durch vierteljährliche (oder auch halbjährliche) Nachkontrollen eine Verlaufsbetrachtung des Bewohners ermöglichen. Eine neue Erhebung ist zudem bei einer signifikanten Veränderung des Bewohnerzustands notwendig. Tabelle 1 zeigt, welche Bereiche mit dem Minimum Data Set (MDS) erfasst werden.

---

[3] Dieses MDS möge bitte nicht verwechselt werden mit dem deutschen MDS (Medizinischer Dienst des Spitzenverbandes Bund der Krankenkassen e.V.).

Tabelle 1: Minimum Data Set (MDS) – RAI 2.0.[4] (vgl. Garms-Homolova & Gilgen 2000)

Bereich A: Angaben zur Person
Bereich B: Kognitive Fähigkeiten
Bereich C: Kommunikative Fähigkeiten/Hören
Bereich D: Sehfähigkeit
Bereich E: Stimmungslage und Verhalten
Bereich F: Psychosoziales Wohlbefinden
Bereich G: Körperliche Funktionsfähigkeit/ADL
Bereich H: Kontinenz in den letzten 14 Tagen
Bereich I: Krankheitsdiagnosen
Bereich H: Gesundheitszustand
Bereich K: Ernährungszustand
Bereich L: Mund-/Zahnstatus
Bereich M: Zustand der Haut
Bereich N: Beschäftigungsmuster
Bereich O: Medikation
Bereich P: Spezielle Behandlungen
Bereich Q: Entlassungspotenzial
Bereich R: Assessmentinformationen
Bereich T: Ergänzung – Patientenmix

Insgesamt werden damit sowohl biologisch-medizinische Parameter (z. B. Diagnosen), psychologisch relevante Items (z. B. psychosoziales Wohlbefinden) und soziologisch bedeutsame Indikatoren (z. B. Alltagsgewohnheiten und soziale Kontakte) erfasst. Wichtig ist der Hinweis auf die Untersuchung von Rehabilitationspotenzialen in Alltagsaktivitäten, die als innovativ beurteilt werden können.

> Die **Abklärungshilfen (RAPs)** stellen die Verbindung zwischen Klientenbeurteilung durch das Minimum Data Set (MDS) und der Pflegeplanung dar.

---

[4] Ich beziehe mich auf das RAI 2.0, da diese Version in Deutschlang am ehesten gebräuchlich ist. Die dritte Version des Minimum Data Set (MDS) ist in den USA bereits veröffentlicht; detaillierte Informationen lassen sich über die Homepage der Centers for Medicare and Medicaid Services (www.cms.hhs.gov) gewinnen. Einige Aktualisierungen des RAI, etwa die bessere Erfassung des Schmerzzustands, wurden in dem überarbeiteten Handbuch von 2007 berücksichtigt (vgl. Kalkhoff 2008).

Ein solches »Protokoll« umfasst die Definition kritischer Zustände (wie z. B. Ernährungszustand), Alarmzeichen, Richtlinien und eine kurze Zusammenfassung der wichtigsten Aspekte.

> Unter **»Alarmzeichen«** (wie z. B. Einschränkungen im Kurz- oder Langzeitgedächtnis) versteht das RAI einzelne Items oder Itemkombinationen, die auf die Notwendigkeit von Interventionen verweisen. Diese Alarmzeichen stehen in direktem Zusammenhang zu den RAPs.

Während das Minimum Data Set (MDS) eine objektive und standardisierte Erhebung der wichtigsten Merkmale aller Bewohner gewährleistet, findet in den RAPs eine Individualisierung statt. Eine ganze Reihe von Hinweisen, die unmittelbar für die Pflegeplanung von Relevanz sind, hilft den Mitarbeitern, eine Verbindung zwischen den Bedürfnissen, Stärken und Schwächen des alten Menschen herzustellen. Die Richtlinien einer RAP enthalten neben Hinweisen in Bezug auf Wechselwirkungen mit anderen Problemen auch Verweise auf zusätzlich benötigte Daten und Informationen. Sie führen in der Konsequenz zu einer genauen Identifikation der Kernproblematiken in Anlehnung an den diagnostischen Prozess.

Insgesamt zielen die RAPs auf eine interdisziplinäre Abklärung und Intervention bei 18, in der klinischen Praxis bei alten Menschen besonders häufig vorkommenden, Problembereichen, die zu einem besseren Verständnis von hoch betagten und chronisch kranken alten Menschen beitragen sollen. Die RAPs erheben keineswegs den Anspruch, alle pflegerisch relevanten Aspekte eines Problembereichs konsequent abdecken zu können. Sie können aber mit weiteren problemorientierten Assessments oder Skalen ergänzt werden, um eine weitere Standardisierung der Problemabklärung zu erreichen. Neben bekannten und in der Pflege bzw. im multiprofessionellen Team verbreiteten Instrumenten (z. B. Braden-Skala oder Minimental State Examination) können zu diesem Zweck auch Skalen eingesetzt werden, die direkt auf den Daten des Minimum Data Set basieren und somit eine zusätzliche Datenerhebung überflüssig machen. So existieren u. a. zwei Skalen zur Einschätzung der kognitiven Leistungsfähigkeit (vgl. Morris et al. 1994; Hartmaier et al. 1994), die gegenüber etablierteren Skalen positiv validiert wurden. Tabelle 2 zeigt, welche RAPs das RAI kennt.

Tabelle 2: Abklärungshilfen (RAPs) im RAI 2.0. (Garms-Homolova & Gilgen 2000)

Akute Verwirrtheit/Delir
Kognitive Beeinträchtigung/Demenz
Sehfähigkeit
Kommunikative Fähigkeiten
Rehabilitationspotenzial in den ADLs
Urininkontinenz/Dauerkatheter

Psychosoziales Wohlbefinden
Stimmungslage
Verhalten
Aktivitäten und Beschäftigung
Stürze
Ernährungszustand
Sonden
Dehydration/Flüssigkeitsbilanz
Mund- und Zahnpflege
Druckgeschwüre/Decubiti
Psychopharmaka
Freiheitsberaubende Maßnahmen

Es wurde bereits erwähnt, dass Alarmzeichen auf das Vorliegen der oben genannten Problembereiche hinwiesen, sie also triggern. Wie geschieht dies?

Ein Beispiel

Ein potenzielles Problem im Bereich Urininkontinenz/Dauerkatheter liegt dann vor (bzw. kann vorliegen), wenn eine Urininkontinenz zweimal oder öfter wöchentlich auftritt (dies wird im Bereich H je nach Häufigkeit mit den Ziffern 2, 3 oder 4 kodiert) oder externe Katheter, Dauerkatheter, Einmalkatheter oder Einlagen benutzt werden (H3c, H3d, H3e oder H3g). Zusätzlich werden Ausschlusskriterien (z. B. B1 = 1 [komatös]) angegeben. Mit Hilfe einer Risikoerkennungstafel (siehe Abbildung 1) werden die Alarmzeichen im Überblick erfasst.

Der nächste Schritt ist die Identifizierung der einzelnen Problembereiche, die dann für die Pflegeplanung nutzbar gemacht werden. Hilfreich sind vor allem die Richtlinien in den RAPs, die auf Krankheitsursachen oder andere Probleme (Medikamente, Umgebungsfaktoren etc.) hinweisen. Zu betonen ist hier, dass die Richtlinien auf der Grundlage von professionellen Standards erarbeitet wurden, die forschungsbasiert entwickelt wurden. Während in Deutschland mit Hilfe von nationalen Konsensuskonferenzen so etwas wie der »fachlich anerkannte Stand pflegerischen Wissens« erarbeitet wird, ist diese Diskussion in den USA und anderen Ländern deutlich weiter fortgeschritten.

Risikoerkennungstafel – Alarmzeichen: Risiko und Potenzialerkennung zum RAI, 2.0

Schlüssel:
- ● = 1 Item als Alarmzeichen
- ❷ = 2 Items als Alarmzeichen
- ✱ = Ein von diesen 3 Items plus mindestens ein weiteres Item als Alarmzeichen erforderlich

Weiter mit der Abklärungszusammenfassung

			Akute Verwirrtheit/Delir	Kognitive Beeinträchtigung/Demenz	Sehfähigkeit	Kommunikative Fähigkeiten/Hören	Funktionsfähigkeit/Rehabilitationspotenzial ADL (A)	Funktionsfähigkeitserhaltung/ADL (B)	Urininkontinenz/Dauerkatheter	Psychosoziales Wohlbefinden	Stimmungslage	Verhalten	Aktivitäten – Alarmzeichen (A)	Aktivitäten – Alarmzeichen (B)	Stürze	Ernährungszustand	Sonden	Dehydration/Flüssigkeitsbilanz	Mundpflege	Druckgeschwüre/Dekubitus	Psychopharmaka	Freiheitsbeschränkende Maßnahmen
B2a	Kurzzeitgedächtnis	1		●																		
B2b	Langzeitgedächtnis	1		●																		
B4	Entscheidung	1, 2, 3		●																		
B4	Entscheidung	3					●															
B5a–B5f	Deliranzeichen	2	●																		●	
B6	Veränderung kognitiver Fähigkeiten	2	●																		●	
C1	Hörfähigkeit	1, 2, 3				●																
C4	Verständlichkeit	1, 2, 3				●																
C6	Versteht andere	1, 2, 3		●		●																
C7	Veränderung der Kommunikationsfähigkeit	2																			●	●
D1	Sehfähigkeit	1, 2, 3			●																	
D2a	Probleme mit seitlichem Sehen	✓			●																	
E1a–E1p	Depression, Ängstlichkeit, Weinerlichkeit	1, 2									●											
E1n	Wiederholte Bewegung/Tick	1, 2																			●	
E1o	Rückzug von Aktivität	1, 2								●												
E2	Unablenkbare Stimmungslage	1, 2									●											
E3	Veränderung der Stimmungslage	2	●																		●	
E4aA	Wandert	1, 2, 3													●							
E4aA–E4eA	Verhaltensauffälligkeiten	1, 2, 3										●										
E5	Veränderung der Verhaltensauffälligkeiten	1										●										
E5	Veränderung der Verhaltensauffälligkeiten	2	●																		●	
F1d	Setzt sich Ziele	✓								●												
F2a–F2d	Labile Beziehung	✓								●												
F3a	Vermisst vergangene Rollen	✓								●												
F3b	Rollenverlust	✓								●												
F3c	Beklagt Unterschiede	✓								●												
G1aA–G1jA	ADL-Eigenleistung	1, 2, 3, 4					●															
G1aA	Beweglichkeit im Bett	2, 3, 4, 8																		●		
G2A	Baden/Duschen	1, 2, 3, 4					●															
G3b	Gleichgewicht im Sitzen	1, 2, 3																			●	
G6a	Bettlägerig	✓																		●		
G8a, b	Personal glaubt, dass zunehmend fähig	✓					●															
H1a	Urininkontinenz	1, 2, 3, 4																		●		
H1b	Stuhlinkontinenz	2, 3, 4							●													
H2b	Verstopfung	✓																		●		
H2d	Einklemmung	✓																		●		
H3c, d, e	Katheter	✓							●													
H3q	Einlagen/Vorlagen	✓							●													
I1i	Hypotonie	✓																			●	
I1j	Periphere arterielle Erkrankungen	✓																		●		
I1ee	Depression	✓																			●	
I1ji	Katarakt/Grauer Star	✓			●																	
I1ll	Glaukom/Grüner Star	✓			●																	

Abb. 1: Risikoerkennungstafel.

2.1.4 Wissenschaftliche Güte, Akzeptanz und Auswirkung des RAI

Bei der Vorbereitung, der Einführung und der Evaluation des RAI sind in den USA eine Reihe von Studien durchgeführt worden. Am Beginn stand eine kritische Durchsicht von insgesamt 80 geriatrischen Assessmentinstrumenten. Nach mehrfacher Überarbeitung der Items wurde das RAI bei einer Vielzahl von empirischen Studien, die weitgehend in den USA durchgeführt wurden, getestet (für einen aktuellen Überblick vgl. Engel 2007).

Die Ergebnisse zur Interrater-Reliabilität des Minimum Data Sets (MDS) zeigen gute bis sehr gute Ergebnisse. Das Minimum Data Set (MDS) kann als ausreichend inhaltsvalide bezeichnet werden (Morris et al. 1990; Hawes et al. 1997 a, b; Morris et al. 1997).

> Man kann also feststellen, dass das RAI ein Instrument mit hoher wissenschaftlicher Güte ist, von dem positive Auswirkungen auf die Qualität der Pflege erwartet werden können. Darüber hinaus stößt das Verfahren bei der überwiegenden Mehrheit der Pflegenden auf Akzeptanz.

Die Befunde aus den USA sollten jedoch auch kritisch diskutiert werden:

Die Akzeptanz bei den Pflegenden ist vorhanden, sollte jedoch auch nicht überschätzt werden. Die meisten positiven Urteile stützen sich auf Aussagen der Pflegeheimdirektoren, der Administration und der leitenden Pflegekräfte. Bekannt ist jedoch, dass die Pflegepraktiker an der Basis stärkere Vorbehalte gegenüber dem RAI äußern. Eine Untersuchung von Hawes et al. (1997 a) kam zu dem Ergebnis, dass ein Drittel der Pflegenden keine Verbesserung der Qualität nach Einführung des RAI feststellen konnte. Fast zwei Drittel beklagten einen höheren Schreibaufwand, auch wenn hierunter viele waren, die das RAI grundsätzlich befürworten. Probleme ergeben sich vor allem bei der Einführung, hier insbesondere bei der Schulung von Pflegenden im Hinblick auf die praktische Nutzung des RAI (siehe z. B. Bernabei et al. 1997). In dieser Untersuchung wurde festgestellt, dass eine international hohe Variationsbreite des (Zeit-)Aufwands der Schulungen und der verantwortlichen Trainer existiert. Mehr als 80 % der Pflegeheimdirektoren gaben an, dass ein intensiveres Training mit dem RAI bei Pflegenden erforderlich sei, um die Vorteile des Systems optimal zu nutzen.

Im Hinblick auf die genauen Auswirkung des RAI kann man unterschiedlicher Auffassung sein (vgl. Hawes et al. 1997 a; Ouslander 1997; Philips et al. 1994; Schnelle 1997). Da es sich um ein quasi-experimentelles Design handelte, also einen Vergleich zwischen vor und nach der Einführung des RAI, können die Veränderungen in den Heimen nicht ausschließlich auf die Wirkung des RAI zurückgeführt werden. Beispielsweise können Verbesserungen der medizinischen Versorgung auch mit einer erhöhten Qualifikation oder einem verbesserten Training von Geriatern und Pflegenden in Verbindung gebracht werden. Ein erhöhtes Bewusstsein für die Probleme der Hospitalisierung und der (überflüssigen) Krankenhauseinweisung könnte ebenfalls einen Einfluss gehabt haben. Und schließlich besteht die Möglichkeit, dass durch das RAI nur eine höhere Sensibilität und Genauigkeit in der Erfassung von (positiven) Veränderungen eingesetzt hat. Innovationen hatte es jedoch schon vorher gegeben, sie wurden nur nicht so detailliert erfasst – so könnte man kritisch einwenden. Aber diese Kritik sollte auch nicht überschätzt werden.

Eine aktuelle Studie zum RAI in Deutschland kommt zu positiven Befunden, die darauf hinweisen, dass das RAI die Pflegequalität verbessert (Engel 2007). Es zeigten sich nach Einführung des Instruments Verbesserungen beim Dokumentationsverhalten, bei der Identifikation der klinischen Problemfelder, vor allem im Hinblick auf Qualitätspotenziale in den Bereichen Stürze, Mobilität, freiheitsbeschränkende Maßnahmen und Psychopharmaka. Pflegende erhalten Anhaltspunkte für gezielte Qualitätsverbesserungen und zur kritischen Beurteilung der von ihnen geleisten Arbeit.

2.1.5 Anwendungen in der Praxis

Ein Nutzen des RAI für die Pflegepraxis wurde in den bisherigen Ausführungen bereits deutlich – eine Optimierung der Pflegeplanung. Auf der Grundlage eines strukturierten Assessments werden messbare Ziele formuliert, für deren Erfüllung ein Zeitplan und Verantwortlichkeiten festgelegt werden müssen. Die 18 RAPs eignen sich hervorragend für die Prioritätensetzung und enthalten bereits konkrete Hinweise für eine Pflegeplanung. Hilfreich sind dabei die aufgrund professioneller Standards entwickelten Richtlinien, die Hintergründe und Ursachen, aber auch mögliche pflegerische Interventionen konkret aufzeigen. Aber mit der Pflegeplanung sind die Möglichkeiten des RAI noch nicht erschöpft (vgl. Tabelle 3).

Tabelle 3: Anwendungsmöglichkeiten des RAI. (Grebe & Faust 2003)

	Anwendungsbereich	Datengrundlage
Pflegepraxis	Pflegeplanung Schulung/IBF	MDS-Daten und RAPs RAPs
Institution	Interne Verbesserungen Benchmarking Internes QM Transparenz für Kostenträger	Qualitätsindikatoren und RAPs Qualitätsindikatoren Alle Module RUGs
Kostenträger	Leistungs- und Qualitätsvereinbarungen Tarifierung/Pflegesätze Qualitätskontrollen	Qualitätsindikatoren und RUGs RUGs Qualitätsindikatoren
Gesundheitspolitik	Qualitätsindikatoren nach SGB XI	Nationale Pflegeheimvergleiche MDS-Daten
Pflegeforschung	Epidemiologische Studien	MDS-Daten
Kunden	Qualitätstransparenz	Qualitätsindikatoren

Es wird erkennbar, dass das RAI eine Vielfalt von Anwendungsmöglichkeiten bietet. Als Schulungsinstrument kann es die Wachsamkeit und Sensibilität der Pflegenden für die besonderen Belange und Bedürfnisse chronisch kranker alter Menschen fördern. Die Richtlinien in den RAPs ermöglichen dabei z. T. deutliche Kompetenzsteigerungen der Pflegenden in der alltäglichen Praxis. Schulungen sowie innerbetriebliche Fortbildungen in pflegerischer Diagnostik können mittels des RAI praxisnah gestaltet werden. Auch als konzeptionelle und fächerübergreifende strukturelle Grundlage von Curricula an Altenpflegeschulen ist das RAI bereits im Einsatz (so z. B. an der Evangelischen Fachschule für Altenpflege in Bayreuth; vgl. hierzu Hebert-Hermann 2003, 2006).

Für die Institution selbst eignet sich das RAI nicht nur zur Identifikation von Schwachstellen, sondern auch für ein Benchmarking zwischen Institutionen. Gerade der Vergleich von Pflegequalität zwischen verschiedenen Heimen, Sozialstationen etc. trägt dazu bei, dass die Transparenz gegenüber den Kostenträgern erhöht wird. Wenn bekannt ist, dass in der eigenen Einrichtung die Bewohner dreimal so häufig stürzen wie in vergleichbaren Heimen, dann signalisiert dies einen Handlungsbedarf, der mit der Begrenzung der Sichtweise auf die eigene Einrichtung nicht zustande kommt (vgl. hierzu mit einem Fokus auf Pflegeprozess und Pflegeplanung: Engel 2006).

Damit sind wir bei der Diskussion um die Qualitätsindikatoren, die sog. »quality indicators« (QI) angelangt. Es handelt sich dabei um eine Datengrundlage mit vielfältigen Anwendungsmöglichkeiten. Ich möche kurz erläutern, was man unter QI versteht und warum sie wichtig sind. Eine ausführliche Darstellung des amerikanischen Zugangs zu den Qualitätsindikatoren findet sich an anderer Stelle (vgl. Berg et al. 2002).

Das RAI erlaubt mit Hilfe von QI den Nachweis pflegerischer Ergebnisqualität.

> QI selbst sind »Marker«, die das Vorhandensein bzw. Nichtvorhandensein von Qualitätsmängeln in der Pflege anzeigen. Qualität in der Pflege wird damit nicht umfassend abgebildet, aber auf einen wichtigen Aspekt – eben das Ergebnis – fokussiert.

Auf welche inhaltlichen Aspekte beziehen sich die QI? Hierzu gibt Tabelle 4 einen Überblick.

Tabelle 4: Die Qualitätsindikatoren des RAI (vgl. Grebe & Faust 2003).

Kategorie	Qualitätsindikator	Art des Indikators
Unfälle	Inzidenz neuer Faktoren	Ergebnis
	Sturzprävalenz	Ergebnis
Verhaltensweisen/Emotionale Muster	Prävalenz von Verhaltensauffälligkeiten gegenüber anderen	Ergebnis
	Prävalenz von Symptomen einer Depression	Ergebnis
	Prävalenz von Symptomen einer Depression ohne antidepressive Therapie	Prozess und Ergebnis
Klinische Behandlung	Einnahme von 9 oder mehr verschiedenen Medikamenten	Prozess
Kognitive Strukturierung	Inzidenz kognitiver Beeinträchtigung	Ergebnis
Ausscheidung/Inkontinenz	Prävalenz von Harn- oder Stuhlinkontinenz	Ergebnis
	Prävalenz gelegentlicher oder häufiger Harn- oder Stuhlinkontinenz ohne einen Toilettenplan	Prozess und Ergebnis
Infektionskontrolle	Prävalenz von Harnweginfekten	Ergebnis
Ernährung und Ernährungszustand	Prävalenz von Gewichtsverlust	Ergebnis
	Prävalenz von Sondenernährung	Prozess
	Prävalenz von Dehydration	Ergebnis
Physische Funktionalität	Prävalenz bettlägeriger Bewohner	Ergebnis
	Inzidenz von Verschlechterungen in den ADL-Bereichen	Ergebnis
	Inzidenz von Bewegungs- und Funktionsverschlechterungen sowie Kontrakturen	Ergebnis
Verwendung von Psychopharmaka	Prävalenz von anti-psychotischem Medikamentengebrauch bei fehlendem psychotischen oder ähnlichen Zustand	Prozess
	Prävalenz von Anxiolytika- und Hypnotikagebrauch	Prozess
	Prävalenz von Hypnotikagebrauch mehr als zweimal in den letzten 7 Tagen	Prozess
Lebensqualität	Prävalenz täglicher freiheitseinschränkender Maßnahmen	Prozess
	Prävalenz von wenig oder fehlender Aktivität	Ergebnis
Hautzustand	Prävalenz von Dekubitalulzera 1. bis 4. Grades	Ergebnis

Es wird deutlich, dass mit den QI eine Akzentuierung auf klinische Problemfelder in der Langzeitpflege alter Menschen vorgenommen wird. Das ist zwar nicht ausschließlich der Fall, denn Verhaltensweisen, Selbstständigkeit, Rehapotenzial und Lebensqualität werden auch erfasst, aber die Schwerpunktsetzung ist deutlich. Und sie ist aus meiner Sicht begründet.

Denn genau darum geht es in der professionellen Pflege alter Menschen: Vermeidung von Stürzen (z. B. durch ein Sturzprophylaxeprogramm, DNQP 2006), Vermeidung von Dehydratation (z. B. durch ausreichende Flüssigkeitszufuhr und angemessene Ernährung, DNQP 2009), angemessene Wundversorgung (z. B. durch die Beachtung des 2002 veröffentlichten ersten nationalen Expertenstandard, DNQP 2002), selbstständigkeitsfördernde Pflege, richtiger Einsatz von Psychopharmaka – dies sind Aspekte und Interventionsbereiche, die relevante Anforderungen im Alltag der Langzeitpflege deutlich machen. Es sind nicht zuletzt auch die vom MDK aufgedeckten Mängel, die sowohl in der stationären wie auch der ambulanten Versorgung chronisch Kranker und alter Menschen nachgewiesen worden sind (Medizinischer Dienst des Spitzenverbandes Bund der Krankenkassen [MDS] 2007).

Die Bedeutung der QI lässt sich auf verschiedenen Ebenen erkennen:
Da ist zunächst auf rechtliche Rahmenbedingungen zu verweisen. Der Nachweis pflegerischer Ergebnisqualität ist zum einen im Rahmen gesetzlicher Vorgaben (z. B. § 80 und 112 SGB XI, PQSG; modifiziert, ergänzt und erweitert durch das Pflegeweiterentwicklungsgesetz) und einer damit verbundenen Einführung von Qualitätsmanagementsystemen in der Altenhilfe erforderlich.

Zum anderen ist gerade der Blick auf den »outcome« von Pflege bedeutsam, um Verbesserungen in der Versorgung von Pflegebedürftigen tatsächlich zu realisieren. So hat man etwa in Hamburger Pflegeheimen nach einer umfassenden Bestandsaufnahme, Durchführung von Schulungen und weiteren Interventionen die Häufigkeit von Decubitus um 50 % reduzieren können.

> Die Qualitätsindikatoren des RAI bieten die Datengrundlage für Benchmarks. Sie können jedoch auch im Vergleich zu kritischen Höchstwerten eingesetzt werden, um Schwachstellen und Stärken zu identifizieren.

Der Vergleich mittels solcher »Anker« lässt sich neben der Identifikation der Arbeitsschwerpunkte und der Prioritätensetzung im interenen Qualitätsmanagement zudem als Grundlage einer Leistungs- und Qualitätsvereinbarung (LQV) gegenüber den Kostenträgern nutzen.

In Zukunft wäre es zudem möglich (wie in den USA bereits prakiziert), ein hohes Maß an gesellschaftlicher Transparenz hinsichtlich der Pflegequalität der Pflegeheime zu erreichen. Die Werte der Qualitätsindikatoren können für vergleichbare Pflegeheime in regionalen oder nationalen Pflegeheimvergleichen gegenüber gestellt werden, um den potenziellen Kunden die Wahl eines Heimes zu erleichtern. Dieser Schritt ist bereits mit der Pflegereform vom Juli 2008 vollzogen worden. Beabsichtigt ist, die Qualität der Heime anhand von 82 Kriterien zu überprüfen. Eine kritische Evaluation dieses Vorgehens im Hinblick auf wissenschaftliche Gütekriterien (Validität, Reliabilität, Objektivität etc.) muss erst noch geleistet werden. Beachtet werden muss auch, dass die Grundlage des Qualitätsvergleichs nicht die aufgrund von Studien ermittelten quality indicators sind, die im RAI vorgesehen sind.

Erwähnt sei zudem die Möglichkeit, auf Basis der Minimum-Data-Set(MDS)-Daten homogene Pflegebedarfsgruppen (ähnlich der medizinischen DRGs) zu bilden. Die RUG-III-Klassifikation kennt 44 Gruppen, die jeweils einen homogenen Ressourcenverbrauch der ihnen zugeordneten Bewohner repräsentieren. Diesen Gruppen lassen sich Kostengewichte zuordnen, die als Basis einer Leistungs- und Qualitätsvereinbarung (LQV) oder in Pflegesatzverhandlungen genutzt werden können. Ein weiteres Anwendungsspektrum stellt die interne Personalbemessung dar. Eine Vorstellung der RUG-III-Klassifikation findet sich an anderer Stelle (vgl. Grebe 2003).

In den USA, wo das RAI flächendeckend in Einrichtungen der Langzeitpflege zum Einsatz kommt, zeigt sich mehr und mehr ein weiterer Nutzen des Instruments. Da für nahezu sämtliche Pflegeheime vergleichbare standardisierte Daten des Minimum Data Set vorliegen, können Pflegewissenschaft, Gerontologie und Geriatrie mit geringem Aufwand epidemiologische Studien realisieren. Während z. B. mangels Daten für die Bundesrepublik keine verlässlichen Aussagen zur Prävalenz von Dekubitalulcera in den Einrichtungen der Langzeitpflege gemacht werden können, ist dies in den USA aufgrund der durch das Minium Data Set (MDS) verfügbaren Daten möglich.

Schlussendlich kann die Bedeutung des RAI für Case-Management und Überleitung angeführt werden. Da neben dem hier vorgestellten RAI – Nursing Homes Schwesterinstrumente auch für den ambulanten, den postakuten, den akuten und den psychiatrischen Bereich existieren, erscheint es möglich, mittels des RAI den Informationsfluss bei Überleitungen in ein anderes Setting zu minimieren. Alle Schwesterinstrumente bedienen sich eines identischen Kerndatensatzes innerhalb des Minimum Data Set (MDS) und verwenden die gleichen Sprachregelungen und Codierrichtlinien.

2.1.6 Möglichkeiten und Grenzen des RAI in der pflegerischen Praxis

Ich habe deutlich gemacht, dass mit dem RAI eine Reihe von Chancen für die Pflege verbunden sind. Das RAI ist ein Datenerhebungsinstrument zur Unterstützung des Pflegeprozesses. Angesichts der z. T. absurden Diskussion um das Für und Wider einer strukturierten Vorgehensweise im Rahmen des Pflegeprozesses (vgl. zusammenfassend und kritisch hierzu: Lay, Brandenburg 2001) könnte das RAI einen Beitrag zur Klärung liefern und eine echte Hilfe bei der gezielten Identifizierung von Problemen und Ressourcen bei hilfe- und pflegebedürftigen alten Menschen darstellen.

Das RAI erlaubt die Strukturierung bestimmter Tätigkeiten in der Praxis; gerade der Bezug auf eine systematisch gewonnene Informationsbasis ist die Voraussetzung für individuelle Schwerpunktsetzungen in der praktischen Pflege. Analysen der gegenwärtigen Pflegepraxis zeigen, dass Patienten bzw. Bewohnern dann »Standardleistungen« angeboten werden, wenn Pflegende nur unzureichend informiert und Schwerpunkte nicht begründet gesetzt werden können (vgl. Garms-Homolová, Schaeffer 1992).

Das RAI kann einen Lernprozess in den Einrichtungen auslösen. Pflegende befassen sich gezielt mit den Abklärungshilfen und müssen ihr Vorgehen anhand professioneller Standards (neu) überdenken. Sie können auch andere Akzente in der Pflegeplanung setzen; dies ist durchaus legitim, denn Richtlinien/Standards/Leitlinien können immer nur eine Orientierung vorgeben und müssen unter Berücksichtigung ethischer Aspekte auf die konkrete Situation des alten Menschen »angewandt« werden. Wenn aber anders entschieden wird, als es die Standards vorgeben, dann muss dies in besonderer Weise reflektiert und begründet werden.

Das RAI beinhaltet die Möglichkeit, die Beziehung zum Patienten bzw. Bewohner eindeutiger zu gestalten, das eigene Gefühl der Unsicherheit zu minimieren und Ziele und Absichten in der Pflege transparenter darzustellen (vgl. Christensen 1996, zit. n. Niehörster et al. 1998). Insofern kann das RAI auch ein Beitrag zur Professionalisierung in der Pflege sein.

Nach den genannten Optionen, die ein Assessment (hier speziell das RAI) zu bieten in der Lage ist, sollten die Grenzen nicht ignoriert werden. Gerade für die Einschätzung der Leistungsfähigkeit von Assessments ist diese Frage bedeutsam.

Es ist deutlich darauf hinzuweisen, dass ein Assessment nur einen Baustein für Veränderungsprozesse darstellt. Die Identifikation von Ressourcen und Problemen sowie die Planungshinweise für Interventionen allein reichen für die Initiierung von Veränderungen nicht aus. Ob tatsächlich die vorhandenen Informationen im Sinne einer Verbesserung der Pflegequalität genutzt werden, ist u. a. von der Motivation bzw. dem Engagement der Pflegenden, der Schaffung organisatorischer Strukturen (Pflegesystem, Arbeitszeitplanung, Ressourcen und Zeitmanagement) sowie der Bereitstellung finanzieller bzw. personeller Ressourcen durch die Leitung von Einrichtungen abhängig. Nur drei Stichpunkte: Personalwechsel, »paper work« und die doppelte Erfassung von Informationen sind Beispiele für praktische Alltagsprobleme (vgl. hierzu Hawes et al. 2007).

Vieles hängt eben von der Haltung gegenüber der Arbeit, der Einstellung gegenüber hilfsbedürftigen Älteren etc. ab. Im Grunde kann man auch sagen, dass alles von einem ethisch verantwortbaren Handeln abhängt. Das trifft für die Umsetzung des RAI zu, aber auch für die jedes anderen Verfahrens. Bezogen auf das Assessment in der Pflege (und damit auch das RAI) gilt die Aussage: Das RAI kann als Basis einer guten Pflegeplanung eine wichtige Voraussetzung für die Verbesserung der Pflegequalität bieten. Ob und inwieweit entsprechende Maßnahmen tatsächlich realisiert werden, dies ist letztlich nicht direkt durch das RAI zu beeinflussen.

Weiterhin ist festzustellen, dass das RAI keinesfalls die Theoriediskussion ersetzt. Ohne eine Klarheit darüber, was Pflege ist, welche Ziele sie verfolgt und wo ihre Grenzen liegen, bleibt ein Assessment – und sei es noch so gut – wirkungslos. Auf die Pflegeplanung bezogen bedeutet dies, dass festgelegt werden muss, worum es eigentlich gehen soll. Das RAI weist auf bestimmte Problemfelder hin und unterstützt den diagnostischen Prozess, aber es zeigt noch keine Zielrichtungen und Perspektiven in der Pflege an. Dazu bedarf es der Erarbeitung einer theoretischen Konzeption, etwa im Hinblick auf die Klärung zentraler Begrifflichkeiten wie z. B. Pflegetheorie, Pflegebedarf, Pflegebedürftigkeit (Brandenburg, Dorschner 2008), des Begriffs der Professionalisierung (Weidner 1995) oder der Zusammenhänge von Pflege und Qualitätssicherung (Brandenburg 1998).

Eine wichtige Grenze jedes Assessments ist seine Fokussierung. Auch das Minimum Data Set (MDS) enthält – obwohl es 400 Items einschließt – fast keine sog. »subjektiven« Daten der Patienten/Bewohner, weder zu ihrer eigenen Befindlichkeit, noch zu ihrer eigenen Beurteilung der Qualität von Pflege bzw. der Lebensqualität in der Einrichtung. Es sind zwar inhaltlich die Bereiche »Psychosoziales Wohlbefinden« oder »Stimmungslage/Verhalten« vorgesehen und es werden in den RAPs die individuellen Besonderheiten eines Bewohners herausgearbeitet. Auch soll die Datenbasis des RAI in der Regel durch Befragung der Betroffenen hergestellt werden. Wer jedoch die Situation und Praxis in der Altenhilfe/Altenpflege kennt, dem kommen berechtigte Zweifel, ob dies realistisch ist.

> In der Regel werden die Pflegenden direkt oder indirekt die entsprechenden Fragen ausfüllen. Dabei entsteht das Problem einer reinen Fremdeinschätzung, deren Grenzen in der pflegefachlichen Diskussion immer wieder betont werden.

Ob sich zudem die Berücksichtigung von individuellen Gewohnheiten und Bedürfnissen, eines Bewohners in der konkreten Ausgestaltung der pflegerischen Interventionen niederschlagen, kann durch das RAI höchstens indirekt beeinflusst werden. Wir wissen, dass ohne die Berücksichtigung der Perspektive von Patienten bzw. Bewohnern eine sinnvolle Pflegeplanung und Pflegedokumentation nicht möglich ist. Wenn man wirklich Patienten in die Pflegeplanung involvieren möchte – so wie es die Entwickler des RAI intendieren – dann muss die professionelle Perspektive der Pflegenden um die subjektive Einschätzung des Patienten bzw. seiner Angehörigen ergänzt werden. In diesem Punkt ist das RAI zum einen ergänzungsbedürftig, zum anderen hängt ein Erfolg stark von der Umsetzung und Begleitung in der jeweiligen Institution ab. Ein Umdenken in der Pflegephilosophie der Pflegenden sowie der Einrichtung ist hier von besonderer Bedeutung. Dieses kann durch das RAI zwar positiv beeinflusst, keinesfalls aber als Automatismus erreicht werden.

2.1.7 Fazit

Instrumente wie das RAI – das gilt auch aber im Grunde für alle anderen in diesem Band versammelten Assessments – beinhalten keine Diskussion ethischer Fragen und Problemstellungen. Drei Aspekte sollen angesprochen werden, nämlich das implizite Menschenbild des RAI, die Gefahr, dass mit diesem Verfahren eine klinische Blickweise zu stark in den Vordergrund tritt, sowie die Haltungsfrage (ich folge hier der Argumentation von Kesselring 2003).

Zunächst einmal muss man sehen, dass die Anwendung jedes Instruments, bei dem es um Messen einer oder mehrerer Teilbereiche des Menschen geht, den Menschen zum Objekt macht. Es zerlegt ihn, es analysiert ihn, es konstruiert ihn nach den vorgegebenen Items und Dimensionen.

Für das RAI bedeutet dies, dass der Gesundheitszustand, die pflegerischen Problemfelder, die Fähigkeiten und Funktionen differenziert beschrieben werden, aus denen dann die pflegerischen Maßnahmen abgeleitet werden. Das implizite Verständnis und Menschenbild, was dahinter steckt, ist bruchstückhaft und funktional. Sinn und Zweck des RAI ist es Defizite und Ressourcen zu identifizieren und durch geeignete Maßnahmen nach dem Stand der Künste zu intervenieren. Die (notwendige) Fragmentierung und Reduktion bringt es jedoch mit sich, dass das Wesenhafte des zu betreuenden Menschen verloren gehen (kann). Man muss nicht über Sinnfindung philosophieren, aber das RAI provoziert eine bestimmte professionelle Logik (vorwiegend immer noch medizinisch geprägt!), die mit den Bedürfnissen der betroffenen alten Menschen im Widerspruch stehen kann.

Damit sind wir bereits beim zweiten Aspekt, nämlich dem »klinischen Blick« (Foucault 1963), dem die Pflege unterworfen ist und von dem sie sich zu befreien versucht (vgl. hierzu umfassend: Schroeter 2005).

So wie andere Wissenssysteme kennt auch die Pflege eine eigene Wahrheitsordnung, bei der sie sich nach wie vor am Vorbild der Medizin orientiert. Sie hat Wissen und Techniken produziert und verbreitet, um Gesundheit zu erhalten und den Umgang mit Krankheiten zu bewältigen. Sie hat Beobachtungs- und Überwachungstechniken, mit denen Defizite und Ressourcen der Anvertrauten genau erfasst werden können. Dabei ist der pflegerische Blick immer noch (weitgehend) auf den Körper gerichtet – auch wenn sie sich »ganzheitlich« versteht.

Und dieser Blick diktiert die Beobachtungsmethoden, die Techniken der Registrierung sowie die Formen der Untersuchung und Behandlung.

Das RAI, unreflektiert eingesetzt, unterstützt und perfektioniert diesen klinischen, d. h. auch pflegerischen Blick, dem sich am Ende wenig entziehen kann. Ein Beispiel: Das verständliche Bemühen des RAI um einen uniformen Datensatz, der auch kognitiv eingeschränkte Pflegeheimbewohner mit einschließt, ist nicht unproblematisch. Kane (1998; auch Wiener 2003), einer der ganz großen Fachleute für stationäre

Pflege in den USA, hat schon vor Jahren die Befürchtung geäußert, dass letztlich auch kognitiv nicht eingeschränkte Bewohner im Grunde so behandelt werden, als wären sie nicht in der Lage, auf die Fragen zu antworten. Die Folge davon ist, dass verschiedene Bereiche zu wenig berücksichtigt werden (z. B. Lebensqualität, Zufriedenheit, Aktivitäten etc.). Die Verbindung der im Minimum Data Set (MDS) erhobenen Informationen mit einem Regulierungssystem, was letztlich doch wieder stark am medizinischen Paradigma und dem Defizitmodell angelehnt ist, führt – so Kane damals bereits – zu einer Medikalisierung von Bewohnern in Pflegeheimen.

Der dritte Aspekt ist die (ethische) Haltung. Der amerikanische Psychiater und Pharmakologe Ladislv Volicer, ebenfalls eine der in der Forschung hochgradig Etablierten, hat einmal dazu gesagt: »We can not rely on the Minimum Data Set (MDS)« (Volicer et al. 1999, 1270). Was ist damit gemeint? Dass der Umgang mit dem RAI, wie auch mit anderen Assessments, eine bestimmte Grundhaltung der Pflegenden voraussetzt.

Eine professionelle Langzeitpflege verlangt einen verantwortungsbewussten Umgang mit Instrumenten wie dem RAI, »gepaart mit Anteilnahme und Verständnis für die menschliche Verletztlichkeit in schwer(st)er Abhängigkeit (Kesselring 2003, 8). Es geht letztlich um die Frage der Lebensqualität, und damit auch um eine Spannung zwischen der Autonomie des Einzelnen und der Pflicht, nach bestem Wissen und Gewissen, vor allem aber nach dem neuesten Stand der pflegewissenschaftlichen Erkenntnisse, zu handeln. Und damit verbunden ist auch die Einsicht, dass eine professionelle Entscheidung letztlich immer ein Abwägen zwischen drei Bereichen, nämlich dem, was fachlich geboten ist, dem, was als Bedürfnisse des Betroffenen erkannt wird und dem, was die ethischen Leitlinien der eigenen Profession vorgeben. Dies in der Praxis umzusetzen gehört zum Schwersten, was es gibt.

Literatur

Anliker, M. (2007). Erfahrungen mit dem RAI in den Alters- und Pflegeheimen der Schweiz. PR-Internet, 9, (5), 332–336.

Bartelt, G., Gilgen, R., DuPasquier, J. N. & Staudenmaier, B. (2002). Pilotprojekt RAI-HC im Auftrag des Spitex Verbandes Schweiz. Zusammenfassender Kurzbericht vom 11. April 2002. St. Gallen (kann von der Homepage der Q-Sys AG heruntergeladen werden: http: www.qsys.ch).

Berg, K., Mor, V., Morris, J., Murphy, K.M., Moore, T. & Harris, Y. (2002). Identification and Evaluation of Existing Nursing Homes Quality Indicators. Health Care Financing Review, 23, $, 19–36.

Bernabei, R., Murphy, K.., Frijers, D., DuPaquier, J.N. & Gardent, H. (1997). Variation in training programmes for Resident Assessment Instrument Implementation. Age and Ageing, 26, S2, 31–35.

Brandenburg, H. & Calero, C. (2008). Qualitätssicherung in der stationären Altenhilfe, in: Stemmer, R. (Hrsg.). Qualitätssicherung im Pflege- und Gesundheitswesen (im Druck).

Brandenburg, H. & Dorschner, S. (2008). Pflegewissenschaft – eine Einführung. 2. Aufl. Bern: Huber.

Brandenburg, H. & Huneke, M. (2004). Professionelle Pflege alter Menschen. Suttgart: Kohlhammer.

Foucault, M. (1963, 1981). Die Geburt der Klink. Eine Archäologie des ärztlichen Blicks. Frankfurt a. Main, Berlin, Wien: Ullstein.

Deutsches Netzwerk für Qualitätssicherung in der Pflege (DNQP) (Ed.). (2002). Expertenstandard Dekubitusprophylaxe in der Pflege. Entwicklung – Konsentierung – Implementierung. Osnabrück: Schriftenreihe des Deutschen Netzwerks für Qualitätsentwicklung in der Pflege.

Deutsches Netzwerk für Qualitätssicherung in der Pflege (DNQP) (Ed.). (2006). Expertenstandard Sturzprophylaxe in der Pflege. Osnabrück: Fachhochschule Osnabrück.

Deutsches Netzwerk für Qualitätssicherung in der Pflege (DNQP) (Ed.). (2009). Expertenstandard Ernährungsmanagement zur Sicherstellung und Förderung der oralen Ernährung in der Pflege. Osnabrück: Fachhochschule Osnabrück.

Engel, K. (2007). Qualität in Einrichtungen der vollstationären Pflege. Eine Interventionsstudie mit dem Resident Assessment Instrument RAI 2.0. Dissertation, TU Berlin.

Engel, K. (2006). Optimierung des Pflegeprozesses durch standardisierte Zustandsfeststellung und strukturierte Pflegeplanung. Präsentation im Rahmen des 3. Internationalen Kongress für angewandte Pflegeforschung in Hall/Österreich am 24.06.2006.

Garms-Homolová, V. (2002). Resident Assessment Instrument – Home Care (RAI HC 2.0). Bern: Huber.

Garms-Homolová, V. & Gilgen, R. (Hrsg.). (2000). Resident Assessment Instrument (RAI 2.0). Bern: Huber.

Garms-Homolová, V. & Schaeffer, D. (1992). Versorgung alter Menschen. Sozialstationen zwischen wachsendem Bedarf und Restriktionen. Freiburg i. Br.: Lambertus.

Grebe, C. (2003). Pflegeklassen nach SGB XI und RUG-III. Eine empirische Studie. Unveröffentlichte Diplomarbeit im Studiengang Pflege. Fachhochschule Frankfurt/Main.

Grebe, C. & Faust, R. (2003). Pflege-sensitive Qualitätsindikatoren in der stationären Langzeitpflege. Altenheim. Manuskript.

Gilgen, R. & Weiss, U. (1998). Resident Assessment Instrument (RAI): System zur Klientenbeurteilung und Dokumentation in der Langzeitpflege. Eine Übersicht, in: Steinhagen-Thiessen, E. (Hrsg.), Das geriatrische Assessment. Stuttgart: Schattauer, 239–246.

Hansebo, G., Kihlgren, M., Ljunggren, G. & Winblad, B. (1998). Staff views on the Resident Assessment Instrument, RAI/MDS, in nursing home, and the use of the Cognitive Performance Scale, CPS, in different levels of care in Stockholm, Sweden. Journal of Advanced Nursing, 28, (3), 642–653.

Hartmeier, S., Sloane, P. & Harry, A. (1994). The Minimum DatDS Cognition Scale: A valid instrument for identifying and staging nursing home residents with dementia using the Minimum Data Set. Journal of the American Geriatrics Society 42, (11), 1173–1179.

Hawes, C., Fries, B.E., James, M.L. & Guihan, M. (2007). Prospects and Pitfalls: Use of the RAI-HC Assessment by the Department of Veteran Affairs for Home Care Clients. The Gerontologist, 47, 3, 378–387.

Hawes, C., Mor, V., Philips, C., Fries, B. E., Morris, J. N., Friedlob, E. S., Greene, A. M. & Nennstiel, M. (1997 a). The OBRA-87 Nursing Home Regulations and Implementation of the Resident Assessment Instrument: Effects on Process Quality. Journal of the American Geriatrics Society, 45, 977–985.

Hawes, C., Morris, J. N., Philips, C., Fries, B. E., Murphy, K. & Mor, V. (1997 b). Development of the nursing home Resident Assessment Instrument in the USA. Age and Ageing, 26-S2, 19–25

Hebert-Hermann, M. (2006). Das Resident Assessment Instrument in der Altenpflegeausbildung. Präsentation im Rahmen des 3. Internationalen Kongress für angewandte Pflegeforschung in Hall/Österreich am 24.06.2006.

Hebert-Hermann, M. (2003). Impulsgeber für ein zukünftiges Curriculum des Pflegeunterrichts. In: Kuratorium Deutsche Altershilfe (Hrsg.), RAI. Erste Erfahrungen mit dem Resident Assessment Instrument. Köln: KDA, 116–128.

Kalkhoff, S. (2008). Das RAI in der praktischen Umsetzung. Die Schwester/Der Pfleger, 47, 8, 266–271.

Kesselring, A. (2003). Beurteilung der Verhältnismässigkeit von RAI-Items aus pflegewissenschaftlicher Sicht. Manuskript.

Landenberger, M (2003). Altenpflege ist laut Urteil ein Heilberuf. Anmerkungen aus pflegewissenschaftlicher Sicht zum Bundesverfassungsgerichtsurteil. PflegeAktuell, 57, (3), 120–124.

Lay, R. & Brandenburg, H. (2001). Pflegeplanung abschaffen? Überlegungen aus pflegewissenschaftlicher Sicht. Die Schwester/Der Pfleger, 40, (11), 938–942.

Medizinischer Dienst des Spitzenverbandes Bund der Krankenkassen e.V. (MDS). (2007). Qualität in der ambulanten und stationären Pflege. 2. Bericht des MDS nach § 118 Abs. 4 SGB XI. Essen: MDS.

Morris, J. N., Nonemaker, S., Murphy, K., Hawes, C., Fries, B. E., Mor, V. & Philips, C. (1997). A Commitment to Change: Revision to HCFA's RAI. Journal of the American Geriatrics Society, 34, 1011–1016.

Morris, J. N., Murphy, K. & Nonemaker, S. (1995). Long Term Care Resident Assessment Instrument User's Manual. Version 2.0.

Morris, J.N., Fries, B.E., Mehr, D.R., Hawes, C., Philips C., Mor, V. & Lipsit, L.A. (1994). Minimum Data Set (MDS) Cognitive Performance Scale. The Journals of Gerontology 49 (4), M174–82.

Morris, J. N., Hawes, C., Fries, B. E., Philips, C., Mor, V., Katz, S., Murphy, K., Drugovich, M. L. & Friedlob, A. S. (1990). Designing the Nationals Resident Assessment Instrument for Nursing Homes. Gerontologist, 30, (3), 293–307

Murphy, K. M., Morris, J. N., Fries, B. E. & Zimmerman, D. R. (1998). Minimum Data Set: gegenwärtige und künftige Entwicklung in den USA, in: Steinhagen-Thiessen, E. (Hrsg.). Das geriatrische Assessment. Stuttgart: Schattauer, 285–306.

Niehörster, G., Garms-Homolova, V. & Vahrenhorst, V. (1998). Identifizierung von Potentialen für eine selbstständige Lebensführung. Abschlußbericht im Rahmen des Forschungsprojektes »Möglichkeiten und Grenzen selbstständiger Lebensführung in Einrichtungen der Alten- und Behindertenhilfe«. Stuttgart: Kohlhammer.

Ouslander, J. G. (1997). The Resident Assessment Instrument (RAI): Promise and Pitfalls. Editorial. Journal of the American Geriatrics Society, 45, 975–976.

Philips, C., Mor, V., Hawes, C., Fries, B. E. & Morris, J. N. (1994). Development of Resident Assessment System and data base for nursing home residents: Implementation report. Baltimore, MD; Health Care Financing Administration.

Schnelle, J. F. (1997). Can Nursing Homes Use the MDA to Improve Quality? Editorial. Journal of the American Geriatrics Society, 45, 1027–1028.

Schroeter, K.R. (2005). Pflege als Dispositiv.: Zur Ambivalenz von Macht, Hilfe und Kontrolle im Pflegediskurs, in: Schroeter, K.R. & Rosenthal, T. (Hrsg.). Soziologie der Pflege. Grundlagen, Wissensbestände und Perspektiven. Weinheim/München: Juventa, 385–404.

Volicer, L. et al. (1999). Fluid Deprivation and Research Ethics. Journal of the American Geriatrics Society, vol. 47, 1269–1270.

Weidner, F. (1995). Professionelle Pflegepraxis und Gesundheitsförderung. Frankfurt: Mabuse.

Werner, B. (2002). Institutionalisierung und De-Institutionalisierung im Gesundheits- und Sozialwesen der Bundesrepublik Deutschland – Prozesse der Infrastrukturentwicklung, der Finanzierung und der politischen Steuerung. Archiv fur Wissenschaft und Praxis der Sozialen Arbeit, 33, (3), 1–25.

Wingenfeld, K., Büscher, A. & Schaeffer, D. (2007). Recherche und Analyse von Pflegebedürftigkeitsbegriffen und Einschätzungsinstrumenten. Studie um Auftrag des Modellprogramms anch § 8 Abs. 3 SGB XI im Auftrag der Spitzenverbände der Pflegekassen. Universität Bielefeld. Institut für Pflegewissenschaft. Manuskript.

Wiener, J.M. (2003). An Assessment of Strategies for Improving Quality of Care in Nursing Homes. Gerontologist, 43, Special Issue: Challenges in Nursing Homes, 19–27.

2.2 Die Pflegeabhängigkeitsskala

Juliane Eichhorn-Kissel, Christa Lohrmann

2.2.1 Einleitung

Die Pflegeabhängigkeitsskala (kurz PAS) wurde 1996 in den Niederlanden von Dijkstra et al. entwickelt (1996). Hierbei stand zunächst die Einschätzung der Pflege(un)abhängigkeit von Menschen mit psychogeriatrischen Erkrankungen und geistigen Beeinträchtigungen in Langzeitpflegeeinrichtungen im Vordergrund. Derzeit existiert die PAS in 12 Sprachen, unterschiedlichen Anwenderversionen und für verschiedene Settings der Pflege.

> Vordergründiges Ziel der PAS ist es, Pflegenden aller pflegerischen Bereiche ein Hilfsmittel für die Pflegeplanung und den Pflegeprozess zur Verfügung zu stellen.

Insbesondere soll Pflegenden durch die systematische Einschätzung der Patienten in ihren grundlegenden Bedürfnissen die Möglichkeit gegeben werden, einen Überblick über die bestehende Pflege(un)abhängigkeit zu erhalten.

In diesem Kontext kann die PAS als sogenanntes Overviewassessment-Instrument gesehen werden (Lohrmann 2008), welches die Grundlage für weitere spezielle oder umfassende Assessments bilden kann.

2.2.2 Assessmententwicklung/Entstehung

2.2.2.1 Hintergrund

Die Pflegeabhängigkeitsskala basiert auf den 14 Grundbedürfnissen nach Virginia Henderson (Henderson 1966, 2006) und erhält dadurch einen pflegetheoretischen Hintergrund. Die von Henderson benannten Grundbedürfnisse wurden im Rahmen der Entwicklung der PAS in 15 Items überführt (siehe Abbildung 1). Die Lebensaktivität Breathing normal wurde hierbei exkludiert und das Item Move and maintain desirable postures in die Items Körperhaltung und Mobilität aufgeteilt. Zusätzlich wurde das Item Kommunikation hinzugefügt. Die Entwicklungen und Formulierungen der PAS-Items basieren auf Delphirunden (Dijkstra et al., 1996; 1998). Anschließend wurde die Original-Skala hinsichtlich ihrer psychometrischen Eigenschaften (Reliabilität, Validität) zunächst für den Bereich der Langzeitpflege und später für andere Settings umfassend geprüft.

Den theoretischen Rahmen der so entwickelten Pflegeabhängigkeitsskala bildet die folgende Definition von Pflegeabhängigkeit:

»Pflegeabhängigkeit ist ein Prozess, in dem professionell Pflegende einem Patienten dessen Selbstpflegefähigkeiten eingeschränkt sind und dessen Pflegebedarf ihn/sie zu einem bestimmten Grad abhängig macht, Unterstützung bieten mit dem Ziel, die Unabhängigkeit zur Durchführung der Selbstpflege des Patienten wiederherzustellen.« (Lohrmann 2003)

Hinsichtlich dieser Formulierung kann Pflegeabhängigkeit als Hilfebedarf zur Minimierung eines Selbstpflegedefizits verstanden werden, welche in verschiedenen Bereichen auftreten können, wie z. B. Essen und Trinken, Mobilität oder Kommunikation. Pflegende haben in diesem Verständnis die Aufgabe festzustellen, was ein Patient kann bzw. wo er Unterstützung benötigt.

2.2.2.2 Versionen, Sprachen, Settings

Seit ihrer Entwicklung im Jahr 1996 wurde die Pflegeabhängigkeitsskala im Rahmen von verschiedenen Forschungs- und Praxisprojekten für die Anwendung in verschiedenen Settings, Anwendergruppen (Pflegende, Patientinnen und Angehörige) und Sprachen übersetzt, modifiziert und weiterentwickelt. Derzeit existiert die PAS in 12 verschiedenen Sprachen: Arabisch, Deutsch, Englisch, Finnisch, Friesisch (NL), Italienisch, Japanisch, Niederländisch, Polnisch, Schwedisch, Slowenisch, Spanisch.

Je nach Setting können verschiedene Versionen zum Einsatz kommen. Im Krankenhaus-, Geriatrie-, Pflegeheim- und ambulanten Bereich findet die Originalversion ihre Anwendung.

Für den Bereich der Rehabilitation wurde die PAS um das Item Fähigkeit zur Bewältigung (psychisch und emotional) erweitert. Für den Bereich der Pädiatrie wurden die PAS-Items entsprechend modifiziert und umformuliert. Die Entwicklungen und Formulierungen dieser spezifischen PAS-Items basieren auf Delphirunden, in welche Experten des jeweiligen Fachgebietes integriert wurden.

Neben Versionen für verschiedene Bereiche der Pflege wurde zur Integration der Patienten- und Angehörigenperspektive sowohl ein PAS-Selfassessment als auch ein PAS-Angehörigenassessment entwickelt, welche die gleichen Items enthalten. Beide bestehen aus Informationsmaterialien und einer entsprechend formulierten Skala, welche auf die Anwendung durch Patienten (Eichhorn-Kissel 2007) und Angehörige (Klause et al. 2007) abgestimmt wurde.

2.2.3 Aufbau, Struktur und Inhalt

2.2.3.1 Architektur

Die Originalversion der Pflegeabhängigkeitsskala besteht aus 15 Items, anhand derer Patienten durch Pflegende mittels einer Likert-Skala (Dijkstra 1996) eingeschätzt werden. Diese Likert-Skala besteht aus fünf Antwortkategorien, von völlig abhängig bis völlig unabhängig (siehe Tabelle 5).

Tabelle 5: Die Pflegeabhängigkeitsskala (PAS).

	völlig abhängig	überwiegend abhängig	teilweise abhängig	überwiegend unabhängig	völlig unabhängig
Essen und Trinken	O	O	O	O	O
Kontinenz	O	O	O	O	O
Körperhaltung	O	O	O	O	O
Mobilität	O	O	O	O	O
Tag- und Nachtrhythmus	O	O	O	O	O
An- und Auskleiden	O	O	O	O	O
Körpertemperatur	O	O	O	O	O
Körperpflege	O	O	O	O	O
Vermeiden von Gefahren	O	O	O	O	O
Kommunikation	O	O	O	O	O
Kontakte mit anderen	O	O	O	O	O
Sinn für Regeln und Werte	O	O	O	O	O
Alltagsaktivitäten	O	O	O	O	O
Aktivitäten zur sinnvollen Beschäftigung	O	O	O	O	O
Lernfähigkeit	O	O	O	O	O

Jeder Antwortkategorie ist dabei ein Punktwert von 1 (völlig abhängig) bis 5 (völlig abhängig) zugeordnet. Die Einzelwerte können abschließend zusammengefasst werden, sodass sich Gesamtskalenwerte von 15 bis 75 Punkten ergeben können. Niedrige Punktwerte bezeichnen eine hohe Pflegeabhängigkeit, hohe Punktwerte indessen eine niedrige Pflegeabhängigkeit.

Zur besseren Verständlichkeit können die Gesamtskalenwerte unterteilt werden. Dijkstra et al. (1999a) schlagen folgende Einteilung der Pflegeabhängigkeit vor (Tabelle 6):

Tabelle 6. Pflegeabhängigkeitsbereiche.

Hohe Pflegeabhängigkeit	Mittlere Pflegeabhängigkeit	Niedrige Pflegeabhängigkeit
15–44	45–59	60–75

2.2.3.2 Anwendung in der Pflegepraxis/Handhabung

Ziel der PAS ist es, Pflegenden aller pflegerischen Bereiche ein Hilfsmittel für die Pflegeplanung und den gesamten Pflegeprozess zur Verfügung zu stellen. Insbesondere ist die PAS für die Anwendung im ersten Schritt des Pflegeprozesses vorgesehen. Hierbei soll sie helfen, den Patienten systematisch hinsichtlich seiner grundlegenden Bedürfnisse einzuschätzen und die bestehende Pflege-(un)abhängigkeit zu eruieren. Ferner kann die PAS für den gesamten Verlauf der Pflege sowie bei Verlegung in andere Settings genutzt werden.

Prinzipiell wird die Einschätzung der Patienten durch Fachpersonal/Pflegefachkräfte) vorgenommen und ist auf Basis der Tätigkeit mit und am Patienten auszufüllen.

> Es wird ausschließlich bewertet, was ein Patient momentan tatsächlich kann und tut, nicht, was er tun könnte. Daher sollte eine Ersteinschätzung des Patienten nach circa 24 bis maximal 72 Stunden erfolgen.

Beim Ausfüllen der PAS ist jedes enthaltene Item hinsichtlich der fünf Antwortkategorien zu bewerten. Hierbei ist eine Antwortkategorie auszuwählen, die den aktuellen Zustand des Patienten bestmöglich widerspiegelt. Dabei darf jeweils nur eine der fünf Antwortkategorien ausgewählt werden. Sollte die Pflege(un)abhängigkeit eines Patienten im Tagesablauf schwanken, so ist jeweils die niedrigere Einstufung vorzunehmen, z. B. überwiegend abhängig statt teilweise abhängig (Dassen et al., 2007)

Die Einstufung der Antwortkategorien geschieht dabei nach folgenden Kriterien (Tabelle 7):

Tabelle 7: Erklärung der Antwortkategorien.

Völlig unabhängig	Alles wird eigenständig getan
Überwiegend unabhängig	Eigenständigkeit mit wenig Hilfe/Anleitung
Teilweise abhängig	Eingeschränkte Eigenständigkeit, Hilfestellung bzw. Anleitung nötig
Überwiegend abhängig	Stark eingeschränkte Eigenständigkeit, Oft Hilfe/Anleitung in größerem Umfang nötig
Völlig abhängig	Keine Eigenständigkeit, immer Hilfe/Anleitung nötig

Die fortlaufende bzw. wiederholte Beurteilung der Pflegeabhängigkeit sollte im weiteren Verlauf nur durch Pflegende erfolgenden, die aktuell in die Pflege des Patienten eingebunden sind. Grund hierfür ist der Aspekt, dass die Genauigkeit der Beurteilung davon abhängt, wie vertraut die Pflegeperson mit den Bedürfnissen des Patienten ist. Die so erhobenen Daten können helfen, Veränderungen hinsichtlich der Pflege(un)abhängigkeit des Patienten aufzeigen. Hierzu bietet sich unterstützend die Verwendung des PAS-Netzdiagramms an (siehe Abbildung 2).

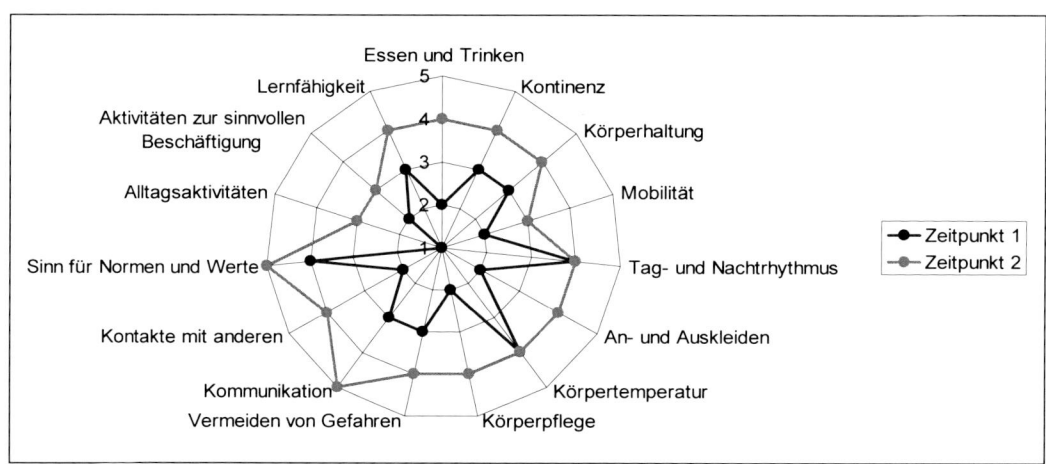

Abb. 2: Die PAS als Netzdiagramm.

Dieses ist ebenfalls geeignet für die Kommunikation und den Austausch im interdisziplinären Team. Hier können auf Basis einer kollektiven Betrachtung der Bereiche, in denen der Patient pflege(un)abhängig ist, gemeinschaftliche Diagnosen, Ziele und Interventionen diskutiert und formuliert werden. Zudem kann der Beitrag der jeweiligen Berufsgruppen spezifiziert werden. (Dassen et al. 2007)

2.2.3.3 Information und Schulung

Umfassende Informationen zur Pflegeabhängigkeitsskala stehen u. a. in Form eines Handbuches zur Verfügung (Dassen et al. 2007). Zudem werden aktuelle Informationen zur PAS auf der Homepage der European Research Group in Elderly Care (EURECARE) veröffentlicht (www.eurecare.nl).

Zur Implementierung der PAS in die Pflegepraxis empfiehlt sich eine Schulung, welche die korrekte Anwendung der PAS in der Pflegepraxis unterstützt. Diese thematisiert Aspekte zum Hintergrund und zur Architektur der PAS. Zusätzlich wird durch Integration settingspezifischer Fallbeispicle die Anwendung der PAS in der Pflegepraxis geschult (Eichhorn-Kissel 2007; Grösel et al. 2006).

2.2.3.4 Anwendung in der Forschung

Die Pflegeabhängigkeitsskala findet Anwendung in unterschiedlichsten Forschungsprojekten. So wird die PAS beispielsweise seit 2001 in eine deutschlandweit angelegte Prävalenzerhebung (Dassen et al. 2008) integriert, um, neben Sturz, Dekubitus und Kontinenz, die Pflegeabhängigkeit in deutschen Pflegeheimen und Kliniken zu beschreiben und miteinander zu vergleichen. Thematisiert werden dabei u. a. Aspekte wie Alter und Diagnosegruppen von Pflegeheimbewohnern und Klinikpatienten (siehe Abbildung 3 und 4).

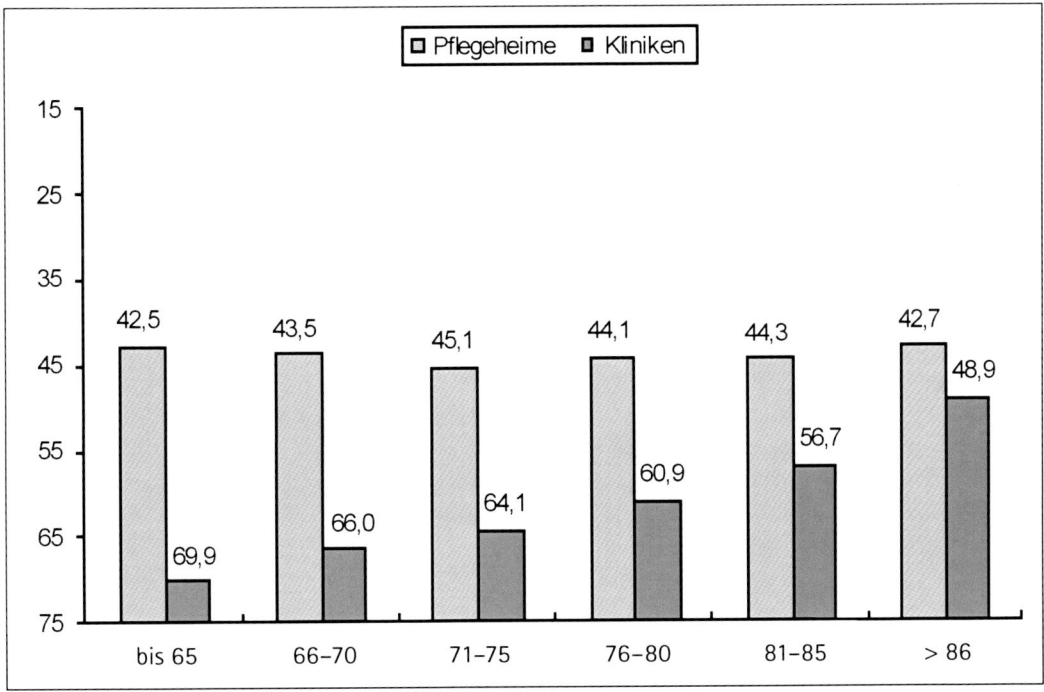

Abb. 3: Pflegeabhängigkeit in verschiedenen Altersgruppen (Dassen et al. 2008).

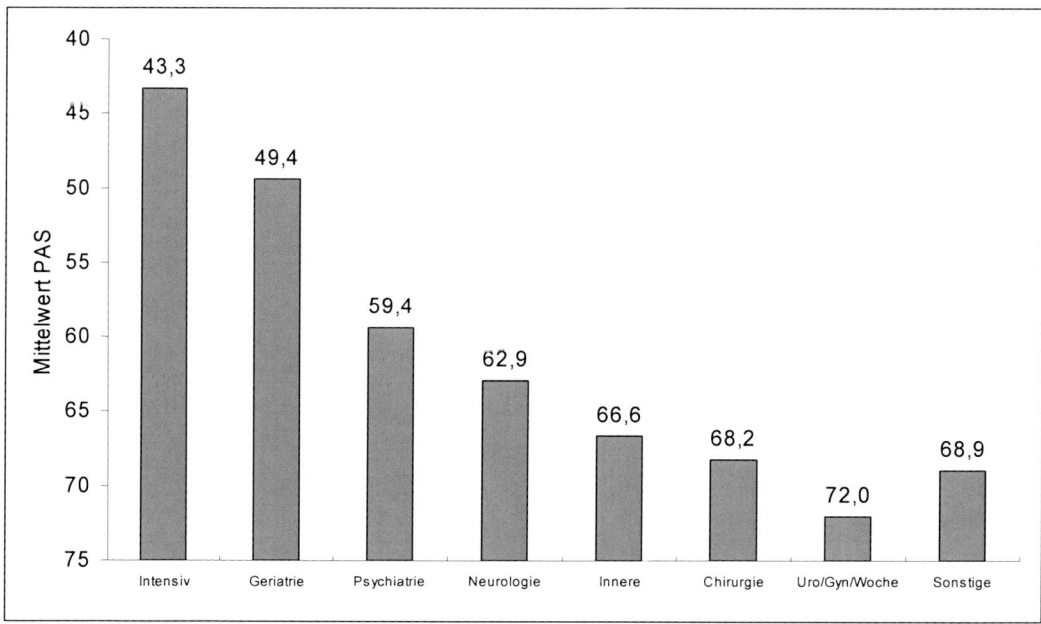

Abb. 4: Pflegeabhängigkeit in den verschiedenen Fachgebieten. (Dassen et al. 2008)

Mertens et al. (Dassen et al., 2008; Mertens et al. 2007) und Balzer et al. (2007) nutzten die PAS im Zusammenhang mit Studien zum Risikoassessment von Sturz und Dekubitus. Zielstellung dieser Arbeiten war u. a. die Frage, inwieweit die PAS als Risikoassessment für diese Pflegephänomene genutzt werden kann.

Darüber hinaus spielt die Integration der Patienten- und Angehörigenperspektive im Rahmen des Assessments von Pflege(un)abhängigkeit eine immer zentralere Rolle im Rahmen von Studien zur PAS. So untersuchten beispielsweise Klause et al. (2007) vergleichend die Perspektive von Angehörigen und Pflegenden hinsichtlich der Pflegeabhängigkeit von Patienten im ambulanten Bereich. Ebenso fanden Untersuchungen zur Pflegeabhängigkeit statt, die die Perspektiven von Pflegenden und Patienten vergleichend im Klinikbereich (Viiala et al. 2006) sowie im Bereich der Rehabilitation untersuchten (Eichhorn-Kissel & Lohrmann 2008a).

2.2.4 Wissenschaftliche Güte, Akzeptanz und Auswirkung der PAS

Um die Güte von Messinstrumenten zu bestimmen, bedarf es der Betrachtung verschiedener Kriterien. Die Überprüfung der Reliabilität und Validität nimmt hierbei eine zentrale Rolle ein und stand im Mittelpunkt bisheriger Studien zur PAS. So zeigten Untersuchungen in verschiedenen europäischen Ländern und Kanada zufriedenstellende Ergebnisse hinsichtlich der Gütekriterien der Skala (Dijkstra et al. 1999b; 1999c; 2000a; 2000b; 2003; 2002; 2005).

Im deutschsprachigen Raum wurde die PAS im Klinik-, Geriatrie-, Pflegeheim- und Rehabilitationsbereich sowie der ambulanten Pflege und Pädiatrie psychometrisch geprüft (Dassen et al., 2001; Dijkstra et al. 2005; Eichhorn-Kissel et al. 2006; Lohrmann et al. 2003a; 2003b, 2003c; Tork et al., 2008). Die Betrachtung der Homogenität, Äquivalenz und Stabilität erfolgte für verschiedene Bereiche der Pflege (siehe Tabelle 8).

Tabelle 8: Überprüfung der Reliabilität in verschiedenen Settings (Stand 09/2008).

	Homogenität	Äquivalenz	Stabilität
Ambulante Pflege	+	+	+
Geriatrie	+	+	−
Krankenhaus	+	−	−
Pädiatrie	+	+	−
Pflegeheim	+	+	+
Rehabilitation	+	+	−

> Die Feststellung der Homogenität ist ein notwendiges Verfahren bei Skalen, die verschiedene Aspekte der menschlichen Persönlichkeit beurteilen (Streiner 2003).

Die PAS stellt eine solche Skala dar, weshalb die Testung der internen Konsistenz bzw. Homogenität einen wesentlichen Stellenwert bei der psychometrischen Testung der Skala einnahm.

In Bezug auf die Homogenität eines Messinstrumentes wird ermittelt, ob alle einzelnen Items das gleiche Merkmal messen. Eine Möglichkeit, dies festzustellen, bietet die Berechnung des Cronbach's Alpha-Wertes (LoBiondo-Wood 2002). Alpha-Werte sollen hierbei ein Minimum von 0,7 (Streiner 1995) bzw. bei der individuellen Einschätzung von Personen sogar Werte von über 0,9 aufweisen (Polit 2004). Die Cronbach's Alpha-Werte lagen im Rahmen der durchgeführten Studien zwischen 0,91 bis 0,98, was einer sehr hohen internen Konsistenz entspricht (Bühl & Zöfel 2002; Polit 2008). Allerdings muss angemerkt werden, dass die Cronbach's Alpha-Werte einer Skala umso höher sind, je mehr Items in einer Skala enthalten sind. Dies kann bedeuten, dass einige Items exakt die gleiche Information geben und daher eventuell entfernt werden müssen (Ferketich 1991). Die Entfernung von Items kann jedoch schwierig sein und ist im Zusammenhang mit der zugrundeliegenden Theorie sowie praktischen Zielstellung zu betrachten (Lohrmann et al. 2003c). Aus diesen Gründen wurde von einer Entfernung einzelner PAS – Items abgesehen.

Ein weiteres Verfahren zur Beurteilung der Reliabilität eines Messinstrumentes ist der Äquivalenz-Ansatz, welcher verwendet wird, um die Konsistenz bzw. Äquivalenz eines Messinstrumentes durch verschiedene Beobachter zu bestimmen (LoBiondo-

Wood 2002). Ein Instrument gilt als reliabel, je weniger Abweichungen bei wiederholten Messungen produziert werden. Eine Möglichkeit, die Konsistenz eines Messinstrumentes zu ermitteln, ist die Bestimmung der Interrater-Reliabilität (Polit 2004). Diese wird als prozentuale Übereinstimmung zwischen den Beobachtern und durch einen Korrelationskoeffizienten ausgedrückt (Knapp 1998; LoBiondo-Wood 2002). Stemler (2004) schlägt eine Kombination dieser Verfahren vor, um ein differenzierteres Bild der Interrater-Reliabilität zu erhalten.

Zur Berechnung des Korrelationskoeffzienten nimmt ein statisches Verfahren einen zentralen Stellenwert ein, das Ermitteln des Kappa-Koeffizienten. Die Kappa-Werte der verschiedenen Settings bewegen sich im vergleichbaren Rahmen, wie die Kappa-Werte internationaler Studien zur Reliabilität der PAS. Für den deutschsprachigen Raum konnten Kappa-Werte zwischen 0,39 und 0,96 ermittelt werden, wobei niedrige Werte im Zusammenhang mit kleinen Stichproben (Pilotstudien) gebracht werden können. Orientiert man sich an der Klassifikation von Landis und Koch (Landis & Koch 1977), so kann dennoch von fairen bis fast perfekten Übereinstimmungen der Beobachter ausgegangen werden.

Die prozentuale Übereinstimmung der verschiedenen Settings liegt im Bereich von 53 bis 99 %. Insbesondere für den Bereich der Rehabilitation konnte eine sehr hohe prozentuale Übereinstimmung (96,1 %–99,3 %) sowie sehr hohe Kappa-Werte (0.89–0.96) festgestellt werden (Eichhorn-Kissel & Lohrmann 2008b). Dies kann vor allem auf ein detailliertes Schulungsprogramm zurückgeführt werden, das die Pflegenden vor Anwendung der PAS erhalten haben (ebd.).

Insgesamt ist die Reliabilität eine wesentliche Voraussetzung für ein weiteres Gütekriterium, die Validität. Zur Beurteilung der Validität eines Instruments finden verschiedene Aspekte Beachtung, wie die Inhalts-, Kriteriums- und Konstruktvalidität (Polit 2008). Die Betrachtung dieser Aspekte erfolgte ebenfalls für verschiedene Bereiche der Pflege (siehe Tabelle 9).

Tabelle 9: Überprüfung der Validität in verschiedenen Settings (Stand 09/2008).

	Inhaltsvalidität	Kriteriumsvalidität	Konstruktvalidität
Ambulante Pflege	+*	+	–
Geriatrie	+*	+	–
Krankenhaus	+*	+	+
Pädiatrie	+**	+	+
Pflegeheim	+*	+	+
Rehabilitation	+**	+	–

* basierend auf der Entwicklung der Originalskala   ** durchgeführt nach Modifikation

Zur Analyse der Kriteriumsvalidität wurden die Werte der PAS mit einem externen Kriterium in Beziehung gesetzt. Ein Instrument gilt hierbei als valide, wenn seine

Werte hochgradig mit den Werten des externen Kriteriums (einem anderen Messinstrument) übereinstimmen. Die Schwierigkeit bei dieser Form der Validität liegt darin, ein zuverlässiges und valides Kriterium (Instrument) zu finden (Polit2004). Im Rahmen der durchgeführten Studien boten sich – trotz ihrer unzureichenden psychometrischen Überprüfung – Einstufungen mit der Pflegeversicherung nach SGB XI (PV), der Pflegepersonalregelung sowie dem Barthel-Index und Visual Analoge Scales als externe Kriterien an, da diese als Routineinstrumente Anwendung in der Pflegepraxis finden. Zudem existieren im deutschsprachigen Raum keine Alternativen, die als ausreichend wissenschaftlich geprüft gelten können.

Zur Beurteilung der Beziehung dieser Instrumente und der PAS wurde der Korrelationskoeffizient nach Pearson (r) berechnet. Die Korrelationen nach Pearson lagen zwischen r = 0,65 und 0,88, weshalb eine mittlere bis hohe Korrelation abgeleitet werden kann (Bühl & Zöfel 2002; Polit 2008).

Insgesamt weisen die Ergebnisse der Prüfung der Gütekriterien darauf hin, dass die PAS ein reliables und valides Instrument ist. In laufenden Forschungsprojekten werden weitere testtheoretische Prüfungen durchgeführt. Darüber hinaus ergaben erste wissenschaftliche Evaluationen in Form von Befragungen Pflegender, dass die PAS ebenso ein praktikables und nützliches Instrument für die Pflegepraxis darstellt. Daher ist es möglich, die Pflegeabhängigkeitskala aus wissenschaftlicher Sicht für die Anwendung in der Praxis zu empfehlen. Weitere psychometrische Prüfungen werden in laufenden Forschungsprojekten durchgeführt.

2.2.5 Möglichkeiten und Grenzen des pflegerischen Assessments für die pflegerische Praxis

- Die PAS basiert auf der Pflegetheorie von Virginia Henderson (1966) und nimmt damit eine pflegerische Perspektive ein, was die Akzeptanz von Seiten der Pflegenden erhöht.
- Die PAS dient in Form eines sogenannten Overviewsassessments dazu, die bestehende Pflege(un)abhängigkeit eines Patienten während des gesamten Pflegeprozesses einzuschätzen, Veränderungen festzustellen und ggf. weitere Assessments zu initiieren.
- Die PAS erfordert zum Ausfüllen einen geringen Zeitaufwand von durchschnittlich 5 bis 8 Minuten und lässt sich dadurch sehr gut und regelmäßig in den Pflegealltag integrieren.
- Die Möglichkeit der grafischen Darstellung erlaubt es Pflegenden, Veränderungen der Pflegeabhängigkeit einfach festzustellen und zu dokumentieren.
- Die PAS lässt sich einfach in Dokumentationssysteme, sowohl schriftlich als auch elektronisch, integrieren.
- Pflegende können sich einfach mit der Handhabung der PAS vertraut machen, insbesondere im Rahmen einer Schulung.
- Die PAS ist in den meisten pflegerischen Settings einsetzbar.

- Die Anwendung der PAS ist derzeit kostenlos und lizenzfrei, bedarf allerdings der Einhaltung von Copyright-Bestimmungen.
- Die PAS kann als Kommunikationsinstrument zwischen Pflegenden, Patienten und Angehörigen Anwendung finden, aber auch im Rahmen der interdisziplinären Kommunikation.
- Die PAS ist ein gemeinsames Instrument für Pflegepraxis und Pflegeforschung.
- Die PAS ist Gegenstand internationaler Pflegeforschungsprojekte.

Grenzen:
- Die PAS ist nicht als Instrument für zeitliche, personelle oder finanzielle Aufwandserhebung konzipiert worden.

2.2.6 Fazit

Die Anwendung von zuverlässigen Messinstrumenten bietet professionell Pflegenden die Möglichkeit, die Bedürfnisse ihrer Patienten adäquat einzuschätzen. Zur Feststellung der Pflegeabhängigkeit existiert im deutschsprachigen Raum u. a. die Pflegeabkängigkeitsskala (PAS). Die PAS basiert auf den Grundbedürfnissen nach Virginia Henderson (1966) und misst die Abhängigkeit hinsichtlich physischer und psychosozialer Aspekte.

Die PAS wurde in den Niederlanden entwickelt und bezüglich der Gütekriterien Reliabilität und Validität in verschiedenen Settings und Sprachen getestet. Im deutschsprachigen Raum wurde die PAS erfolgreich für den Klinik-, Geriatrie-, Pflegeheim- und Rehabilitationsbereich sowie den Bereich der ambulanten Pflege und Pädiatrie geprüft.

Aufgrund dieser Ergebnisse konnte nachgewiesen werden, dass die PAS ein reliables und valides Instrument zur Einschätzung der Pflegeabhängigkeit in den genannten Bereichen ist.

> Mit der PAS kann identifiziert werden, wie pflegeabhängig Patienten bzw. Bewohner sind.

Prinzipiell soll ein Instrument verschiedene Bewertungskriterien erfüllen, um für die Anwendung in der Praxis empfohlen werden zu können (siehe Tabelle 10). Für die Pflegeabhängigkeitsskala gestaltet sich dies wie folgt:

Tabelle 10: Beurteilungskriterien zur Instrumentenbeurteilung am Beispiel der PAS. (Lohrmann 2008)

Beurteilungskriterien	Pflegeabhängigkeitsskala
Entwicklung des Instruments	
Wer	Ate Dijkstra, 1996 (Pflegewissenschaft)
Zweck	Einschätzung der Pflegeabhängigkeit
Für wen	Ursprünglich für Pflegende, heute auch für Patienten und Angehörige Ursprünglich für Langzeitpflegeeinrichtungen, heute auch für Krankenhäuser, Pflegeheime, Geriatrien, Pädiatrien, ambulante Pflege, Rehabilitationseinrichtungen
Experten Meinung (Entwicklung)	Pflegende
Ursprung verfügbare weitere Sprachen	Niederlande Derzeit 12 Sprachen
Zugrundeliegende Theorie	Pflegetheorie nach Virginia Henderson
Modifizierungen Andere Zielgruppen	Pädiatrie, Rehabilitation Patientenversion, Angehörigenversion
Nutzen	
Praxis	Overviewassessment und Kommunikationsinstrument für verschiedene Bereiche der Pflege Basis für Pflegeplanung Aufzeigen von Veränderungen
Forschung	Prävalenzerhebungen, Outcomesbeurteilung, (inter)nationale Vergleiche, Vergleiche zwischen verschiedenen Gruppen
Anwendung	
Zeitaufwand	~ 5–8 Minuten
Training notwendig	~ 3 Stunden Schulung (Empfehlung)
Anleitung Materialien	Empfohlen Handbuch und Schulungsmaterialen vorhanden
Handhabung	Einfach
Kosten	
Nutzung	Nein
Erwerb	Nein
Software	Einrichtungsspezifisch Nutzung in verschiedenen Forschungsprojekten
Copyright	Ja
Gütekriterien	Umfassend getestet
Validität	Gute Ergebnisse
Reliabilität	Gute Ergebnisse
Responsiveness	Erste gute Ergebnisse (Heinze et al. 2005)

Literatur

Balzer, K., Pohl, C., Dassen, T. & Halfens, R. (2007). The Norton, Waterlow, Braden, and Care Dependency Scales: comparing their validity when identifying patients' pressure sore risk. J Wound Ostomy Continence Nurs., 34(4), 389–398.

Bühl, A. & Zöfel, P. (2002). SPSS 11, Einführung in die moderne Datenanalyse unter Windows. 8 ed. München: Pearson Studium.

Dassen, T., Balzer, K., Bansemir, G., Kuhne, P., Saborowski, R. & Dijkstra, A. (2001). The care dependency scale, an assessment instrument. Pflege. 14(2), 123–127.

Dassen, T., Lahmann, N., Heinze, C., Kottner, J., Mertens, E. & Schmitz, G. e. a. (2008). Prävalenz 2008–Pflegeabhängigkeit, Sturzereignisse, Inkontinenz, Dekubitus. Berlin: Dassen T, Charité – Universitätsmedizin Berlin, Centrum 1 Human- und Gesundheitswissenschaften, Institut für Medizin-, Pflegepädagogik und Pflegewissenschaft

Dassen, T., Mertens, E., Pöhler, A., Amend, C., Lohrmann, C. & Eichhorn-Kissel, J. et al. (2007). Handbuch zur Pflegeabhängigkeitsskala. Berlin: Charite-Universitätsmedizin Berlin, Zentrum für Human- und Gesundheitswissenschaften, Institut für Medizin-, Pflegepädagogik und Pflegewissenschaft

Pflegewissenschaft IfM-Pu; Contract No.: Document Numberl.

Dijkstra, A., Brown, L., Havens, B., Romeren, T., Zanotti, R. & Dassen, T. e. a. (2000a). An international psychometric testing of the care dependency scale. J Adv Nurs., 31(4), 944–952.

Dijkstra, A., Buist, G., Dassen, T. & van den Heuvel, W. (1999a). Het meten van zorgafhankelijkheid met de ZorgAfhankelijkheidsSchaal (ZAS): en handleiding: : Noorddelijk Centrum voor Gezondheitsvraagstukken; 1999 Contract No.: Document Numberl.

Dijkstra, A., Buist, G., Moorer, P. & Dassen, T. (1999b). Construct validity of the Nursing Care Dependency Scale. J Clin Nurs., 8(4), 380–388.

Dijkstra, A., Buist, G., Moorer, P. & T., D. (2000b). A reliability and utility study of the care dependency scale. Scand J Caring Sci., 14(3), 155–161.

Dijkstra, A., Buist, G. & T. D. (1996). Nursing-care dependency. Development of an assessment scale for demented and mentally handicapped patients. Scand J Caring Sci, 10(3), 137–143.

Dijkstra, A., Coleman, M., Tomas, C., Valimaki, M. & Dassen, T. (2003). Cross-cultural psychometric testing of the Care Dependency Scale with data. J Adv Nurs., 43(2), 181–187.

Dijkstra, A., Sipsma, D. & Dassen, T. (1999c). Predictors of care dependency in Alzheimer's disease after a two-year period. Int J Nurs Stud., 36(6), 487–495.

Dijkstra, A., Spisma, D. & Dassen, T. (1998). Care dependency and survival among female patients with Alzheimer's disease: a two-year follow-up. Sep;39(3):365–70. Croat Med J., 39(3), 365–370.

Dijkstra, A., Tiesinga, L., Goossen, W. & Dassen, T. (2002). Further psychometric testing of the Dutch Care Dependency Scale on two different patient groups. Int J Nurs Pract., 8(6), 305–314.

Dijkstra, A., Tiesinga, L., Plantinga, L., Veltman, G. & Dassen, T. (2005). Diagnostic accuracy of the care dependency scale. J Adv Nurs., 50(4), 410–416.

Eichhorn-Kissel, J. (2007). Anleitung und Schulung zur Pflegeabhängigkeitsskala. [Workshop]. In press.

Eichhorn-Kissel, J. & Lohrmann, C. (2008a). Care dependency of patients – A comparison of patients' and nurses' perspectivesVienna, Austria. 2008. Paper presented at the The 13th

Research Conference of the Workgroup of European Nurse Researchers (WENR)-Chronic Illness Management;, Vienna, Austria.

Eichhorn-Kissel, J. & Lohrmann, C. (2008b). The Care Dependency Scale for rehabilitation (CDS-R) – An interrater study Paper presented at the 9th European Doctoral Conference in Nursing Science, Maastricht, Niederlande.

Eichhorn-Kissel, J., Lohrmann, C. & D. T. (2006). Gütekriterien der Pflegeabhängigkeitsskala (PAS) in der ambulanten Pflege [Masterthesis]. Berlin: Charite-Universitätsmedizin Berlin, Centre for the Humanities and Health Sciences.

Ferketich, S. (1991). Focus on psychometrics. Aspects of item analysis. Res Nurs Health., 14(2), 165–168.

Grösel, A., Strauß, A., Klause, K. & Kottner, J. (2006). Schulung und Anleitung zur Nutzung der Pflegeabhängigkeitsskala (PAS). In press.

Heinze, C., Lohrmann, C. & Dassen, T. (2005). Stürze und Pflegeabhängigkeit in der Geriatrie. Berlin: Berlin: Charité – Universitätsmedizin Berlin, Centrum 1 Human- und Gesundheitswissenschaften,   Institut für Medizin-, Pflegepädagogik und Pflegewissenschaft

Henderson, V. (1966). The nature of nursing New York: Macmillan.

Henderson, V. (2006). The concept of nursing. Journal of Advanced Nursing, 53(1), 21–31; discussion 22–24.

Klause, K., Dassen, T. & Lohrmann, C. (2007). Pflegeabhängigkeit aus Sicht von professionellen Pflegekräften und pflegenden Angehörigen in der ambulanten – Festgestellt anhand der Pflegeabhängigkeitsskala PAS). Berlin, Graz: Medizinische Universität Graz

Charite-Universitätsmedizin Berlin, Zentrum für Human- und Gesundheitswissenschaften; 2007.

Knapp, T. (1998). Quantitative Nursing Research. Thousand Oaks: Sage Publications.

Landis, J. & Koch, G. (1977). The measurement of observer agreement for categorical data. Biometrics., 33(1), 159–174.

LoBiondo-Wood, G. H. J. (Ed.). (2002). Nursing Research – Methods, Critical Appraisal and Utilization. (Vol. 5). St. Louis: Mosby.

Lohrmann, C. (2003). Die Pflegeabhängigkeitsskala: ein Einschätzungsinstrument für Heime und Kliniken – Eine methodologische Studie [PhD]. Berlin: Center for Humanities and Health Science, Charité-Universitätsmedizin Berlin.

Lohrmann, C. (2008). Relevanz uns Einsatz von pflegerischen Assessments in der Pflegepraxis am Beispiel der Pflegeabhängigkeitsskala. Jubiläumsfeier 10 Jahre Lehrstuhl Pflegewissenschaft. Berlin, Germany.

Lohrmann, C., Balzer, K., Dijkstra, A. & Dassen, T. (2003a). Care dependency in nursing homes--a psychometric study. Z Gerontol Geriatr., 36(4), 255–259.

Lohrmann, C., Dijkstra, A. & Dassen, T. (2003b). The Care Dependency Scale: an assessment instrument for elderly patients in German hospitals. Geriatr Nurs., 24(1), 40–43.

Lohrmann, C., Dijkstra, A. & Dassen, T. (2003c). Care dependency: testing the German version of the Care Dependency Scale in nursing homes and on geriatric wards Scand J Caring Sci., 17(1), 51–56.

Mertens, E., Halfens, R. & Dassen, T. (2007). Using the Care Dependency Scale for fall risk screening. J Adv Nurs., 58(6), 594–601.

Polit, B. (2004). Nursing Research – Principles and Methods. (Vol. 7). Philadelphia:: Lippincott Williams & Wilkins.

Polit, D. B. (2008). Nursing research: generating and assessing evidence for nursing practice. 8 ed.: : Lippincott Williams & Wilkins, a Wolter Kluwer business;.

Stemler, S. A. (2004). Comparison of Consensus, Consistency and Measurement – Approches to Estimating Interrater Reliability. Practical Assessment, Research & Education, 11, 1–19.

Streiner, D. (1995). Health Measurement Scales – A practical guide to their developement and use. Oxford: Oxford University Press.
Streiner, D. (2003). Starting at the beginning: an introduction to coefficient alpha and internal consistency. J Pers Assess., 80(1), 99–103.
Tork, H., Lohrmann, C. & Dassen, T. (2008). Psychometric testing of the modified Care Dependency Scale among hospitalized school-aged children in Germany. Nurs Health Sci., 10(1), 17–22.
Viiala, T., Lohrmann, C. & Dassen, T. (2006). Pflegeabhängigkeitsskala (PAS) und Selbsteinschätzung der pflegeabhängigen Patienten. – Wie variieren die Einschätzungen zwischen Patienten und Pflegenden? Berlin, Graz: Medizinische Universität Graz
Charite-Universitätsmedizin Berlin, Zentrum für Human- und Gesundheitswissenschaften.

2.3 Das ergebnisorientierte PflegeAssessment AcuteCare (ePA-AC)

Dirk Hunstein

2.3.1 Einleitung

Das ergebnisorientierte PflegeAssessment AcuteCare (ePA-AC) ist ein vollstandardisiertes, als Screeningverfahren konzipiertes Assessmentinstrument. Anders als bei Instrumenten, die gezielt einzelne Phänomene untersuchen, wie z. B. Dekubitusrisiko, Mangelernährung oder Schmerzen, werden im ePA-AC übergreifend Fähigkeiten und Zustände quantifiziert, deren Beeinträchtigungen zu Pflegebedürftigkeit führen können.

> Das ePA-AC wurde speziell für den Einsatz in der akutstationären Krankenhausversorgung konzipiert, die sich durch eine geringe Verweildauer, sehr kurze Kontaktzeiten und ausgeprägte Interdisziplinarität auszeichnet.

Auslöser für die Entwicklung des ePA-AC war ein Projektauftrag an die Abteilung Pflegeforschung/-entwicklung der HSK, Dr. Horst Schmidt Klinik, Wiesbaden, ein Kennzahlensystem zur Quantifizierung pflegerischer Ergebnisqualität vorzulegen.

Neben diesem Auftrag, Ergebnisse der Pflege messbar zu machen, wurde die Entwicklung des ePA-AC durch Überlegungen zur praktischen Umsetzung der Expertenstandards des Deutschen Netzwerks für Qualitätssicherung in der Pflege (DNQP) beeinflusst. Auch wenn die Inhalte der Expertenstandards unterschiedlich sind, so haben sie doch alle eines gemeinsam: Sie setzen ein strukturiertes und weitgehend standardisiertes Vorgehen bei der Erfassung von Risiken und/oder zur Erstellung von (Pflege-)Diagnosen voraus. Dabei müssen bestimmte Informationen immer wieder erhoben werden. So spielt beispielsweise bei allen bisher veröffentlichten DNQP-Standards die Bewegungsfähigkeit eines Patienten eine Rolle. Um die Pflegenden in ihrem Arbeitsalltag nicht mit einer Vielzahl unterschiedlicher Erhebungsinstrumente und -methoden zu den einzelnen Standards zu konfrontieren, kam der Gedanke auf, wesentliche Daten nur einmal zu erheben und die gewonnenen Daten für alle weiteren Schritte (Differenzialdiagnostik, Ableitung der erforderlichen weiteren Handlungsschritte und abschließende Ergebnisbewertung) zentral zur Verfügung zu stellen. Letztlich sollte so eine qualitative Verbesserung der Patientenversorgung bei gleichzeitiger Reduktion des Erhebungs- und Dokumentationsaufwands unterstützt werden.

Die theoretischen Vorarbeiten ließen erkennen, dass sowohl zur Ergebnismessung als auch für die Pflegediagnostik ein standardisiertes Verfahren zur Messung und Bewertung von Patientenfähigkeiten vorliegen muss. Zur Ergebnismessung wurde unter anderem die Nutzung der NOC (Nursing Outcomes Classification; Johnson, Maas & Moorhead 2000) diskutiert, aber verworfen, da sie erstens zum Zeitpunkt der Entwicklung noch nicht in einer autorisierten Übersetzung vorlag und es sich zweitens bei der NOC nicht um ein Assessmentinstrument, sondern ein Klassifikationssystem handelt.

Die Analyse bestehender Assessmentinstrumente zeigte, dass keines der Instrumente alle Anforderungen ohne grundlegende Überarbeitung erfüllt (Sippel & Hunstein 2002). Daher wurde die Entscheidung getroffen, ein neues Instrument zu entwickeln.

Das – auch angesichts der knapper werdenden Personal- und Zeitressourcen – effektiv und effizient einsetzbare Assessmentinstrument sollte in der Lage sein, relevante Problem- und Handlungsbereiche zu identifizieren, ohne jede nur denkbare Beeinträchtigung a priori bis in alle Einzelheit zu messen. Die gewonnenen Einschätzungsergebnisse wiederum sollten Konsequenzen haben, indem durch standardisierte Informationsclusterung (z. B. Punktwertkombinationen) nachfolgende Prozesse angesteuert werden. Außerdem sollte das Instrument ermöglichen, die ›gesunden‹ Kranken (d. h. jene Patienten, die außer der ärztlichen Hauptdiagnose keine weiteren Beeinträchtigungen aufweisen und bei denen z. B. medizinische Standardbehandlungspfade angewendet werden können) von pflegebedürftigen Patienten zu unterscheiden. Bei letzteren sollte so früh wie möglich geklärt werden, ob – und wenn ja: welche – tiefer gehenden Analysen von Beeinträchtigungen, Risiken und Ressourcen erforderlich sind.

Fasst man die Ziele, die bei der Entwicklung des ePA-AC formuliert wurden, zusammen, sollte es:
- Aussagen über die Fähigkeiten eines Patienten, für sich selbst zu sorgen, ermöglichen, indem Kennzeichen und Symptome pflegerelevanter Phänomene im Akutkrankenhaus standardisiert erfasst und bewertet werden (erster Schritt im diagnostischen Prozess),
- Veränderungen in den Fähigkeiten im Verlauf des Versorgungsprozesses abbilden,
- eine über den Krankenhausaufenthalt fortbestehende Pflegebedürftigkeit vorhersagen können,
- Triggerpunkte generieren, um nachfolgende Prozesse, wie z. B. Leitlinien und/oder eine differenzierte, vertiefende Diagnostik anzusteuern,

- Hinweise auf die Risikobereiche Dekubitus, Sturz, Mangelernährung, nosokomiale Pneumonie sowie poststationäres Versorgungsdefizit geben,
- Pflegehandlungen initiieren,
- die Ableitung von Indikatoren für pflegesensitive Ergebnisqualität aus Routinedaten ermöglichen,
- Hinweise auf DRG-relevante Patientenzustände zur Ableitung von ICD-10-Diagnosevorschlägen geben sowie eine Kodierrichtlinien konforme bzw. MDK-sichere Dokumentation dieser Diagnosenvorschläge unterstützen,
- standardisierte Hinweise zur Schwere der Pflegebedürftigkeit zulassen,
- und so letztendlich als ein Datenpool für die Begründung der Pflege im Akutkrankenhaus sowie die nachfolgende Bewertung und Berechnung dienen.[5]

Ein solches Instrument muss nicht nur nachweislich praktikabel, sondern auch zuverlässig und gültig sein. Daher wurde das ePA-AC in einer multizentrischen Studie auf folgende Gütekriterien hin überprüft: Feasibility, Interrater-Reliabilität sowie verschiedene Aspekte von Validität. Die Praktikabilität wurde bereits durch den Entwicklungsprozess (siehe nachfolgend) sichergestellt.

2.3.2 Aufbau

Das ePA-AC baut bewusst **nicht** auf einer Pflegetheorie auf. Diese Entscheidung wurde getroffen, damit das ePA-AC auch in solchen Einrichtungen eingesetzt werden kann, die nach keiner oder einer anderen Theorie arbeiten. Auch wurde bis heute noch nicht belegt, dass die Anwendung einer bestimmten ausgewählten Pflegetheorie Ursache für eine nachweisliche Verbesserung der Versorgungsqualität ist, während positive Zusammenhänge zwischen verbesserter Diagnostik und Dokumentation einerseits und Ergebnisqualität andererseits beschrieben werden (vgl. z. B. Atwal & Caldwell 2002; Daly, Buckwalter & Maas 2002; Krohwinkel 1993; Utz 1998).

Beeinflusst wurde das theoretische Konzept des ePA-AC unter anderem durch Orems Self-Care-Deficit-Theory, die – lässt man den Bereich des entwicklungsbedingten Dependenzpflegeerfordernisses außer Acht – von einer grundsätzlichen Fähigkeit zur Selbstpflege ausgeht (Orem 1985). Diese und weitere Überlegungen führten zu folgender normativer Festlegung für den »Nullpunkt« der Beurteilung: Der Mensch ist üblicherweise in der Lage, für sich selbst zu sorgen.[6] Eine Beeinträchtigung dieser Fähigkeit oder die Anforderung, Entlassfähigkeit (wieder) herzustellen, können dazu führen, dass Unterstützung durch beruflich Pflegende erforderlich wird.

---

[5] Die Vielfalt der Ziele mag den Verdacht aufkommen lassen, das ePA-AC sei als »eierlegende Wollmilchsau« konzipiert worden, was natürlich weder sinnvoll noch möglich ist. Der Ansatz geht vielmehr dahin, die bislang kaum genutzten Potenziale standardisierter Pflegedaten maximal auszuschöpfen, ohne dabei die Praktikabilität oder wissenschaftliche Absicherung aus den Augen zu verlieren.
[6] Damit geht zunächst eine konzeptionell bedingte Einschränkung für den pädiatrischen Bereich einher, die bei der anstehenden Weiterentwicklung des Instruments berücksichtigt werden soll.

> Der im ePA-AC verwendete Begriff der »Selbstpflegefähigkeit« bezieht sich allerdings explizit auf ein allgemeineres Konzept, wie es z. B. von Kollak definiert wurde: »(...) self-care can be defined as the personal abilities and actions that enable individuals to plan, organize, and carry out everything that is necessary for their own care.« (Kollak 2006, S. 42 f.).

Das Modell der Funktionsfähigkeit und Behinderung nach ICF (WHO 2001) wurde als theoretischer Bezugsrahmen genutzt, um die Beziehungen zwischen jenen Items, die Selbstpflegefähigkeiten erfassen sowie den funktionalen und zustandsbezogenen Items zu erklären.

2.3.3 Entwicklung

Basis der Entwicklung waren theoretische Vorarbeiten und Analysen zu Pflegeergebnissen aus der Sicht der Pflegewissenschaft (Flegel & Hunstein 2002; 2003), aus der Sicht von Pflegenden (Lerche 2002) sowie aus der Sicht von Patienten (Möhler 2002).

Die Praktikabilität wurde durch einen fortlaufenden Wechselprozess zwischen theoretischer Entwicklung, praktischer Erprobung auf Station, Anpassung des Instruments und erneuter praktischer Erprobung auf der nächsten Station sichergestellt. Gleichzeitig konnten die Inhalte verifiziert bzw. angepasst werden, sodass nach dem Einsatz der ePA-Alpha-Version auf elf Stationen der HSK keine neuen Erkenntnisse bezüglich fehlender oder unvollständiger Items erzielt werden konnten (Datensättigung).

Die Vollständigkeit des ePA-AC wurde darüber hinaus datengestützt überprüft, indem eine Analyse von über 45.000 Problembeschreibungen von 826 Patientenfällen durchgeführt wurde. Die Daten wurden aus zwei österreichischen und einer schweizerischen Praxisanwendung des ENP-Systems (Wieteck 2004) zur Verfügung gestellt.

Aus den während der Entwicklungsphase gewonnenen Erkenntnissen wurde die ePA-Beta-Version konzipiert, eine EDV-Version erstellt und anschließend (bis Juli 2006) in einer multizentrischen Studie (HSK Wiesbaden, Deutschland und Kantonsspital Uri, Altdorf, Schweiz) getestet. Mit wenigen Veränderungen, die vor allem Präzisierungen der Operationalisierung im Kodiermanual betrafen, wurde Version 1.0 Anfang 2007 erstmalig öffentlich vorgestellt (Hunstein, Fiebig, Sippel & Dintelmann 2007).

Aus dem weiteren Praxiseinsatz in unterschiedlichen Kliniken und Spitälern resultierten Vorschläge für weitere Anpassungen, was im September 2008 zur Aufnahme zweier weiterer Items führte (Erschöpfung/Fatigue sowie Übelkeit). Aktuell gültige Version ist seitdem Version 1.1, an Version 1.2 wird gearbeitet (betrifft v.a. Veränderungen im Bereich Schmerz).

2.3.3.1 Die Items

Das ePA-AC 1.1 umfasst 52 Items in den zehn Kategorien
1. Bewegung
2. Körperpflege & Kleiden
3. Ernährung
4. Ausscheiden
5. Kognition/Bewusstsein
6. Kommunikation/Interaktion
7. Schlafen
8. Atmung
9. Schmerzen
10. Dekubitus

Die einzelnen Items lassen sich gemäß der Klassifikation der ICF wie folgt gliedern: Der Dimension »Aktivität und Partizipation« lassen sich 15 Items zuordnen (siehe Tabelle 11). Diese Items umfassen vor allem Alltagsfähigkeiten, wie sich bewegen, essen, sich kleiden, waschen, Kenntnisse erwerben usw..

Die Dimension »Körperfunktionen und Körperstrukturen« umfasst 21 Items. Mit diesen Items werden sowohl Funktionen (wie z. B. Kontinenz) als auch Zustände (z. B. Gleichgewichtsstörungen, Dekubital-Ulzera, Hautveränderungen/Wunden) erfasst, die direkte Auswirkung auf Aktivität & Partizipation haben können.

Der Dimension »Kontextfaktoren« sind jene 16 Items zuzuordnen, die sich nicht unmittelbar auf Aktivitäten, Fähigkeiten oder Funktionsstörungen beziehen lassen, aber wichtige Handlungshinweise geben, wie z. B. das Vorliegen eines Blasendauerkatheters oder ein vorangegangener Sturz.

Die Interaktion zwischen den einzelnen Dimensionen soll folgendes Beispiel deutlich machen: Eine Patientin, deren Fähigkeit, die Urinausscheidung zu kontrollieren, stark eingeschränkt ist und die auf ein Urinableitungssystem angewiesen ist, hat eine Beeinträchtigung auf funktioneller Ebene. Diese zieht aber nicht zwingend einen Pflegebedarf nach sich, sofern die Patientin selbst in der Lage ist, die Beeinträchtigung durch geeignete Maßnahmen zu kompensieren. In diesem Falle wäre die Fähigkeit, alle Tätigkeiten im Zusammenhang mit der Urinausscheidung durchzuführen, in vollem Umfang gegeben. Durch das Vorliegen des Ableitungssystems kann ein Beratungsangebot durch die Pflegenden indiziert sein. Ob und wie dieses durchgeführt werden kann, hängt wiederum von der Fähigkeit der Patientin ab, neues Wissen zu erwerben sowie ihrer Bereitschaft, sich aktiv am Behandlungsprozess zu beteiligen. Alle diese Informationen werden im ePA-AC erfasst.

2.3.3.2 Kodierung der Items

Die Items sind durchgängig vollstandardisiert und überwiegend skaliert. Die meisten Items weisen vier Ausprägungsgrade auf. Dabei gilt: 4 = volle Selbstpflegefähigkeit/keine Beeinträchtigung (»Normwert«) und 1 = keine Selbstpflegefähigkeit/vollständige Beeinträchtigung. Die Werte 2 und 3 liegen graduell dazwischen. Die Items, bei denen eine Skalierung nicht sinnvoll ist, wie z. B. »Vorliegen eines Urinableitungssystems«, werden dichotom mit »1 = Ja« oder »0 = Nein« erfasst.

In einem Handbuch (Kodiermanual) sind für jedes Item eindeutige Regeln festgelegt, wie die Punktwerte zu vergeben sind. Bei der Formulierung dieser Regeln wurde darauf geachtet, dass möglichst praxisnahe Situationen und eindeutige Beschreibungen verwendet werden.

So werden beispielsweise für die Beurteilung des Ausmaßes der Aktivität sowohl Strecken in Metern angegeben, wie z. B. »läuft bis zu 10 Meter allein« als auch vertraute Bezugsgrößen, wie z. B. »läuft allein, aber nur innerhalb des Zimmers« oder »bewegt sich frei in der ganzen Klinik«.

2.3.3.3 Triggerpunkte

Ein Vorteil vollstandardisierter Daten ist deren Kombinierbarkeit. Im ePA-AC wurden verschiedene Triggerpunkte definiert, die als Risikoindikatoren dienen und entweder direkt die Anwendung von Leitlinien oder eine weitergehende (Differenzial-)Diagnostik einleiten.

So lassen sich beispielsweise alle Expertenstandards des DNQP mit dem ePA-AC verknüpfen. Die Pflegenden erhalten so nicht nur eine Entscheidungshilfe, ob eine Leitlinie zur Anwendung kommt oder nicht, sondern es können auch direkt die nachfolgenden Handlungsschritte initiiert werden.

Beispiel:
Neben der im ePA-AC integrierten Braden-Skala zur Identifikation des Dekubitusrisikos kann die Bestellung von speziellen Lagerungssystemen über den SPI des ePA-AC (siehe nachfolgendes Kapitel) gesteuert und ein Bewegungsplan vorbereitet werden.

2.3.3.4 Selbstpflegeindex (SPI)

Der SelbstpflegeIndex (SPI, ehemaliger Arbeitstitel: CaseManagmentScore, CMS) ist ein Extrakt aus dem ePA-AC und wird aus einem Summenscore[7] von zehn ePA-AC-

---

[7] Bei der Dateninterpretation ist zu berücksichtigen, dass formal nur intervallskalierte Daten addiert werden dürfen. In der praktischen Anwendung vieler standardisierter Instrumente wird diese formale Vorgabe häufig außer Acht gelassen (zur kritischen Auseinandersetzung beim Umgang mit Skalenniveaus in der

Items gebildet. Da die Items in einer Viererskalierung vorliegen, bedeutet ein SPI von 10 Punkten eine völlige Unselbstständigkeit und ein SPI von 40 Punkten eine völlige Selbstständigkeit in Bezug auf die SPI-Items.

Der SPI wurde ursprünglich entwickelt, um der Forderung des Expertenstandards »Entlassungmanagement« (DNQP, 2002) nach einem initialen Assessment nachzukommen. Wenn der Patient in seiner ePA-AC-Einschätzung einen SPI-Punktwert von weniger als 32 Punkten aufweist, ist das Risiko eines poststationären Versorgungsdefizits erhöht (Schlarmann 2007).

Über seine ursprüngliche Konzeption als Risikoindikator »poststationäres Versorgungsdefizit« hinaus konnte der SPI in verschiedenen Untersuchungen als genereller Indikator für den Schweregrad der Pflegebedürftigkeit genutzt werden (z. B. Hunstein et al. 2007).

2.3.4 Praktischer Einsatz, Erhebungs- und Schulungsaufwand

Um Veränderungen und Ergebnisse messen zu können, muss jeder Patient mindestens zweimal eingeschätzt werden, und zwar bei Aufnahme und Entlassung. Weiter regelmäßige Zwischeneinschätzungen finden statt bei Zustandsveränderungen, die nach Beurteilung durch die Pflegefachkraft voraussichtlich länger als 24h andauern sowie in regelmäßigen Intervallen. Auf diese Weise können Verläufe sichtbar gemacht werden.

Werden außerdem noch Zielwerte für die Fähigkeiten angegeben, die ein Patient erreichen soll, können aus dem Vergleich der angestrebten und der tatsächlich erreichten Werte Aussagen über die Ergebnisqualität abgeleitet werden (siehe Abbildung 5).

Die Dauer für eine vollständige ePA-AC-Einschätzung liegt, nachgewiesen durch Zeitmessungen und Selbstaufschreibungen, für einen erfahrenen Anwender zwischen wenigen Sekunden (bei Patienten mit vollen Selbstpflegefähigkeiten) und bis zu etwa 3 Minuten für einen umfassend beeinträchtigten Patienten (Mania, 2008). Erfolgt die Einschätzung über ein EDV-System, verkürzt sich die Zeit nochmals, da Triggerpunkte nicht händisch ermittelt werden müssen.

Der Schulungsaufwand beträgt je MitarbeiterIn zwischen 20 und 30 Minuten, verteilt auf allgemeine Informationen zum Konzept, Arbeiten mit dem Kodiermanual bzw. der Hilfefunktion, konkrete Anleitungssituationen sowie Fallbesprechungen.

---

praktischen Anwendung siehe z. B. Holle, 1995 oder Allerbeck, 1978). Für das ePA-AC respektive den SPI gilt, dass die Scores nicht als absolute Werte zu verstehen sind, sondern als Indikatoren für ein »mehr als...« bzw. »weniger als...«. Wie jeder andere standardisierte Wert auch dürfen die SPI-Werte ausschließlich von geschulten Fachpersonen interpretiert werden. Kommt die Pflegefachkraft auf Grund ihrer Expertise zu einem abweichenden Urteil, wiegt dieses höher als der Vorschlag eines standardisierten Instruments.

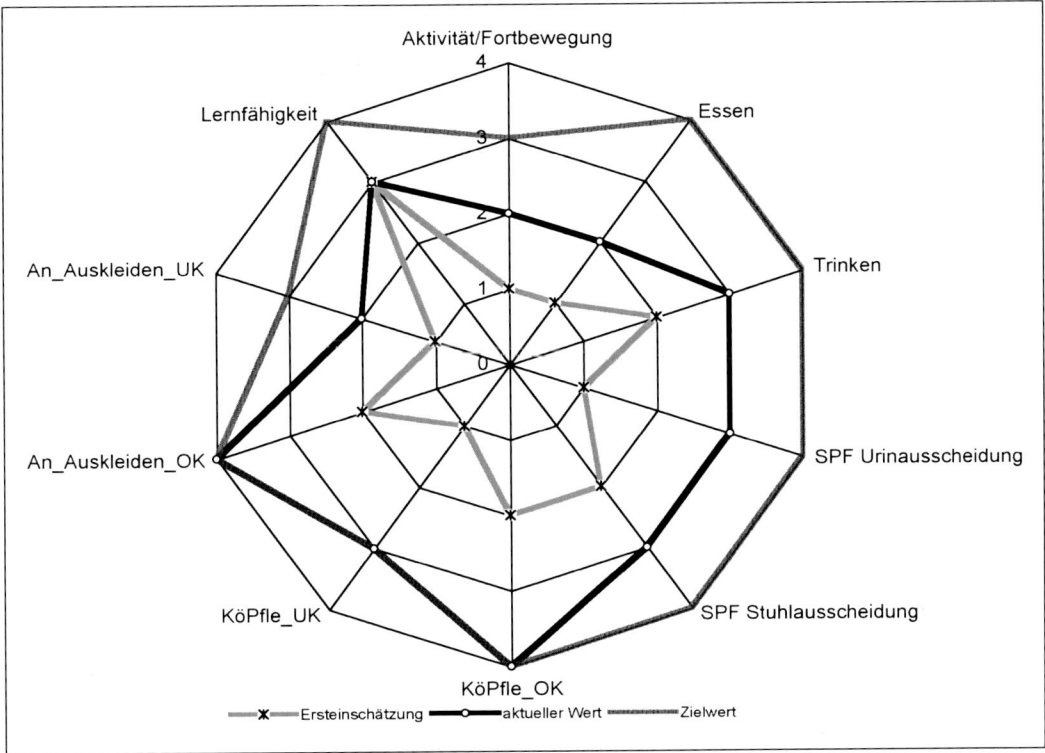

Abb. 5: Individuelle Qualitätskontrolle – Abgleich zwischen Ziel- und Istwert sowie Verlauf seit Aufnahme.

2.3.5 Ausgewählte Ergebnisse der klinischen Testung

Aus der klinischen Testung werden nachfolgend ausgewählte Ergebnisse dargestellt. Die Publikation der vollständigen Auswertung ist in Vorbereitung (Dissertationsschrift).

2.3.5.1 Interrater-Reliabilität

Valide Ergebnisse von Messungen sind ohne zuverlässige, d. h. reliable Einschätzungen nicht möglich (Polit & Hungler 1999; Streiner & Norman 2003). Daher wurde das ePA-AC zunächst auf Beobachterübereinstimmung (Interrater-Reliabilität) getestet. Es wurde untersucht, ob die Urteile von je zwei Pflegefachkräften, die zeitnah und unabhängig voneinander den Zustand eines ihnen bekannten Patienten mit Hilfe des ePA-AC einschätzen, konsistent sind.

Um die Beobachterübereinstimmung möglichst alltagsnah zu testen, wurden keine künstlichen, festgelegten Beobachterpaare gebildet. Stattdessen schätzten die jeweils anwesenden Kollegen die Patienten ein. Dafür wurde in Kauf genommen, dass keine

Berechnung des zufallskorrigierenden Kappa-Wertes durchgeführt werden konnte, da dieser feste Einschätzungspaare voraussetzt. Der Verzicht auf Cohen's Kappa zu Gunsten einer realistischen Abbildung des Arbeitsalltags wurde auf Grund seiner kritisch zu sehenden paradoxen Eigenschaften erleichtert (vgl. Feinstein & Cicchetti 1990; Mayer, Nonn, Osterbrink & Evers 2004).

Um Einflüsse durch systematische Fehler (wie z. B. mehrfaches Erfassen eines besonders leicht/eines besonders schwierig einzuschätzenden Patienten oder überwiegende Einschätzungen durch eine besonders erfahrene Pflegeexpertin/durch einen Berufsanfänger) zu vermeiden, wurde festgelegt, dass jeder Patient nur einmal in die Studie aufgenommen wird und dass die Beobachter eine Mindestberufserfahrung von zwei Jahren aufweisen.

Um einen Einfluss der Schwere der Pflegebedürftigkeit auf die Beobachterübereinstimmung kontrollieren zu können, wurde eine geschichtete Stichprobe gezogen, wobei der Wert des SPI (SelbstPflegeIndex) als Orientierung diente. Aus vier rechnerisch gebildeten SPI-Gruppen mit unterschiedlichem Maß der Selbstständigkeit sollten je teilnehmender Station 10 Patienten eingeschätzt werden.

Untersucht wurden die prozentualen Übereinstimmungen der Beobachterpaare aus 115 gültigen Doppeleinschätzungen auf vier Station der HSK Wiesbaden (Kardiologie, Gastroenterologie/Pulmologie, Unfallchirurgie, Intermediate Care). Die an der Studie teilnehmenden Pflegenden hatten alle seit einem Jahr Erfahrung in der Anwendung des ePA-AC.

Tabelle 11: Prozentuale Beobachterübereinstimmungen ePA-AC 1.0.

Item	Zuordnung nach ICF[8]	Skalierung	Beobachterübereinstimmung (%)
Wird der Patient über eine Sonde ernährt?	KoFa	2	100,0
Tracheostoma vorhanden?	KoFa	2	100,0
Ableitungssystem Stuhl vorhanden?	KoFa	2	99,13
Ableitungssystem Urin vorhanden?	KoFa	2	98,26
Liegen Merkmale für eine Schluckstörung vor?	KöFu	2	98,26
Hat sich aktuell ein Sturz ereignet?	KoFa	2	97,39
Operationen im thorakalen und/oder abdominalen Bereich?	KoFa	2	96,52
Liegen Merkmale für eine dranghafte oder in ihrer Frequenz gesteigerte Ausscheidung vor?	KöFu	2	95,06
Besteht eine Kalorienbegrenzung/Nahrungskarenz?	KoFa	2	94,78
Beatmung >24h während des aktuellen Krankenhausaufenthalts?	KoFa	2	94,78
Besteht eine Flüssigkeitsbegrenzung?	KoFa	2	93,91

Item	Zuordnung nach ICF[8]	Skalierung	Beobachterübereinstimmung (%)
Einnahme von Psychopharmaka?	KoFa	2	93,86
Liegen chronische Schmerzen vor?	KöFu	2	93,86
Ist eine chronische Lungenerkrankung bekannt?	KöFu	2	93,81
Ist der Patient in den letzten 2 Monaten gestürzt?	KoFa	2	92,66
Bewusstseinslage/Vigilanz	KöFu	4	92,17
Fähigkeit die Urinausscheidung zu kontrollieren	KöFu	4	92,06
Liegen Merkmale für eine akute Beeinträchtigung der Atmung vor?	KöFu	2	91,30
Orientierungsfähigkeit	KöFu	4	90,27
Selbst initiierte Aktivitäten zur Unterstützung von Genesung, Rehabilitation & Wohlbefinden	AP	2	90,18
Aktivitäten auf Grund professioneller Beratung zur Unterstützung von Genesung, Rehabilitation & Wohlbefinden	AP	2	90,09
Selbstpflegefähigkeit Urinausscheidung durchführen()	AP	4	88,60
Fähigkeit zu hören	KöFu	4	87,39
Liegen Merkmale für eine Störung des Gleichgewichts vor?	KöFu	2	85,71
Liegen Merkmale für eine Veränderung des Gangbilds vor?	KöFu	2	84,54
Selbstpflegefähigkeit Nahrungsaufnahme: Trinken[9]	AP	4	84,35
Fähigkeit zu sehen	KöFu	4	83,64
Selbstpflegefähigkeit Aktivität/Fortbewegung[9]	AP	4	83,48
Fähigkeit Kenntnisse zu erwerben[9]	AP	4	83,48
Fähigkeit sich mitzuteilen	AP	4	83,19
Selbstpflegefähigkeit Nahrungsaufnahme: Essen[9]	AP	4	82,46
Selbstpflegefähigkeit Stuhlausscheidung durchführen[9]	AP	4	82,30
Fähigkeit die Stuhlausscheidung zu kontrollieren	KöFu	4	82,18
Aktuelle Nahrungsmenge (oral)	KoFa	4	81,58
Liegen Merkmale für eine Veränderung des Schlaf-Wach-Rhythmus vor?	KöFu	2	81,48
Flüssigkeitsmenge (gesamt)	KoFa	4	80,87
Selbstpflegefähigkeit An- und Auskleiden Oberkörper[9]	AP	4	79,13

Item	Zuordnung nach ICF[8]	Skalierung	Beobachterübereinstimmung (%)
Aktuelle Trinkmenge	KoFa	4	79,13
Sensorische Wahrnehmung	KöFu	4	79,13
Aktuelle Nahrungsmenge gesamt	KoFa	4	78,26
Reibung und Scherkräfte bei Positionswechsel/Transfer	AP	3	77,39
Liegen Merkmale für eine Veränderung der Fähigkeit einzuschlafen/durchzuschlafen vor?	KöFu	2	76,64
Selbstpflegefähigkeit An- und Auskleiden Unterkörper[9]	AP	4	76,52
Selbstpflegefähigkeit Körperpflege Oberkörper[9]	AP	4	76,52
Selbstpflegefähigkeit Köperpflege Unterkörper[9]	AP	4	73,91
Ausmaß in dem die Haut Feuchtigkeit ausgesetzt ist	KoFa	4	73,04
Mobilität/Veränderung der Körperposition	AP	4	72,17
Schmerzintensität	KöFu	4	Nicht getestet (Selbsteinschätzung!)
Übelkeit	KöFu	4	Noch nicht getestet (erst seit Version 1.1 enthalten)
Erschöpfung/Fatigue	KöFu	4	Noch nicht getestet (erst seit Version 1.1 enthalten)
Dekubitus	KöFu	4	Nicht getestet
Wunden	KöFu	–	Nicht getestet

Erwartungsgemäß schneiden die 4er-skalierten Items etwas schlechter ab als die dichotomen, da statt nur zwei Ausprägungen vier unterschiedliche Werte gewählt werden können. Gleichzeitig sinkt die Wahrscheinlichkeit, dass beide Rater zufälligerweise die gleiche Itemausprägung gewählt haben.

Die Beobachterübereinstimmung ist bei 44 von 47 getesteten Items (93 %) größer als 75 %, bei 36 von 47 Items (75 %) ist die Beobachterübereinstimmung größer als 80 % und immerhin noch 21 von 47 Items (45 %) wurden zu über 90 % übereinstimmend eingeschätzt.

---

[8] AP = Aktivität/Partizipation, KöFu = Körperfunktion, KoFa = Kontextfaktor
[9] SPI-relevantes Item

Bei den Items, die eine Beobachterübereinstimmung von < 80 % aufwiesen, wurden die Operationalisierungen überprüft und zum Teil überarbeitet. Deren Überprüfung steht noch aus.

Da die Erhebung in Alltagssituationen stattfand, konnten auch nicht alle Rahmenbedingungen kontrolliert werden. Dies betrifft vor allem die gleichmäßige Verteilung der Einschätzungen je Beobachter. Weiterhin konnte nicht für jedes Item sichergestellt werden, dass alle möglichen Ausprägungsgrade gleich häufig zu beobachten gewesen waren. So wurde beispielsweise für das Item »Bewusstsein/Vigilanz« nur in neun von 115 Fällen überhaupt eine Beeinträchtigung des Bewusstseins angegeben. Diese schiefen Verteilungen führen mit ihren Deckeneffekten zu einer Einschränkung der Aussage zur relativen Beobachterübereinstimmung, denn es könnte in anderen Populationen, die schwieriger einzuschätzen sind oder bei denen bestimmte Merkmale häufiger auftreten als in der hier untersuchten Population, zu ganz anderen Beobachterübereinstimmungen kommen.

2.3.5.2 Prognostische Validität

Der SelbstPflegeIndex (SPI) des ePA-AC wurde von Schlarmann (2007) sowohl bezüglich der Vorhersagefähigkeit für ein poststationäres Versorgungsdefizit als auch auf seine Inhalte hin untersucht.[10] Über Faktorenanalysen und logistische Regressionsmodelle wurde geprüft, ob der SPI für die Prognose einer auch nach dem Krankenhausaufenthalt fortbestehenden Pflegebedürftigkeit die ›richtigen‹ Items beinhaltet und ob die Zahl der Items noch weiter gekürzt werden kann.

Ergebnisse: Der SPI wies bei seinem aktuellen Cut-Off-Wert von < 32 eine Sensitivität von 80,65 % und eine Spezifität von 93,73 % auf. Bei einer Erhöhung des Cut-Off-Werts auf ≤ 32 verbesserte sich die Sensitivität auf 85,5 % bei nahezu gleich bleibender Spezifität (92,35 %).

Über Regressionsmodelle konnte keine bessere Konstellation an ePA-AC-Items gefunden werden als die bestehende. Es wurden aber Hinweise darauf gefunden, dass eine Verkürzung des SPI auf die drei Items »Selbstpflegefähigkeit Aktivität/Fortbewegung«, »Selbstpflegefähigkeit Urinausscheidung durchführen« und »Selbstpflegefähigkeit Körperpflege Unterkörper« zu einer noch effizienteren Vorhersage führen kann (Schlarmann 2007).

---

[10] In seiner Studie wird noch der alte Arbeitstitel »CaseManagementScore (CMS)« verwendet, der inhaltlich identisch ist mit dem SelbstPflegeIndex SPI

2.3.5.3 Konstruktvalidität

Aspekte von Konstruktvalidität wurden getestet, indem Zusammenhänge zwischen ePA-AC-Scorewerten und theoretisch begründeten Gruppen, bei denen davon ausgegangen werden kann, dass sie in Beziehung zu Pflegebedürftigkeit stehen bzw. davon unabhängig sind, untersucht wurden.

Konvergente Validität: Sowohl für PPR-Leistungen aus dem A-Bereich (»allgemeine Pflege«, siehe 2) als auch für LEP-Interventionen, die sich auf Pflegebedürftigkeit zurückführen lassen, konnte ein Zusammenhang zwischen dem Maß Selbstpflegefähigkeit (hier: Items des SPI) und dem pflegerischen Leistungsgeschehen nachgewiesen werden (siehe auch Abbildung 6).

Tabelle 12: Zusammenhang zwischen A-PPR und SPI.

	A-PPR	N	Mean Rank
SPI (min)	A1	376	468,92
	A2	258	304,59
	A3	88	69,38
	Total	722	

Kruskal-Wallis χ^2 = 369,79, df 2, p < 0,0001, gruppierte Variable: A-PPR

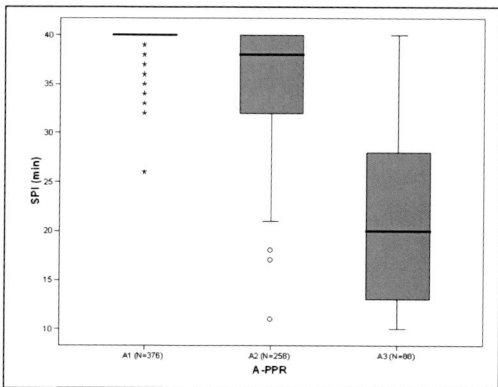 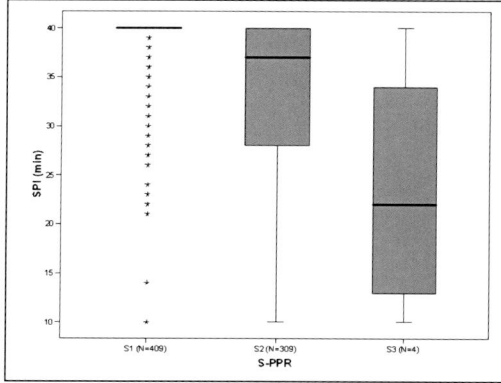

Abb. 6: Boxplot zum Zusammenhang zwischen SelbstPflegeIndex (SPI) und A-PPR.

Abb. 7: Boxplot zum Zusammenhang zwischen SPI und S-PPR.

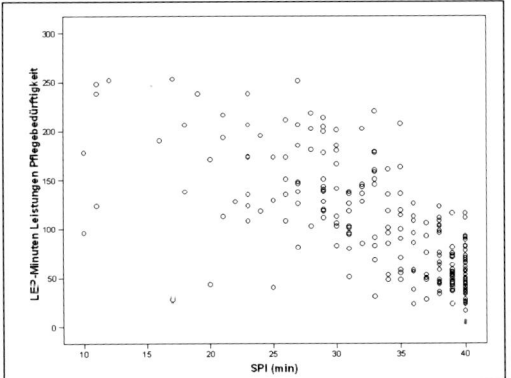

Abb. 8: Scatterplot zum Zusammenhang zwischen SPI und LEP-Minutenpflege.

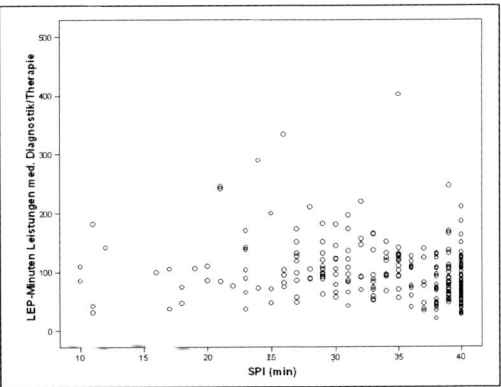

Abb. 9: Scatterplot zum Zusammenhang zwischen SPI und LEP-Minuten, Mitarbeit ärztliche Aufgaben

Ebenfalls ein deutlicher Zusammenhang konnte nachgewiesen werden zwischen den SPI-Items und dem Versorgungsstatus vor der Aufnahme.

Tabelle 13: Zusammenhang Versorgung zu Hause und SPI.

	Hilfe_zu_Hause	N	Mean Rank
SPI bei Ersteinschätzung	Selbstständig	770	483,06
	Hilfe durch Angehörige	59	228,08
	Hilfe durch ambulanten Pflegedienst	34	108,84
	Alten-/Pflegeheim	20	58,80
	Total	883	

Kruskal-Wallis χ^2 = 212,11, df = 3, p < 0,0001, gruppierte Variable: Hilfe zu Hause

Patienten, die sich vor dem Krankenhausaufenthalt noch selbst versorgt haben, wiesen deutlich höhere Selbstpflegefähigkeiten auf als Patienten, die mit Hilfe von Angehörigen oder gar beruflicher Unterstützung versorgt wurden (siehe Abbildung 6).

Diskriminante Validität: Es wurde ein geringer Zusammenhang zwischen der Selbstpflegefähigkeit mit dem Leistungsgeschehen, das auf Grund der medizinischen Diagnostik und/oder Therapie erfolgt, wie z. B. Verbandwechsel, Anhängen von Infusionen, Vitalzeichenkontrolle erwartet.

Für die LEP-Daten aus dem Bereich Unterstützung der medizinischen Diagnostik und Therapie konnte kein nennenswerter Zusammenhang nachgewiesen werden (siehe Abbildung 7; die KWT-^{2}-Werte liegen mit 43,67 (df 27, p = 0,022) direkt am kritischen Wert).

Die Studie von Fiebig (2007), die die Vorhersagekraft des SPI für den Pflegeaufwand untersuchte, kommt zu vergleichbaren Ergebnissen.

Tabelle 14: Zusammenhang S-PPR und SPI

	S-PPR	N	Mean Rank
SPI (min)	S1	409	427,17
	S2	309	277,17
	S3	4	161,38
	Total	722	

Kruskal-Wallis χ^2 = 120,17, df 2, p < 0,0001, gruppierte Variable: S-PPR

Auch für die S-PPR-Daten konnte ein geringerer Zusammenhang zum SPI gefunden werden als bei den A-PPR-Daten (Tabelle 14). Der Unterschied ist allerdings nicht so deutlich wie bei den LEP-Daten, was möglicherweise an der geringen Trennschärfe der PPR-Daten sowie an der schiefen Verteilung liegt (S3–Werte wurden nur in vier Fällen ausgewiesen).

Daraus wurde gefolgert, dass die Items des SelbstPflegeIndex valide sind, um Aspekte von Selbstpflegefähigkeit bzw. deren Beeinträchtigung bei akutstationär versorgten Patienten abzubilden und dass sie sensitiv sind für Pflegeanlässe auf Grund von Pflegebedürftigkeit.

2.3.5.4 Änderungssensitivität

Ein wesentlicher Unterschied zwischen ärztlichen und pflegerischen Diagnosen besteht darin, dass ärztliche Diagnosen in der Regel für einen gewissen Zeitraum stabil sind. Pflegediagnosen dagegen sind auf Veränderlichkeit ausgelegt und beschreiben weniger Erkrankungen, sondern wechselnde Problemlagen (Gordon & Bartholomeyczik 2001). Ein Instrument, mit dem Kennzeichen und Symptome von Pflegebedürftigkeit oder Pflegediagnosen erfasst werden sollen, muss daher in der Lage sein, entsprechende Veränderungen abzubilden.

Um die Änderungssensitivität des ePA-AC zu testen, wurden folgende Annahmen getroffen: Ein unfallchirurgischer operativer Eingriff (»Außenkriterium«) beeinflusst die Selbstpflegefähigkeit.[11] Diese Veränderung führt in der Regel zu postoperativ niedrigeren Werte des SPI. Da die funktionellen Beeinträchtigungen, die durch eine unfallchirurgische Operation verursacht werden, in der Regel reversibel sind, ist zu erwarten, dass sich die Fähigkeiten der Patienten postoperativ wieder verbessern.

---

[11] Diese Annahme konnte im Vergleich zu einer nicht operierten Vergleichgruppe als gültig getestet werden.

Mittels Wilcoxon-Rang-Tests wurden untersucht, ob Patienten mit vergleichbarem funktionellem Status zum Zeitpunkt der Aufnahme
- in ihren funktionellen Fähigkeiten Prä-OP höhere (= ›bessere‹) Werte aufweisen als am ersten postoperativen Tag und ob
- die funktionellen Fähigkeiten am Entlasstag höher liegen als am ersten postoperativen Tag.

Tabelle 15: Wilcoxon-Rang-Test präoperative vs. postoperative CMS-Werte.

	N
erster postoperativer SPI-Wert < letzter SPI-Wert präoperativ	104
erster postoperativer SPI-Wert > letzter SPI-Wert präoperativ	8
erster postoperativer SPI-Wert = letzter SPI-Wert präoperativ	43
Gesamt	155
Wilcoxon Z (basierend auf positiven Rängen)	−8,7510
asymptot. Signifikanz (zweiseitig)	<0,0001

Tabelle 16: Wilcoxon-Rang-Test postoperative vs. Entlassungs-SPI-Werte.

	N
SPI am Entlassungstag < erster postoperativer SPI-Wert	6
SPI am Entlassungstag > erster postoperativer SPI-Wert	127
SPI am Entlassungstag = erster postoperativer SPI-Wert	49
Gesamt	182
Wilcoxon Z (basierend auf negativen Rängen)	−9,626
asymptot. Signifikanz (zweiseitig)	<0,0001

Wie aus Tabelle 15 hervorgeht, waren die postoperativen SPI-Werte signifikant niedriger als die präoperativen Werte; die SPI-Werte bei Entlassung waren signifikant höher als die ersten postoperativen Werte (Tabelle 16).

Daraus wurde gefolgert, dass jene Items, die den SPI bilden, sensitiv sind, um Veränderungen der (funktionalen) Selbstpflegefähigkeit abzubilden (Hunstein 2006).

2.3.5.5 Weitere Studien

Außer der zuvor erwähnten Studie von Schlarmann (2007) wurden noch zwei weitere unabhängige Studien zum ePA-AC durchgeführt: Mania (2008) untersuchte ökonomische und qualitative Effekte, die aus dem elektronischen Einsatz des ePA-AC resultieren. Hohndorf und Federhen (2008) suchten Einflussfaktoren auf den Implementierungserfolg des ePA-AC, wobei sich die Sinnvermittlung (über geeignete Schulungsmaßnahmen) und eine ausreichende Hardwareausstattung als wichtigste Einflussfaktoren zeigten. Fiebig (2007) analysierte die Erklärungskraft des SPI zur

Vorhersage des Pflegeaufwands. Ihre Ergebnisse zeigen »eine sehr gute Modellanpassung und Trennschärfe (...) bei Modellen aus Gruppen, deren Interventionen sich in Fähigkeitsbeeinträchtigungen von Patienten begründen« (Fiebig 2007, S. 4).

2.3.6 Praktische Umsetzung

Das ePA-AC wird (Stand: Anfang 2009) in neun Kliniken in Deutschland und in 14 Spitälern in der Schweiz klinisch eingesetzt, in mehreren (Universitäts-)kliniken in Deutschland und der Schweiz haben Projekte zur Einführung des ePA-AC begonnen. Sechs Softwarefirmen haben ePA-AC-Module in ihrer Pflegedokumentation integriert.

Ein Projekt, das die Verknüpfungen von ePA-AC zu NANDA-Pflegediagnosen und LEP Nursing 3 zwecks vollständiger elektronischer Abbildung des Pflegeprozesses zum Ziel hat, wird in einer Kooperation vom Universitätsspital Zürich, den Kantonsspitälern Winterthur und Aarau sowie dem Spital Uster in Zusammenarbeit mit der LEP-AG (St. Gallen, CH) durchgeführt. Ergebnisse werden für Sommer 2009 erwartet.

2.3.7 Fazit

Das ePA-AC hat mit seiner Fokussierung auf die akutstationäre Erwachsenenpflege ein begrenztes Einsatzgebiet. Seine Inhalte bilden nur jenen Ausschnitt aller denkbaren Pflegephänomene ab, die häufig vorkommen und die sich im Rahmen eines pflegerischen Screeningverfahrens standardisiert erheben lassen. Dabei überwiegen funktionale Items. Andere, nicht weniger relevante, aber nur schwer mit einem oder maximal zwei vollstandardisierten Items valide zu messende Phänomene wie Angst oder Trauer müssen wie bisher qualitativ erfasst werden, bis geeignete Messverfahren entwickelt wurden.

Um die Pflege zu planen oder Ergebnisse zu messen, reicht ein diagnostisches Instrument wie das ePA-AC nicht aus. Die Ableitung von Pflegediagnosen, wie z. B. NANDA oder ENP ist der nächste, logische Schritt im diagnostischen Prozess. Unverzichtbar ist die Ergänzung eines Leistungserfassungs- bzw. -planungssystems. Zum System LEP Nursing 3 liegt eine validierte und in der Praxis erprobte Verknüpfung vor.

Die meisten klinischen Studien wurden bislang vom Entwicklerteam durchgeführt. Es fehlt noch an unabhängigen Studien, die sich mit den Gütekriterien und den Einsatzmöglichkeiten des ePA-AC auseinandersetzen. Hier sind auch jene Studien gefragt, die sich mit Lösungsansätzen zum Problem der Scorebildung bei ordinalen Daten beschäftigen – ein breites Betätigungsfeld also für Studierende, DoktorandInnen und andere wissenschaftlich Interessierte.

Literatur

Allerbeck, K. R. (1978). Meßniveau und Analyseverfahren – Das Problem »strittiger Intervallskalen«. Zeitschrift für Soziologie, 7(3), 199–214.

Atwal, A. & Caldwell, K. (2002). Do multidisciplinary integrated care pathways improve interprofessional collaboration? Scand J Caring Sci, 16(4), 360–367.

Daly, J. M., Buckwalter, K. & Maas, M. (2002). Written and computerized care plans. Organizational processes and effect on patient outcomes. J Gerontol Nurs, 28(9), 14–23.

Deutsches Netzwerk für Qualitätsentwicklung in der Pflege (DNQP) (Ed.). (2002). Expertenstandard ›Entlassungsmanagement in der Pflege‹. Osnabrück: Schriftenreihe des Deutschen Netzwerks fur Qualitätsentwicklung.

Feinstein, A. R. & Cicchetti, D. V. (1990). High agreement but low kappa: I. The problems of two paradoxes. J Clin Epidemiol, 43(6), 543–549.

Fiebig, M. (2007). Eine Untersuchung zum Zusammenhang von Patientenzuständen und Pflegeaufwand. Fachhochschule Darmstadt, Darmstadt.

Flegel, B. & Hunstein, D. (2002). Entwicklung von qualitativen und quantitativen Kriterien zur Darstellung von Pflegeergebnissen. Erster Zwischenbericht zum Projekt »Pflegeergebnisse«. Unpublished manuscript, Frankfurt, Wiesbaden.

Flegel, B. & Hunstein, D. (2003). Darstellung von Ergebnissen der Pflege (Posterpräsentation). Paper presented at the 4. internationale Fachtagung für Pflegediagnostik, Pflegeklassifikationssysteme, Pflegequalität (10.–12.02.2003), Freiburg/Brsg.

Gordon, M. & Bartholomeyczik, S. (2001). Pflegediagnosen – Theoretische Grundlagen. München, Jena: Urban & Fischer.

Hohndorf, S. & Federhen, S. (2008). Konzept zur Einführung des ePA-AC im Betten führenden Bereich eines Krankenhauses. Diplomarbeit, Katholische Hochschule Nordrhein-Westfalen, Köln.

Holle, R. (1995). Methoden zur Konstruktion und Evaluierung klinischer Scores. Retrieved 23.07.2002, from http://www.biometrie.uni-heidelberg.de/publikationen/27_Holle_1995_Habilitationsschrift.pdf

Hunstein, D. (2006). Klinische Testung des ergebnisorientierten PflegeAssessments Acute-Care ePA-AC. Posterpräsentation. Paper presented at the European Congress of Nursing (19.-21.10.2006), München.

Hunstein, D., Fiebig, M., Sippel, B., & Dintelmann, Y. (2007). Clinical testing of ePA-AC, a screening instrument to assess relevant signs and symptoms of nursing care dependency in acute care clinics. Paper presented at the 6th Conference of ACENDIO 2007, Amsterdam, NL.

Johnson, M., Maas, M. & Moorhead, S. (Eds.). (2000). Nursing Outcomes Classification (NOC) (2nd ed.). St. Louis: Mosby.

Kollak, I. (2006). The Concept of Self-Care. In S. K. Hesook (Ed.), Nursing Theories. Conceptual and Philosophical Foundations (pp. 42–53). New York: Springer.

Krohwinkel, M. (Ed.). (1993). Der Pflegeprozess am Beispiel des Apoplexiekranken – Eine Studie zur Erfassung und Entwicklung ganzheitlich-rehabilitierender Prozesspflege. Baden-Baden: Nomos.

Lerche, B. (2002). Ergebnisse der Pflege aus Sicht examinierten Pflegepersonals. Eine qualitative Befragung zum Thema Ergebnisse der Pflege. Diplomarbeit, Katholische Fachhochschule, Mainz.

Mania, H. (2008). Die ökonomischen und qualitativen Effekte durch den Einsatz eines digitalen Pflegeassessments in Akutkliniken am Beispiel des ergebnisorientierten Pflegeassesssments ePA-AC. Masterthesis, Donau-Universität, Krems.

Mayer, H., Nonn, C., Osterbrink, J. & Evers, G. C. (2004). Qualitätskriterien von Assessmentinstrumenten – Cohen's Kappa als Maß der Interrater-Reliabilität (1). Pflege, 17(1), 36–46.

Orem, D. (1985). Nursing: Concepts of practice. St. Louis: Mosby.

Polit, D. F. & Hungler, B. P. (1999). Nursing Research: Principles and Methods (6th ed.). Philadelphia: Lippincott.

Schlarmann, J. (2007). Der CaseManagementScore im ePA-AC. Verschiedene Qualitätsdimensionen eines Instruments. Eine empirische Analyse. Universität Witten/Herdecke, Witten.

Sippel, B. & Hunstein, D. (2002). Entwicklung von qualitativen und quantitativen Kriterien zur Darstellung von Pflegeergebnissen – Erster Zwischenbericht. Wiesbaden, HSK.

Streiner, D. & Norman, G. (2003). Health Measurement Scales. A practical guide to their development and use (3rd ed.). Oxford: Oxford University Press.

Utz, S. W. (1998). Computerized documentation of case management. From diagnosis to outcomes. Nurs Case Manag, 3(6), 247–254.

Wieteck, P. (Ed.). (2004). ENP® – European Nursing care Pathways. Standardisierte Pflegefachsprache zur Abbildung von pflegerischen Behandlungspfaden – Leistungstransparenz und Qualitätssteuerung im Gesundheitswesen. Bad Emstal: Recom.

World Health Organization (WHO). (2001). International classification of functioning, disability and health – ICF. Genf: World Health Organization.

3 Assessmentinstrumente in der Betreuung von Menschen mit Demenz

3.1 Mini-Mental-Status-Test und Cohen-Mansfield Agitation Inventory

Beate Radzey

3.1.1 Einleitung

Weltweit kommt im Zusammenhang mit Demenzerkrankungen heute eine Fülle von Assessmentverfahren zum Einsatz. Burns et al. (2004) stellen in ihrem Kompendium »Assessement Scales in Old Age Psychiatry« rund 150 etablierte Assessmentinstrumente vor, davon allein 47 Tests für das kognitive Assessment. Die meisten dieser Verfahren sind für den klinischen Einsatz oder zu Studienzwecken entwickelt worden. Aber auch in der Pflege spielen Assessments im Hinblick auf eine qualitätsvolle Pflege und Betreuung von Menschen mit Demenz eine wichtige Rolle. Wenn es beispielsweise darum geht, zu bestimmen, welche therapeutischen Ziele in verschiedenen Stadien der Demenz festgelegt werden sollen, werden präzise Basisdaten der Bewohner benötigt (Whitehouse 1997). Eine genaue Beschreibung des Bewohnerzustandes ist daher nicht nur aus wissenschaftlicher Sicht relevant, sondern auch für die Praxis ein Hilfsmittel zur Pflegeplanung. Des Weiteren können geeignete Assessments dabei helfen, Bereiche zu identifizieren, an denen Interventionen erfolgreich ansetzen können, und sie tragen im weiteren Verlauf dazu bei, den Erfolg der Interventionen zu beurteilen.

> Die meisten Instrumente, die es im Bereich der Assessments von Menschen mit Demenz gibt, dienen der Erfassung des kognitiven Status, da Einschränkungen in der kognitiven Leistungsfähigkeit das primäre Krankheitsmerkmal darstellen.

In den letzten Jahren waren auch Veränderungen im Verhalten der Erkrankten zunehmend von Interesse, da vor allem dieser Bereich großen Einfluss auf die Betreuung der Betroffenen hat. Hierzu hat sich im angloamerikanischen Sprachraum das Forschungsfeld der »Behavioural and Psychological Symptoms of Dementia« (BPSD) etabliert, und mittlerweile sind viele Studien hierzu durchgeführt worden. Im Folgenden werden aus beiden Bereichen zwei in den USA entwickelte Instrumente, die auch in Deutschland verbreitet sind, vorgestellt: der Mini-Mental-Status-Test (MMST) und das Cohen-Mansfield Agitation Inventory (CMAI).

Beachtung haben beide Instrumente bekommen, seit sie bei den Hamburger Rahmenvereinbarungen für die besondere stationäre Dementenbetreuung zur Begutachtung der Bewohner eingesetzt werden. Der MMST wird auch im Rahmen des von der

»Arbeitsgruppe Geriatrisches Assessment« (AGAST) erarbeiteten Basisassessments (1995) in Deutschland genutzt. Beide Instrumente werden vorgestellt und im Hinblick auf ihre Bedeutung für die Pflege bewertet.

3.1.2 Direkte kognitive Assessmentverfahren

Grundlegendes Merkmal aller Demenzen ist der Abbau der kognitiven Leistungsfähigkeit. Kognitive Assessmentverfahren haben daher vor allem im diagnostischen Bereich eine große Bedeutung. Sie dienen der grundlegenden Klärung, ob eine Demenz vorliegt, welche Form der Demenz vorhanden ist und welches Stadium sie erreicht hat. Die zur psychologischen Diagnostik entwickelten und eingesetzten Assessmentverfahren zur Beurteilung des kognitiven Status haben folgende Zielsetzung (Ehrhardt et al. 1999):
- Screening
- Schweregradeinschätzung kognitiver Störungen
- Kategoriale Diagnose und Differenzialdiagnose
- Verlaufsbeschreibung
- Nachweis von Interventionseffekten
- Detaillierte Symptomerfassung

Die Verfahren, die zum direkten kognitiven Assessment eingesetzt werden, reichen von groben Screeningverfahren bis hin zu intensiven neuropsychologischen Testverfahren. Darüber hinaus gibt es auf spezifische Fragestellungen ausgerichtete Verfahren wie klinische Schweregradskalen, die das Stadium der Demenz bewerten (Teresi et al. 1997).

Standardisierte, kurze, psychometrische, kognitive Messverfahren, sogenannte Screeninginstrumente, identifizieren kognitive Störungen, die schon manifest sind und werden zur Verdachtsabklärung demenzieller Erkrankungen eingesetzt. Durch die Testung relevanter kognitiver Leistungsbereiche ermöglichen sie mittels sogenannter Cut-off-Werte eine globale Quantifizierung des kognitiven Status (Meng 2004).

Sie eignen sich nicht zur Diagnose einer beginnenden Demenz, sondern dienen vielmehr der Erfassung von Hinweisen auf Störungen (Klingenfeld et al. 1997). Um genauere Aussagen zu treffen, sind weiter reichende Verfahren einzusetzen. Aus diesem Grund sind Screeningverfahren auch umstritten. Ihr Vorteil liegt jedoch in der schnellen und einfachen Durchführbarkeit. Häufig sind sie auch Bestandteil von ausführlicheren Testbatterien.

3.1.3 Der Mini-Mental-Status-Test – Das weltweit am häufigsten eingesetzte Screeninginstrument zur Testung der kognitiven Leistungsfähigkeit

3.1.4 Entwicklung

Der Mini-Mental-Status-Test (MMST) ist der erste und am häufigsten verwendete psychometrische Screeningtest zur Erfassung kognitiver Störungen bei älteren Menschen. Er wurde von Folstein, Folstein und McHugh als einfaches Testinstrument für den Einsatz am Krankenbett entwickelt und von den Autoren 1975 zum ersten Mal im »Journal of Psychiatric Research« veröffentlicht. Mittlerweile wird davon ausgegangen, dass diese Publikation der am häufigsten zitierte Artikel in den Gesundheitswissenschaften ist. Im Februar 2007 konnte Nilsson in internationalen Fachzeitschriften 19.721 Stellen identifizieren, in denen der Orginalartikel zitiert wurde. Mittlerweile kommt der Test weltweit zum Einsatz und wurde autorisiert in 35 Sprachen übersetzt.

> Der Mini-Mental-Status-Test wird bei der Demenzdiagnose angewandt und dient als Hilfsmittel zur groben Einschätzung einer kognitiven Funktionsstörung und zur Einschätzung des Schweregrades.

Der MMST ist ein Bestandteil umfassender Testbatterien wie SIDAM, CERAD und CAMDEX (Ehrhardt et al. 1999). Der MMST wird sowohl im klinischen Setting als auch zu Studienzwecken eingesetzt (Tombaugh et al. 1992).

3.1.5 Aufbau und Auswertung

Es handelt sich beim MMST um einen sehr kurzen Test zur Erfassung demenztypischer kognitiver Beeinträchtigungen (Ehrhardt et al. 1999). Mit ihm werden die kognitiven Leistungsbereiche Orientierung, Merkfähigkeit, Konzentration, Reproduktion, Sprache, Auffassung und zeichnerische Wiedergabe erfasst (vgl. MMST am Ende des Kapitels). Der Test wird als Interview durchgeführt und dauert ca. 15 Minuten. Die Einfachheit des Tests erlaubt auch die Durchführung durch medizinisches Hilfspersonal. International variieren die einzelnen Fragen, aber auch innerhalb Deutschlands liegen unterschiedliche Varianten vor, so gibt es zum Beispiel Unterschiede bei den drei Begriffen, die wiederholt werden müssen.

> Die getestete Person kann maximal 30 Punkte erreichen. Geistig rüstige Personen in höherem Lebensalter erreichen im Durchschnitt 28 Punkte, der Grenzwert für das Vorliegen einer Demenz wird bei Personen mit einem durchschnittlichen Bildungsgrad bei 24 Punkten gesehen (Tombaugh et al. 1992). Beim Erreichen von weniger als 18 Punkten spricht man von einer mittelgradigen Demenz, bei weniger als 10 Punkten von einer schweren Demenz.

3.1.6 Wissenschaftliche Güte

Die langjährigen Erfahrungen, die mittlerweile mit dem MMST gemacht wurden, belegen, dass die Güte dieses Verfahrens aufgrund methodischer Probleme eingeschränkt ist. Der Test ist aus diagnostischer Sicht zu einfach, um eine beginnende Demenz zu bestimmen. Werden von den Probanden mehr als 24 Punkte erreicht, so ist keine Unterscheidung zwischen Nichtdementen und Personen mit einer beginnenden Alzheimer Erkrankung möglich (Engel 1997, zit. n. Ehrhardt et al. 1999, S. 50). Das heißt, das Verfahren weist bei der Erfassung früher Demenzstadien eine geringe Sensitivität auf und ist somit zur Diagnostik nur begrenzt geeignet.

Tests haben auch gezeigt, dass, abgesehen vom kognitiven Status, einige weitere Variablen das Testergebnis beeinflussen. Gut dokumentiert sind die Einflüsse von Alter, Bildungsstand und kulturellem Hintergrund (Tombaugh et al. 1992, Brayne et al 1998). Eine italienische Studie zeigt, dass auch die berufliche Vergangenheit deutlichen Einfluss auf das Abschneiden im Test hat (Frisoni et al. 1993).

In einer aktuellen australischen Studie haben Anderson et al. (2007) die Güte des Tests untersucht und festgestellt, dass folgende Variablen Einfluss auf das Testergebnis nehmen können: Alter, Ausbildungsgrad, Sprache, die zu Hause gesprochen wird, Geburtsland, sozioökonomischer Status, Beruf, Geschlecht und Stimmungsbeeinträchtigungen. Die Autoren gehen jedoch davon aus, dass diese Einflüsse durch einfache Regeln, beispielsweise das Herabsetzen von Cut-off-Werten bei bestimmten Gruppen, ausgeglichen werden können.

Starr und Lonie (2007) haben ermittelt, dass zehn Jahre Altersunterschied im Ergebnis einen Punkt ausmachen, gleiches gilt für eine Differenz von fünf Punkten im Intelligenz-Quotient (IQ). Dieses Ergebnis hat auch eine Relevanz für den Einsatz bei Studien, da hier bei Vergleichen das Alter der untersuchten Populationen berücksichtigt werden muss.

Der MMST fällt bei sehr alten und bei gebrechlichen Personen schlecht aus. Geringere Werte werden auch bei Personen mit sensorischen sowie motorischen Einschränkungen erzielt, da diese Behinderungen das Messergebnis beeinflussen (Teresi et al. 1997).

Zur Erfassung von Krankheitsverläufen ist der MMST nur begrenzt geeignet. Seine Sensitivität reicht nicht aus, um Veränderungen in sehr kurzen Zeiträumen zu messen. Reliable Daten zur Veränderung im kognitiven Abbauprozess sind erst ab ca. einem Jahr nach der ersten Messung signifikant (van Belle et al. 1990). Hensel (2007) hat berechnet, dass bei einem wiederholten Assessment mit dem Abstand von 1,5 Jahren eine Veränderung von 2 bis 4 Punkten als verlässliche Veränderung gewertet wird. Kleinere Veränderungen sind häufig auf Messfehler zurückzuführen.

3.1.7 Einsatz in der Diagnostik

Die beschriebenen Ergebnisse zeigen, dass der MMST Grenzen in seiner Anwendbarkeit hat. Vor allem ist sein Einsatz bei der Diagnostik beschränkt, da er nicht zur Frühdiagnose geeignet ist. Die Sensitivität und Spezifität eines Instruments stellen sicher, das die Erkrankten gefunden werden und die nicht Erkrankten von einer Diagnose ausgeschlossen werden. Bei einem Grenzwert von 23–24 Punkten hat der MMST eine Sensitivität von 80 bis 90 % (Meng 2004). Das heißt, seine »Trefferquote« liegt in diesem Bereich relativ hoch. Dennoch gibt es Studien, die zeigen, dass auch Menschen, die 30 Punkte erreichen, bereits an einer Demenz erkrankt sein können (Shiroky 2007).

Eine wichtige Zielsetzung bei der Entwicklung von weiteren Instrumenten war es daher, Testverfahren zu erarbeiten, die sensibel genug sind, um schon in einem sehr frühen Demenzstadium kognitive Einschränkungen zu erfassen. Einer frühen Diagnose wird in medizinischen Kreisen eine große Bedeutung zugemessen, da Patienten in einem frühen Krankheitsstadium mit geringer Symptomatik und hoher erhaltender Funktionsfähigkeit einer adäquaten medikamentösen und pychosozialen Therapie zugeführt werden können (Meng 2004).

Mittlerweile wurde auch in Deutschland eine Reihe von verbesserten Verfahren entwickelt. Eines der ersten war der Syndrom-Kurz-Test (SKT) von Erzigkeit (1989). Neuere deutsche Testverfahren sind DemTect (Calabrese, Kessler 2000) und der Test zur Früherkennung von Demenzen mit Depressionsabgrenzung (TFDD) von Ihl und Grass-Kapanke (1998). Diese Instrumente weisen im Hinblick auf die Frühdiagnostik eine weitaus bessere Validität auf (Kalbe et al. 2004, Ihl et al. 2000).

Obwohl zur Diagnostik im Moment eine Reihe von geeigneten Testinstrumenten zur Verfügung steht, werden diese in Deutschland noch nicht in ausreichendem Umfang eingesetzt (vgl. Calabrese 2002). Eine britische Studie zeigt, dass auch dort – trotz des Vorliegens von geeigneteren Tests – Hausärzten in der Regel den MMST einsetzen, weil dieser leicht zugänglich ist und in einigen politischen Empfehlungen genannt wird (Milne et al. 2008).

Es wird daher auch daran gearbeitet, den ursprünglichen Test im Hinblick auf eine bessere Frühdiagnose weiterzuentwickeln. Diniz et al. (2007) konnten ermitteln, dass das Einführen von bestimmten Subtest Scores in Ergänzung zum Gesamtscore die Sensitivität im Screening bei leichten kognitiven Beinträchtigungen verbessert.

Trotz dieser Probleme laufen international auch einige Studien, die erproben, inwieweit der MMST bei anderen Störungen als einer Alzheimer Demenz als Screeninginstrument eingesetzt werden kann, beispielsweise bei der Identifikation kognitiver Defizite bei einer Parkinson Erkrankung (Zadikoff 2008) oder bei spezifischen Formen der Frontotemporalen Demenz (Osher et al. 2007) sowie bei traumatischen Hirnverletzungen (Srivastava et al. 2006).

3.1.8 Einsatz bei Studien

Was den Einsatz des MMST im Rahmen von Studien betrifft, so ist davon auszugehen, dass er seine Bedeutung beibehält, da aufgrund des großen Verbreitungsgrades weltweit umfangreiche Vergleichsdaten vorliegen. In diesem Kontext kann man den MMST als ein »globalisiertes« Instrument bezeichnen. Es gibt kaum eine internationale Studie im Feld der Demenzforschung, bei der zur Beschreibung der Studienpopulation nicht der MMST eingesetzt wird.

3.1.9 Einsatz in der Pflege

Der MMST wird bereits seit einiger Zeit gemeinsam mit der Cohen-Mansfield Skala in einigen Bundesländern (beispielsweise Hamburg, Baden-Württemberg, Niedersachsen) als ein Instrument zur Bewertung des besonderen Betreuungsbedarfs von Menschen mit Demenz in der stationären Altenhilfe genutzt. Hierbei ist es von Vorteil, dass mit dem MMST bei einer bereits manifesten Erkrankung der Schweregrad eingestuft werden kann. Personen, die die besondere Betreuung erhalten sollen, müssen – neben einer Reihe anderer Kriterien – zum Beleg der Schwere ihrer Erkrankung weniger als 16 Punkte im MMST erreichen.

Auch in anderen Ländern wird der MMST genutzt, um zu bestimmen, ob Erkrankte bestimmte Leistungen, wie beispielsweise die Verschreibung von Cholinesterasehemmern, erhalten (Mossello et al.i 2006).

Außer dem hier beschriebenen Einsatz bei der Begutachtung der Pflegebedürftigkeit in einigen Bundesländern ist es bisher nicht üblich, den MMST als Assessmentinstrument in der Pflege zu nutzen, obwohl die Durchführbarkeit recht einfach ist. Es stellt sich die Frage, welchen Beitrag der MMST zu einer fundierten, systematischen pflegerischen Diagnostik leisten kann. Da der Schweregrad der Erkrankung häufig auch mit dem funktionalen Status und damit dem pflegerischen Bedarf des Betroffenen korreliert, kann der Test durchaus ein geeignetes Hilfsmittel in der Pflege sein. Auch die Möglichkeit, über einen längeren Zeitraum Krankheitsverläufe mit dem MMST zu dokumentieren, kann vor allem der Pflegeplanung zu Nutzen kommen.

> Kritisch beim Einsatz des MMST in Pflegeheimen kann jedoch das Auftreten von sogenannten Bodeneffekten sein. Viele Bewohner in der stationären Pflege befinden sich bereits in einem sehr fortgeschrittenen Krankheitsstadium und bei der Durchführung des Tests kann es sein, dass häufig nur sehr niedrige Punktwerte bzw. keine Punkte erreicht werden.

Hinzu kommen die bereits oben erwähnten Einschränkungen in der Güte des Tests bei hochbetagten Menschen sowie Personen mit motorischen und sensorischen Einschränkungen.

3.1.10 Fazit

Mehr als 30 Jahre nach seiner Veröffentlichung ist der MMST noch immer das am weitesten verbreitete und auch ein verlässliches kognitives Assessmentinstrument in der geriatrischen und klinischen Praxis (Mossello et al. 2006). Es war das erste Instrument, dass es ermöglichte, standardisiert, auf einfachem Wege zu verlässlichen Einschätzungen bezüglich der kognitiven Leistungsfähigkeit einer getesteten Person zu kommen.

> Der MMST hat einen erheblichen Beitrag dazu geleistet, dass das kognitive Screening nicht mehr von individuellen professionellen Fähigkeiten abhängig war, sondern eine systematische Komponente eines umfassenden geriatrischen Assessments wurde.

Im Hinblick auf seine Mängel kann auch argumentiert werden, dass kein Test in jeder Situation, für jeden Zweck geeignet ist und dass alle Testergebnisse mit einer gewissen Vorsicht interpretiert werden müssen. Da der MMST mittlerweile in viele Sprachen übersetzt und angepasst wurde (Müller 2008) und weltweit zum Einsatz kommt, wird er trotz seiner Mängel mit Sicherheit auch zukünftig seine Bedeutung im Feld der Demenzforschung behalten.

3.2 Das Assessment von Verhaltensstörungen

Nicht-kognitive, psychopathologische Störungen werden von professionell Pflegenden und pflegenden Angehörigen belastender empfunden als kognitive Störungen. Sie werden als hoher Risikofaktor für eine Heimunterbringung angesehen (Klingenfeld et al. 1999). Das Auftreten dieser Störungen ist nur zum Teil auf Beeinträchtigungen der kognitiven Leistungen und Alltagsaktivitäten sowie auf die Dynamik der Krankheitsentwicklung zurückzuführen. Insgesamt konnte in Bezug auf das Auftreten von bestimmten Verhaltensweisen eine große Variabilität zwischen den Erkrankten festgestellt werden (Cohen-Mansfield 1996). Außerdem variiert das Verhalten der Erkrankten während des Krankheitsverlaufs stark. Es gibt eine gewisse Wahrscheinlichkeit, dass bestimmte Verhaltensauffälligkeiten eher in frühen Stadien, andere eher in späten Stadien auftreten. Viele Studien haben jedoch nur geringe Korrelationen zwischen dem Grad der kognitiven Einschränkung beziehungsweise dem Ausmaß der ADL-Einschränkungen und dem Auftreten von Verhaltensauffälligkeiten gefunden (Office of Technology Assessment 1992).

Einige Autoren führen das Auftreten von bestimmten Verhaltensweisen auf ein Zusammenwirken verschiedener krankheitsbedingter, persönlicher und umweltspezifischer Faktoren zurück (Lawlor 1996). Eine Reihe von Studien zu Verhaltensinterventionen belegt, dass Umweltfaktoren sowie der Umgang mit den Erkrankten einen sehr großen Einfluss auf das Verhalten nehmen können (vgl. Allen-Burge et al. 1999). So kann eine Reduktion von Verhaltensauffälligkeiten durch entsprechende Maßnahmen bei der baulichen Gestaltung und in besonderem Maße durch den sozialen Umgang erreicht werden (vgl. Lind 2000). In Studien zu speziellen Betreuungsansätzen, wie beispielsweise den amerikanischen »Special Care Units«, wird davon ausgegangen, dass durch den spezifischen Betreuungsansatz, insbesondere bei den so genannten herausfordernden Verhaltensweisen (challenging behaviour), positive Veränderungen bei den Betroffenen erreicht werden können. Daher dient das Verhalten bei vielen Studien zur Versorgung und Betreuung als wichtige Effektvariable.

Zur Erfassung des Verhaltens bei Menschen mit Demenz liegt eine Fülle von Instrumenten vor. Einen ausführlichen Überblick bieten beispielsweise Teri et al. (1994), Zaudig (1996), Cohen-Mansfield (1996), Teri et al. (1997), Tariot et al. (1997), Mulsant et al. (1997), Kurz (1998), Burns et al. (2004). In der Regel werden die Verfahren danach unterschieden, ob die Datenerhebung durch Beobachtung, Befragung oder Fremdbeurteilung erfolgt. Ein weiteres Unterscheidungskriterium besteht darin, ob das Verhalten generell erfasst oder nur spezifische Verhaltensweisen, wie etwa aggressives Verhalten untersucht werden. Viele dieser Instrumente wurden bisher jedoch nicht übersetzt beziehungsweise auf die deutsche Situation hin adaptiert.

BEHAVE-AD (Reisberg et al. 1987) und das Neuropsychiatric Inventory (Cummings 1994 und 1997) sind Instrumente, die darauf ausgelegt sind, einen umfassenden Verhaltensstatus der untersuchten Person zu erfassen.

Darüber hinaus gibt es auch eine Vielzahl von Instrumenten, die nur bestimmte Verhaltensdimensionen bewerten. Ein in Pflegeeinrichtungen sehr häufig benutztes spezifisches Erhebungsinstrument ist das von Cohen-Mansfield et al. (1989) entwickelte Cohen-Mansfield Agitation Inventory (CMAI).

3.3 Das Cohen-Mansfield Agitation Inventory (CMAI) als Instrument zur Erfassung von agitiertem Verhalten

3.3.1 Definition von agitiertem Verhalten

Das CMAI ist kein Instrument für die generelle Erfassung von Verhaltensstörungen, sondern wird für die gezielte Erfassung agitierter Verhaltensweisen eingesetzt.

> Agitiertes Verhalten wird verstanden als eine unangemessene verbale, vokale oder motorische Aktivität, die sich dem Beobachter nicht direkt durch die Bedürfnisse oder die Verwirrung der agitierten Person erklärt, beispielsweise zielloses Wandern, Fluchen, Schreien, Beißen und Schlagen (vgl. Cohen-Mansfield 1989).

Wichtig bei der Beurteilung ist die Perspektive des Beobachters, denn bestimmten Verhaltensweisen können natürlich unerfüllte Bedürfnisse zugrunde liegen, die für den Außenstehenden so nicht erkennbar sind. Agitierte Verhaltensweisen treten nicht bei allen Menschen, die an einer Demenz erkrankt sind, auf. Es liegen Indizien dafür vor, dass das Auftreten von agitiertem Verhalten in direktem Zusammenhang mit Unannehmlichkeiten bzw. unerfüllten Bedürfnissen der Betroffenen steht. (Pelletier 2007).

3.3.2 Entwicklung

Das CMAI wurde auf der Basis ausführlicher, empirischer Beobachtungen von dementen und nicht dementen Pflegeheimbewohnern entwickelt. Diese empirische Studie (Cohen-Mansfield 1992) gilt als eine der umfassendsten, die zu dieser Thematik durchgeführt wurde und stellt die Grundlage für das Instrument dar. Das CMAI wurde in Pflegeheimen für die Nutzung in Pflegeheimen entwickelt. Es ist in Bezug auf agitiertes Verhalten das am häufigsten genutzte Instrument. Es wurde mit dem Ziel konzipiert, dass es sowohl bei Studien zu Verhaltensinterventionen eingesetzt werden kann als auch Strategien zur Behandlung von agitiertem Verhalten bewerten kann (Cohen-Mansfield 1996). Mittlerweile findet es weltweit Anwendung, beispielsweise in China (Lin et al. 2007) oder in den Niederlanden (Zuidema 2006).

3.3.3 Aufbau und Auswertung

Das Instrument umfasst 29 beobachtbare agitierte Verhaltensweisen und kann von qualifiziertem Pflegepersonal eingesetzt werden. Dabei wird das Verhalten von Pflegeheimbewohnern über einen Zeitraum von zwei Wochen bewertet. Die Bewertung erfolgt auf einer siebenstufigen Skala entsprechend der Häufigkeit des Auftretens der Verhaltensweise (»niemals« bis »mehrmals in der Stunde«). Gemessen werden nur beobachtbare Verhaltensweisen, nicht die Stimmung oder der Inhalt von Gedanken.

Die Anwendung der Originalform dauert ca. 10 bis 15 Minuten (Burns et al. 2004) (vgl. CMAI am Ende des Kapitels).

Das Instrument gilt als valide und reliabel (Finkel et al. 1992). Die Reliabilitätswerte liegen zwischen 0.88 und 0.92 (Teri et al. 1997). Faktoren- und Korrelationsanalysen, die durchgeführt wurden, ergaben, dass bestimmte Verhaltensweisen zusammen auftreten beziehungsweise korrelieren (Cohen-Mansfield et al. 1996). Es ergaben sich dabei vier Faktoren:
1. körperlich aggressives Verhalten,
2. körperlich nicht-aggressives Verhalten,
3. verbal agitiertes Verhalten und
4. Verstecken beziehungsweise Horten von Gegenständen (Teri et al. 1997).

Die Ergebnisse der Studien von Cohen-Mansfield zeigen, dass die Faktoren in verschiedenen Stadien der Demenz auftreten und auch mit verschiedenen Umweltbedingungen und verschiedenen psychosozialen Variablen korrelieren (Cohen-Mansfield et al. 1992). Daher gibt es für das Instrument keinen Gesamtscore, sondern einen Score für die einzelnen Faktoren.

3.3.4 Einsatz bei Studien

Die ursprüngliche Zielsetzung der Autoren des CMAI, das Instrument zu Studienzwecken einzusetzen, wird mittlerweile erreicht. Aktuell liegen beispielsweise Prävalenzstudien zu Verhaltensstörungen aus den Niederlanden (Zuidema et al. 2006) und Norwegen (Testad 2007) vor, die das CMAI einsetzen.

Neben diesen Prävalenzstudien wird das Instrument sowohl bei medikamentösen als auch bei nicht-medikamentösen Interventionsstudien eingesetzt. In den letzten Jahren wurde eine Reihe von Studien publiziert, bei denen das CMAI zur Messung der Wirksamkeit unterschiedlicher Medikamente bei der Behandlung von Verhaltens- und psychischen Störungen eingesetzt wurde (vgl. Lee et al. 2007, Suh et al. 2006, Verhey et al. 2006, Forester et al. 2007, Howard et al. 2007, Mintzer et al 2007, Rabinowitz et al. 2007, Rainer et al. 2007, Zhong et al. 2007).

Aber auch aus dem Feld der nicht-medikamentösen Interventionen liegen entsprechende Studien vor, die beispielsweise die Effekte eines Wandergartens (Detweiler et al. 2008), die Anwendung von Musiktherapie (Ledger, Baker 2007), den Einsatz craniosacraler Techniken (Gerdner et al. 2008) oder eine verbesserte psychosoziale Betreuung (Fossey et al. 2006) auf das Verhalten von Menschen mit untersuchen.

3.3.5 Einsatz des CMAI in der Pflege

In Deutschland kommt das Instrument in leicht modifizierter Form immer häufiger zum Einsatz (Klingenfeld et al. 1999). Da das Instrument Verhaltensweisen erfasst, die bei der Pflege und Betreuung problematisch sind, hat es Bedeutung bei der Begutachtung der Pflegebedürftigkeit erlangt. Bei den Hamburger Rahmenvereinbarungen für die besondere stationäre Dementenbetreuung wird das CMAI genutzt, um Personen mit besonderem Betreuungsbedarf zu identifizieren. In ähnlicher Weise kam es in der Studie »Leistungsvergleich stationärer Dementenbetreuung« zum Einsatz (vgl. Dürrmann 1999, 2000).

Kritisch muss hierzu angemerkt werden, dass das Instrument in einem anderen Kontext und nicht zu diesem Zweck entwickelt worden ist. Werden agitierte Verhaltensweisen als Kriterien für die Pflegebedürftigkeit herangezogen, so darf nicht außer Acht gelassen werden, dass diese auf eine Vielzahl von Ursachen zurückgeführt werden können. Für die Bewertung der Pflegebedürftigkeit ist daher entscheidend, herauszufinden, welche Bedürfnisse dem gezeigten Verhalten zugrunde liegen und welcher Betreuungs- und Interventionsbedarf hieraus resultiert. Erst dieser Schritt ermöglicht eine Beschreibung des pflegerischen Aufwandes. Entscheidend für die Pflege ist nicht, ob ein bestimmtes Verhalten auftritt, sondern wie darauf bedarfsgerecht reagiert werden kann.

Die in Deutschland vorliegenden Rahmenempfehlungen zum Umgang mit herausforderndem Verhalten bei Menschen mit Demenz in der stationären Altenhilfe (BMG 2006) empfehlen für die Pflege den Einsatz von Assessmentinstrumenten, unter anderem den CMAI, da diese dabei helfen können, wichtige individuelle Boebachtungen der Betreuenden zu objektivieren und damit einen Beitrag für eine fundierte Grundlage einer verstehenden Diagnostik leisten können (BMG 2006). Im Rahmen einer verstehenden Fallarbeit können durch die Anwendung geeigneter Assessmentinstrumente Verhaltensweisen in einer objektivierten Form beschrieben werden. Diese Beschreibung kann als einheitliche Grundlage für die Pflege- und Interventionsplanung dienen, aber auch hilfreich im Rahmen der Kooperation mit anderen Berufsgruppen, beispielsweise Ärzten, die die medikamentöse Behandlung steuern, sein (vgl. Beitrag von Halek et al. in diesem Band).

3.3.6 Fazit

Cohen-Mansfield (1996) resümiert aus ihren eigenen Studien zum agitierten Verhalten, dass alle Instrumente in diesem Feld noch einen deutlichen Entwicklungsbedarf haben. Ihrer Meinung nach reicht es nicht aus, die Häufigkeit bestimmter Verhaltensweisen aufzuzeichnen, sondern die Gründe für das Auftreten herauszufinden.

> Die Fragen nach den Ursachen agitierten Verhaltens, ob unbefriedigte Bedürfnisse oder Stress diese Verhaltensweisen provozieren und ob sie durch veränderte Umweltbedingungen beeinflusst werden können, vermag bislang kein Instrument zu beantworten.

Geeignete Instrumente müssen die auftretenden Verhaltensweisen, die jeweiligen Situationen und die daraus resultierenden Folgen ebenso erfassen wie unbefriedigte Bedürfnisse, Stresssymptome und den Einfluss des Verhaltens auf andere Personen (vgl. Cohen-Mansfield 1996).

Literatur

Allen-Burge, R., Stevens, A.B. & Burgio, L.D. (1999). Effective Behavioral Interventions for Decreasing Dementia-Related Challenging Behavior in Nursing Homes. International Journal of Geriatric Psychiatry, 14(3), 213–232.

Anderson, T. M., Sachdev, P. S., Brodaty, H., Trollor, J. N. & Andrews, G. (2007). Effects of sociodemographic and health variables on Mini-Mental State Exam scores in older Australians. In: American Journal of Geriatric Psychiatry 15(6), 467–476.

Arbeitsgruppe Geriatrisches Assessment (1995). Geriatrisches Basisassessment. Handlungsanleitungen für die Praxis. München: MMV Medizin Verlag.

Besondere stationäre Dementenbetreuung in Hamburg (2000). Behörde für Soziales und Familie. Amt für Soziales und Rehabilitation. Abteilung für Rehabilitation, Altenhilfe, Pflege und Betreuung. Hamburg.

BMG (Hg) (2006). Rahmenempfehlungen zum Umgang mit herausforderndem Verhalten bei Menschen mit Demenz in der stationären Altenhilfe. Berlin: Bundesminsterium für Gesundheit.

Brayne, C. (1998). The mini-mental state examination, will we be using it in 2001? In: International Journal of Geriatric Psychiatry 13(5), 285–290.

Burns, A., Lawlor, B., Craig, S. & Coen, R. (Hg.) (2004). Assessment Scales in Old Age Psychiatry. Second Edition. London and New York: Martin Dunitz.

Calabrese, P. (2002). Frühdiagnostik kognitiver Defizite in der hausärztlichen Praxis. Hausarztkolleg 1/02, 19–22.

Calabrese, P. & Kessler, J. (2000). DEMTECT. EISAI/Pfizer-Verlag, Karlsruhe.

Cohen-Mansfield, J. (1996). Behavioral and Mood Evaluations: Assessment of Agitation. International Psychogeriatrics 8(2), 233–245.

Cohen-Mansfield, J., Marx, M.S. & Werner, P. W. (1992). Agitation in elderly persons: An integrative report of findings in a nursing home. International, Psychogeriatrics, 4(Suppl 2), 221–240.

Cohen-Mansfield, J., Marx, M. S. & Rosenthal, A. S. (1989). A description of agitation in a nursing home. Journal of Gerontology: Medical Sciences, 44 (3), 77–84.

Cummings, J. L. (1997). The Neuropsychiatric Inventory: Assessing Psychopathology in Dementia Patients. Neurology 48 (Suppl. 6), S10–S16.

Cummings, J. L., Mega, M., Gray, K.,; Rosenberg-Thompson, S., Carusi, D. A. & Gornbein, J. (1994). The Neuropsychiatric Inventory: Comprehensive Assessment of Psychopathology in Dementia. Neurology 44(12), 2308–2314.

Detweiler, M. B., Murphy, P. F., Myers, L. C. & Kim, K. Y. (2008). Does a Wander Garden Influence Inappropriate Behaviors in Dementia Residents? In: American Journal of Alzheimer's Disease and other Dementias 23(1), 31–45.

Diniz, B. S., Yassuda, M. S., Nunes, P. V., Radanovic, M. & Forlenza, O. V. (2007). Mini-mental State Examination performance in mild cognitive impairment subtypes. In: International Psychogeriatrics 19(4), 647–656

Dürrmann, P. (1999). Differenzierung statt Pauschalierung. Versorgungsaufwand für Demenzkranke im Leistungsvergleich. Altenheim, 38(2), 26–29.

Dürrmann, P. (2000). 45 Minuten Mehraufwand. Ergebnisse des »Leistungsvergleichs vollstationäre Versorgung Demenzkranker (LvVD). Altenheim, 39(4), 30–34.

Ehrhardt, T. & Plattner, A. (1999). Verhaltenstherapie bei Morbus Alzheimer. Göttingen: Hogrefe, Verlag für Psychologie.

Erzigkeit, H. (1989). SKT. Ein Kurztest zur Erfassung von Gedächtnis- und Aufmerksamkeitsstörungen. Weinheim: Beltz.

Finkel, S. I., Lyons, J. S. & Anderson, R. L. (1992). Reliability and Validity of the Cohen-Mansfield Agitation Inventory in Institutionalized Elderly. In: International Journal of Geriatric Psychiatry 7(7), 487–490.

Folstein, M. F., Folstein, S. E. & McHugh, P. R. (1975). »Mini-mental state«. A practical method for grading the cognitive state of patients for the clinician. In: Journal of Psychiatric Research 12(3), 189–198. (Deutsche Übersetzung von J. Kessler; H. J. Markowitsch; P. Denzler, 1990. Weinheim: Beltz Test).

Forester, B., Vanelli, M., Hyde, J., Perez, R., Ahokpossi, C., Sribney, W. & Adkison, L. (2007). Report on an open-label prospective study of divalproex sodium for the behavioral and psychological symptoms of dementia as monotherapy and in combination with second-generation antipsychotic medication. In: American Journal of Geriatric Pharmacotherapy 5(3), 209–217.

Fossey, J., Ballard, C., Juszczak, E., James, I., Alder, N., Jacoby, R. & Howard, R. (2006). Effect of enhanced psychosocial care on antipsychotic use in nursing home residents with severe dementia: cluster randomised trial. In: British Medical Journal 332(7544), 756–761.

Frisoni, G. B. et al. (1993). Principal lifetime occupation and MMSE score in elderly persons. Journal of Gerontology (48), 310–314.

Gerdner, L. A., Hart, L. K. & Zimmerman, M. B. (2008). Craniosacral still point technique: exploring its effects in individuals with dementia. In: Journal of Gerontological Nursing 34(3), 36–45.

Hensel, A., Angermeyer, M. C. & Riedel-Heller, S. G. (2007). Measuring cognitive change in older adults: reliable change indices for the Mini-Mental State Examination. In: Journal of Neurology, Neurosurgery, and Psychiatry 78(12), 1298–1303.

Howard, R. J., Juszczak, E., Ballard, C. G., Bentham, P., Brown, R. G., Bullock, R., Burns, A. S., Holmes, C., Jacoby, R., Johnson, T., Knapp, M., Lindesay, J., O'Brien, J. T., Wilcock, G., Katona, C., Jones, R. W., DeCesare, J. & Rodger, M. (2007). Donepezil for the treatment of agitation in Alzheimer's disease. In: New England Journal of Medicine 357(14), 1382–1392.

Ihl, R. & Grass-Kapanke, B. (1998). Test zur Früherkennung der Demenz mit Depressionsabgrenzung. Schwabe-Pharma-Verlag, Karlsruhe.

Kalbe, E., Kessler, J., Calabrese, P., Smith, R., Passmore, A. P., Brand, M. & Bullock, R. (2004). DemTect: a new, sensitive cognitive screening test to support the diagnosis of mild cognitive impairment and early dementia. In: International Journal of Geriatric Psychiatry 19(2), 136–143.

Klingenfeld, H. & Bruder, J. (1999). Diagnostik der Demenz: Ergotherapie Demenzkranker. Norderstedt: fidem.

Kurz, A. (1998). »BPSD«: Verhaltensstörungen bei Demenz. Ein neues diagnostisches und therapeutisches Konzept? Nervenarzt 69(3), 269–273.

Lawlor, B. A. (1996). Environmental and Social Aspects of Behavioral Disturbances in Dementia. International Psychogeratrics 8(3), 259–261.

Ledger, A. J. & Baker, F. A. (2007). An investigation of long-term effects of group music therapy on agitation levels of people with Alzheimer's Disease. In: Aging & Mental Health 11(3), 330–338.

Lee, H. B., Hanner, J. A., Yokley, J. L., Appleby, B., Hurowitz, L. & Lyketsos, C. G. (2007). Clozapine for treatment-resistant agitation in dementia. In: Journal of Geriatric Psychiatry and Neurology 20(3), 178–182.

Lin, L. C., Kao, C. C., Tzeng, Y. L. & Lin, Y. J. (2007). Equivalence of Chinese version of the Cohen-Mansfield Agitation Inventory. In: Journal of Advanced Nursing 59(2), 178–185.

Lind, S. (2000). Umgang mit Demenz: Wissenschaftliche Grundlagen und praktische Methoden. Stuttgart: Paul-Lempp-Stiftung.

Lou, M. F., Dai, Y. T., Huang, G. S. & Yu, P. J. (2007). Identifying the most efficient items from the Mini-Mental State Examination for cognitive function assessment in older Taiwanese patients. In: Journal of Clinical Nursing 16(3), 502–508.

Meng, K. (2004). Demenzscreening: Neuere Entwicklungen und Bedeutung für die Diagnosestellung in der Praxis. In: Verhaltenstherapie & psychosoziale Praxis 36(4), 757–765.

Milne, A., Culverwell, A., Guss, R., Tuppen, J. & Whelton, R. (2008). Screening for dementia in primary care: a review of the use, efficacy and quality of measures. In: International Psychogeriatrics, 1–16.

Mintzer, J. E., Tune, L. E., Breder, C. D., Swanink, R., Marcus, R. N., McQuade, R. D. & Forbes, A. (2007). Aripiprazole for the treatment of psychoses in institutionalized patients with Alzheimer dementia: a multicenter, randomized, double-blind, placebo-controlled assessment of three fixed doses. In: American Journal of Geriatric Psychiatry 15(11), 918–931.

Mossello, E. & Boncinelli, M. (2006). Mini-Mental State Examination: a 30-year story. In: Aging Clinical and Experimental Research 18(4), 271–273.

Müller, K. (2008). Assessmentinstrumente: Übersetzung und kultursensible Anpassung. In: Dess orientiert 1/08, 31–39.

Mulsant, B. H., Mazumdar, S., Pollock, B. G., Sweet, R. A., Rosen, J. & Lo, K. (1997). Methodological Issues in Characterizing Treatment Response in Demented Patients With Behavioral Disturbances. International Journal of Geriatric Psychiatry 12(5), 537–547.

Nilsson, F. M. (2007). Mini Mental State Examination (MMSE) – probably one of the most cited papers in health science. In: Acta Psychiatrica Scandinavia 116(2), 156–157.

Office of Technology Assessment (Herdman, R. C., Behney, C. J., Maslow, K. & Kemp, K.) (1992). Special Care Units for People with Alzheimer's and Other Dementia: Consumer Education, Research, Regulatory and Reimbursement Issues. Washington D. C.: U. S. Congress, Office of Technology Assessment.

Osher, J. E., Wicklund, A. H., Rademaker, A., Johnson, N. & Weintraub, S. (2007). The mini-mental state examination in behavioral variant frontotemporal dementia and primary progressive aphasia. In: American Journal of Alzheimer's Disease and other Dementias 22(6), 468–473.

Pelletier, I. C. & Landreville, P. (2007). Discomfort and agitation in older adults with dementia. In: BMC Geriatr 7, 27.

Rabinowitz, J., Katz, I., De Deyn, P. P., Greenspan, A. & Brodaty, H. (2007). Treating behavioral and psychological symptoms in patients with psychosis of Alzheimer's disease using risperidone. In: International Psychogeriatrics 19(2), 227–240.

Rainer, M., Haushofer, M., Pfolz, H., Struhal, C. & Wick, W. (2007). Quetiapine versus risperidone in elderly patients with behavioural and psychological symptoms of dementia: efficacy, safety and cognitive function. In: Eurpean Psychiatry 22(6), 395–403.

Reisberg, B., Borenstein, J., Salob, S. P., Ferris, S. H., Franssen, E. & Georgotas, A. (1987). Behavioral Symptoms in Alzheimer's Disease: Phenomenology and Treatment. Journal of Clinical Psychiatry, 48 Suppl, 9–15.

Shiroky, J. S., Schipper, H. M., Bergman, H. & Chertkow, H. (2007). Can you have dementia with an MMSE score of 30? In: American Journal of Alzheimer's Disease and other Dementias 22(5), 406–415.

Srivastava, A., Rapoport, M. J., Leach, L., Phillips, A., Shammi, P. & Feinstein, A. (2006). The utility of the mini-mental status exam in older adults with traumatic brain injury. In: Brain Injury 20(13–14), 1377–1382.

Starr, J. M., Lonie, J. (2007). The influence of pre-morbid IQ on Mini-Mental State Examination score at time of dementia presentation. In: International Journal of Geriatric Psychiatry 22(4), 382–384.

Suh, G. H., Greenspan, A. J. & Choi, S. K. (2006). Comparative efficacy of risperidone versus haloperidol on behavioural and psychological symptoms of dementia. In: International Journal of Geriatric Psychiatry 21(7), 654–660.

Tariot, P. N., Porsteinsson, A., Teri, L. & Weiner, M. F. (1997). Measurement of Behavioral Disturbance in Chronic Care Populations. In: Teresi, J. A., Lawton, M. P., Holmes, D.; Ory, M. (Hg.), Measurement in Elderly Chronic Care Populations. New York: Springer. 61–77.

Teresi, J. A. & Evans, D. A. (1997): Cognitive Assessment Measures for Chronic Care Populations. In: Teresi, J. A., Lawton, M. P., Holmes, D.; Ory, M. (Hg.), Measurement in Elderly Chronic Care Populations. New York: Springer. 1–23.

Teri, L., Logsdon, R. & Yesavage, J. (1997). Measuring Behavior, Mood, And Psychiatric Symptoms in Alzheimer Disease. In: Alzheimer Disease and Associated Disorders 11(6), 50–59.

Teri, L. & Logsdon, R. (1994). Assessment of Behavioral Disturbance in Older Adults. In: Lawton, M.P. and Teresi, J.A. (Hg.), Annual Review of Gerontology and Geriatrics: Focus on Assessment Techniques. New York: Springer. 107–124.

Testad, I.; Aasland, A. M.; Aarsland, D. (2007). Prevalence and correlates of disruptive behavior in patients in Norwegian nursing homes. In: International Journal of Geriatric Psychiatry 22(9), 916–921

Tombaugh, T. N. & McIntyre, N. J. (1992). The Mini-Mental-State-Test: A Comprehensive Review. Journal of the American Geriatrics Society, 40(9): 922–935.

van Belle, G., Uhlmann, F., Hughes, J. P. & Larson, E. B. (1990). Reliability of Estimates of Changes in Mental Status Test Performance in Senile Dementia of the Alzheimer Type. Journal of Clinical Epidemiology, 43: 589–595.

Verhey, F. R., Verkaaik, M. & Lousberg, R. (2006). Olanzapine versus haloperidol in the treatment of agitation in elderly patients with dementia: results of a randomized controlled double-blind trial. In: Dementia and Geriatric Cognitive Disorders 21(1), 1–8.

Whitehouse, P. J. (1997). Defining and Measuring Outcomes in Research on Alzheimer's Disease and Related Chronic Conditions: An Interdisciplinary Communication and Collaborative Challenge. In: Teresi, J. A., Lawton, M. P., Holmes, D. & Ory, M. (Hg.). Measurement in Elderly Chronic Care Populations. New York: Springer. ix-x.

Zadikoff, C., Fox, S. H., Tang-Wai, D. F., Thomsen, T., de Bie, R. M., Wadia, P., Miyasaki, J., Duff-Canning, S., Lang, A. E. & Marras, C. (2008). A comparison of the mini mental state exam to the Montreal cognitive assessment in identifying cognitive deficits in Parkinson's disease. In: Movement Disorders 23(2), 297–299.

Zaudig, M. (1996). Assessing Behavioral Symptoms of Dementia of the Alzheimer Type: Categorical and Quantitative Approaches. International Psychogeriatrics, 8(2), 183–200.

Zhong, K. X., Tariot, P. N., Mintzer, J., Minkwitz, M. C. & Devine, N. A. (2007). Quetiapine to treat agitation in dementia: a randomized, double-blind, placebo-controlled study. In: Current Alzheimer Research 4(1), 81–93.

Zuidema, S. U., van der Meer, M. M., Pennings, G. A. & Koopmans, R. T. (2006). Prevalentie van probleemgedrag bij een groip dementerende verpleeghuispatienten. In: Tijdschrift voor Gerontologie en Geriatrie 37(1), 19–24.

3.4 Assessmentinstrument für die verstehende Diagnostik bei Demenz: Innovatives demenzorientiertes Assessmentsystem (IdA)

Margareta Halek, Sabine Bartholomeyczik

3.4.1 Einleitung

Herausfordernde Verhaltensweisen von Menschen mit Demenz, häufig als problematisch bezeichnet, wie das ungezielte Hin- und Herlaufen, die unablässige Wiederholung von Sätzen oder Bewegungen, die Apathie sowie aggressive Ausbrüche kommen im pflegerischen Alltag in Altenpflegeheimen häufig vor und stellen Pflegende oft vor unlösbar erscheinende Anforderungen (Halek & Bartholomeyczik 2006). Situationen mit Bewohnern, die derartige Verhaltensweisen zeigen, erfordern viel Zeit und sind belastend sowohl für den Betroffenen selbst als auch für sein Umfeld. Vor diesem Hintergrund förderte das bundesdeutsche Ministerium für Gesundheit (BMG) die Entwicklung von wissensbasierten Rahmenempfehlungen zur Weiterentwicklung und Sicherung einer qualifizierten Pflege für demenziell Erkrankte in der stationären Altenhilfe. Der Fokus dieser Initiative lag auf pflegerischen Maßnahmen zum Umgang mit herausforderndem Verhalten. Auf der Basis einer internationalen Literaturanalyse sowie des Diskurses in einer interdisziplinären Expertengruppe wurden sieben Empfehlungen für die Altenpflege formuliert (Bundesministerium für Gesundheit, 2007).

Die ersten beiden Empfehlungen »Verstehende Diagnostik« und »Assessmentinstrumente« zielen auf die Grundlage jeglicher pflegerischer Maßnahmen ab, nämlich die genaue diagnostische Beschreibung des herausfordernden Verhaltens und die Suche nach seinen möglichen Erklärungen. Erst mit der Kenntnis der Gründe lassen sich passende Umgangsweisen für die Person mit Demenz planen, anwenden und evaluieren.

> Der Kern der verstehenden Diagnostik ist die Interpretation des Verhaltens aus der Perspektive der Demenzkranken.

Jedes Verhalten hat seine Gründe, auch das der Menschen mit Demenz, daher sollten Pflegende, Betreuer und Angehörige versuchen, diese Gründe zu finden. Diese können vielfältig sein. So kann das Verhalten ausschließlich als Resultat demenzbedingter pathophysiologischer Abbauprozesse angesehen werden. Es kann aber auch als eine wichtige Kommunikationsform verstanden werden. Die Krankheitsprozesse vermindern beim Fortschreiten der Demenz die Fähigkeit, die eigenen Bedürfnisse, das eigene Ich darzustellen.

Bestimmte Verhaltensweisen können eine, möglicherweise die letzte und einzige Form der Kommunikation sein. Die Aufgabe der Pflegenden ist es, diese Mitteilungen als solche wahrzunehmen und zu versuchen, sie zu verstehen. Eine systematische Hilfe zum Verstehen kann ein Strukturmodell bieten. In den Rahmenempfehlungen wird das NDB-Modell (need driven dementia compromised behavior model) (Kolanowski 1999) empfohlen.

Die zweite Rahmenempfehlung bezieht sich auf die Erfassung und Beschreibung des herausfordernden Verhaltens, welche systematisch, transparent und nachvollziehbar erfolgen sollte. Hierzu wird die Nutzung von Assessmentinstrumenten vorgeschlagen. Diese sollten nicht nur von den einzelnen Pflegenden als Diagnostik- und Dokumentationssystem genutzt werden, sondern bevorzugt im Rahmen von Fallbesprechungen angewandt werden. Sie haben die Aufgabe einer Strukturierungshilfe, einer Gedächtnisstütze oder eines Gesprächsleitfadens. Ein für die Bedürfnisse der Pflegenden entwickeltes Verhaltenserfassungsinstrument existiert bisher nicht. Leider erfassen die meisten häufig genutzten Instrumente (z. B. Cohen-Mansfield-Skala, BEHAVE-AD) nur einen Teil der wichtigen Informationen. Sie verfolgen andere Ziele als die des Verstehens der Vehaltensweisen, haben ursprünglich andere Zielgruppen als Pflegende und erfassen zumeist nur Teile herausfordernden Verhaltens (Bundesministerium für Gesundheit 2007).

Um diesen Defiziten zu begegnen, wurde am Lehrstuhl für Epidemiologie-Pflegewissenschaft des Institutes für Pflegewissenschaft der Universität Witten/Herdecke (Leitung Prof. Dr. Sabine Bartholomeyczik) ein Instrument für die verstehende Diagnostik in der stationären Altenhilfe entwickelt. Gefördert wurde diese Entwicklung durch die DAN-Produkte GmbH.

> Das Instrument mit dem Namen IdA (Innovatives demenzorientiertes Assessmentsystem) soll Pflegenden helfen, die verstehende Diagnostik des herausfordernden Verhaltens systematisch und nachvollziehbar durchzuführen und zu dokumentieren.

Konkret heißt das, dass das IdA auf die Erfassung und die Beschreibung des Verhaltens und die Erfassung seiner potentiellen Erklärungsmöglichkeiten abzielt. IdA soll als Leitfaden für eine Fallbesprechung dienen und nicht nur von einer Pflegenden allein ausgefüllt werden.

3.4.2 Aufbau und Anwendung

Die inhaltliche Grundlage für den Leitfaden bildet das in den oben genannten Rahmenempfehlungen vorgeschlagene NDB-Modell (Kolanowski 1999) (Abbildung 10). Das Modell fasst Forschungsergebnisse über Ursachen und mögliche Auslöser für herausforderndes Verhalten von Menschen mit Demenz zusammen (Algase et al. 1996; Whall & Kolanowski 2004). Dennoch kann dieses Modell nicht die Gesamtheit aller möglichen Gründe erklären, weil diese theoretisch endlos sein können. Es gibt aber wesentliche Anregungen, wie man sich dem Verstehen herausfordernder Verhaltensweisen systematisch nähern kann. Das NDB-Modell enthält sogenannte »Hintergrundfaktoren« und »direkte Faktoren«.

Die Hintergrundfaktoren, wie neurologische Aspekte, Gesundheitszustand oder demographische Merkmale einer Person, sind nicht mehr beeinflussbar, können aber die Verhaltensweisen erklären oder auf ein mögliches Risiko für ihre Entwicklung hinweisen. Die direkten Faktoren, zum Beispiel körperliche Bedürfnisse wie Hunger, Durst, Schmerz oder emotionale Bedürfnisse wie Nähe und Sicherheit, sind von Pflegenden beeinflussbar und bilden wichtige Ansatzpunkte für pflegerische Interventionen. Beide Faktorengruppen sind abstrakt formuliert und teilweise sehr komplex.

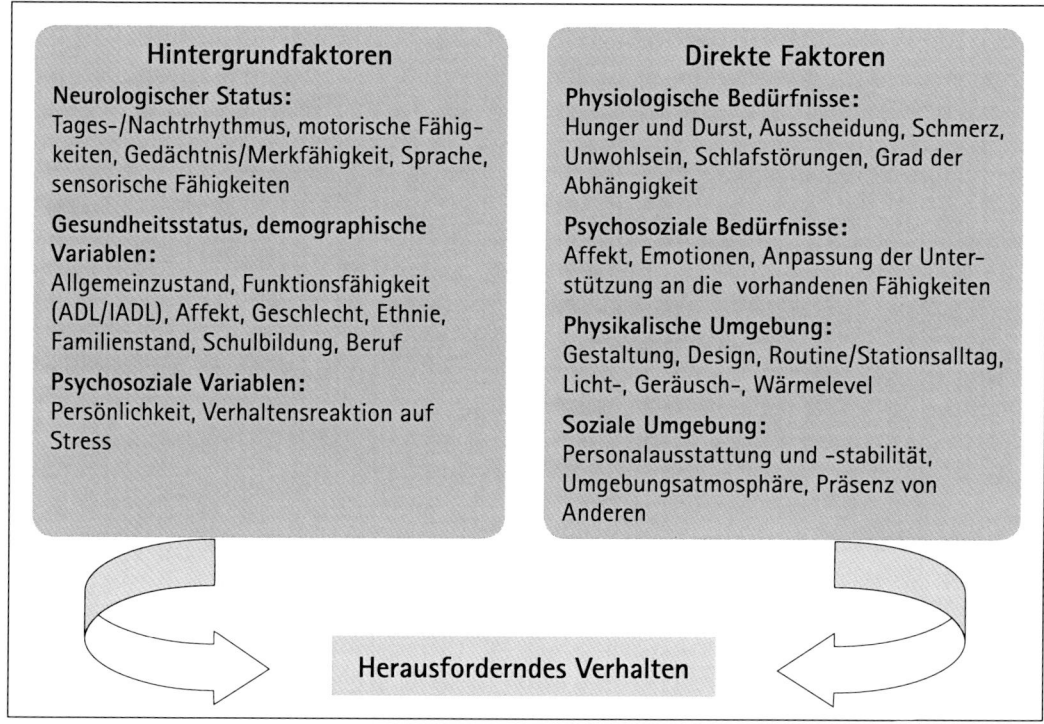

Abb. 10: Das NDB-Modell.

Aus den zahlreichen Modellfaktoren wurden zunächst fünf Dimensionen abgeleitet:
1. Gesundheitszustand (mit den Bereichen kognitiver Zustand, körperlicher Zustand. Erkrankungen und Beschwerden und Selbstständigkeit in Alltagsaktivitäten),
2. Kommunikation,
3. Persönlichkeit und Lebensstil vor der Demenzerkrankung,
4. Stimmung und Emotionen,
5. Umfeldeinflüsse.

Zu jeder dieser Dimensionen wurden insgesamt 14 Leitfragen formuliert, die die Schwerpunkte dieser Bereiche repräsentieren und ein Zusammenhang zwischen den Leitfadeninformationen und dem herausfordernden Verhalten herstellen sollen. Zum

Beispiel: Können die identifizierten kognitiven Einschränkungen das Verhalten erklären? Können die identifizierten belastenden Abhängigkeiten in den Alltagsaktivitäten das herausfordernde Verhalten ausgelöst haben? Kann das herausfordernde Verhalten eine Reaktion auf Stress sein? Die Leitfragen stellten in der Instrumentenentwicklung die Grundlage für detaillierte Assessmentfragen und Antwortmöglichkeiten dar, die nach der Evaluation noch teilweise wesentlich verändert, verkürzt bzw. ergänzt wurden (Tabelle 17).

Den Fragen nach den Gründen für das Verhalten geht ein Fragenkomplex zum herausfordernden Verhalten selbst voran. Anhand von 18 Fragen soll das Verhalten möglichst präzise beschrieben und quantifiziert werden. Diese Informationen dienen der Ist-Beschreibung und als Grundlage für die Entscheidung, ob das Verhalten tatsächlich als herausfordernd zu charakterisieren ist. Darüber hinaus kann diese Ist-Beschreibung auch zur Evaluation der Erfolge von eingeleiteten Maßnahmen dienen, wenn dies das Ziel der Maßnahmen ist.

Tabelle 17: Assessmentbereiche, Leitfragen und Beispiel-Items des IdA.

Assessmentbereiche	Leitfragen	Assessmentinhalte	Beispiele für Items
Verhaltenerfassung	Um welches herausfordernde Verhalten handelt es sich genau?	Bezeichnung/Beschreibung des Verhaltens (bzw. der Situation, Verhalten quantifizieren, Kontext des Verhalten, Folgen/Auswirkungen	Wie genau verhält sich BW*. während der herausfordernden Situation? Zu welcher Tages-/Nachtzeit zeigt sich gewöhnlich das Verhalten? (in den letzten 14 Tagen)
Kognitiver Zustand	Lässt sich das herausfordernde Verhalten durch die Demenzform und/oder – das Stadium erklären? Können die identifizierten kognitiven Einschränkungen das Verhalten erklären?	Delir, Diagnose/Stadium Demenz, Gedächtnisfunktionen: Erinnerungen, Kenntnis eigener Person und Situation, Orientierung Zeitgefühl, Fähigkeit Handlungen abzuschließen, Erkennen von Gegenständen	Ist sie/er in der Lage, eine Handlung (z. B. Zähneputzen, Mahlzeit einnehmen) zu Ende zu führen?
Körperlicher Zustand	Können die identifizierten körperlichen Einschränkungen mit dem herausfordernden Verhalten zusammenhängen?	Mobilität, Nahrungs- und Flüssigkeitsaufnahme, Ausscheidungsfunktionen, Schlaf, Vitalfunktionen, Depression, Schmerzen, Wahnvorstellungen/Halluzinationen, Medikamente	Besteht die Möglichkeit, dass BW Schmerzen hat?

* BW = Bewohner/in

Assessmentbereiche	Leitfragen	Assessmentinhalte	Beispiele für Items
Selbstständigkeit im Alltag	Können die identifizierten stressigen oder belastenden Abhängigkeiten in den Alltagsaktivitäten das herausfordernde Verhalten ausgelöst haben?	Stress/Belastung durch Pflegeabhängigkeit und Pflegemaßnahmen	Führen Pflegemaßnahmen aufgrund der Pflegeabhängigkeit in den Alltagsaktivitäten/ Alltagssituationen zum Stress oder Belastung bei BW*?
Kommunikation	Können die identifizierten Verständigungsprobleme/ Kommunikationsschwierigkeiten der Auslöser für das herausfordernde Verhalten sein? Kann das herausfordernde Verhalten selbst eine Kommunikationsform sein und so das Verhalten erklären?	Hören/Sehen, Sprache, Verständlichkeit der Äußerungen für Bew./für andere, Qualität der verbalen Äußerungen, Leseverständnis, Äußerung von Wünschen/ Bedürfnissen, Kontaktaufnahme	Sind verbale/ nonverbale Äußerungen der/ des BW* für andere verständlich?
Persönlichkeit und Lebensstil vor der Demenz	Kann das herausfordernde Verhalten Ausdruck von Persönlichkeitsmerkmalen sein? Kann das herausfordernde Verhalten mit früheren Lebensereignissen und Lebensstil zusammenhängen? Kann das herausfordernde Verhalten eine Reaktion auf Stress sein?	Persönlichkeitsmerkmale, Stress- und Frusttoleranz, Bewältigung von Stresssituationen, Einschneidende Ereignisse/ angenehme Ereignisse, Freizeitaktivitäten, Art der Berufstätigkeit, Tagesrhythmus/Rituale	Wie wurden Stresssituationen vor dem Ausbruch der Demenz meistens bewältigt?
Stimmungen und Emotionen	Kann das herausfordernde Verhalten Ausdruck bestimmter Stimmungslagen oder Emotionen sein? Kann das herausfordernde Verhalten der emotionalen Selbststimulation dienen?	Angst/Ängstlichkeit, Müdigkeit und Erschöpfung, Einsamkeit und Isolation, Beziehungsqualität, Langeweile, sinnvolle Beschäftigung	Gibt es Situationen/ Tageszeiten, die Angstzustände auslösen?
Umfeldeinflüsse	Kann das herausfordernde Verhalten mit bestimmten Umgebungsmerkmalen zusammenhängen? Kann das Verhalten mit fehlendem Sicherheits-/ Vertrautheitsgefühl zusammenhängen? Kann die Personalstruktur mit dem herausfordernden Verhalten zusammenhängen?	Beleuchtung, Geräusche, Gerüche, Einrichtungsgestaltung, Sicherheit/ Vertrautheit, Privatsphäre, Reizstimulation, Kontaktmöglichkeit, Bezugspersonen	Bevorzugt BW* eine/mehrere Pflegende als Bezugspersonen (engere Beziehung, leichterer Umgang, tiefere Beziehungsqualität, Sympathie, Geschlecht)?

* BW = Bewohner/in

3.4.3 Wissenschaftliche Güte

Das IdA wurde auf seine Inhalts- und Kriteriumsvalidität geprüft. Die Darlegung und Untersuchung der inhaltlichen Validität wurde in zwei Schritten durchgeführt (Lynn 1986; Waltz et al. 2005).

Im ersten Schritt (Entwicklungsphase) wurde der theoretische Rahmen identifiziert und beschrieben (NDB-Modell) und anhand der Forschungsuntersuchungen (Literaturanalyse) operationalisiert (Itemableitung).

Im zweiten Schritt wurde diese Vorversion des Assessmentbogens einer Expertenbewertung unterzogen. Zehn Experten der Pflege von Menschen mit Demenz aus Pflegepraxis und -wissenschaft haben diese erste Version auf die Relevanz, Verständlichkeit, Vollständigkeit und Sinnhaftigkeit umfassend bewertet. 66 der in dieser Vorfassung formulierten 93 Items[12] wurden als gut oder sehr gut beurteilt. Kein Item wurde von mehr als 5 Experten negativ bewertet. Nur bei 16 Items gaben 4 bzw. 5 Experten eine eingeschränkte Bewertung ab. Die Bewertungen und die Freitextkommentare der Experten wurden ausgewertet und flossen in die Revision des Instrumentes ein.

Die Konstruktvalidität des revidierten IdA wurde anhand von zwei Hypothesen überprüft:
1. Eine fundierte Auseinandersetzung mit herausforderndem Verhalten (IdA-Assessment) und der damit verbundenen Möglichkeit, die Ursachen oder die Absichten des gezeigten Verhaltens zu verstehen, mindert die Belastung der Pflegenden in diesen Situationen.
2. Die Anwendung des IdA-Assessmentbogens unterstützt eine zielgerichtete Entscheidungsfindung im Hinblick auf das herausfordernde Verhalten

Bei der ersten Hypothese wird davon ausgegangen, dass bereits eine fundierte Auseinandersetzung mit einem Problem (herausforderndes Verhalten) und der damit verbundenen Möglichkeit, die Ursachen oder die Absichten des gezeigten Verhaltens zu verstehen, die Belastung der Pflegenden in diesen Situationen mindert (Moniz-Cook et al. 1998; Skovdahl et al. 2003). Des Weiteren wird angenommen, dass der neue Assessmentbogen eine zielgerichtete, individuelle Lösungsfindung für das gezeigte Verhalten unterstützt und sich somit das Verhalten verändert oder als »sinnvoll« wahrgenommen wird, was wiederum die Belastung mindert. Der Anspruch eines guten Dokumentationssystems ist nicht nur, dass es die relevanten Informationen schriftlich und transparent sammelt, sondern dass es die Prozesse in der Pflege, in diesem Falle eine reflektierte Auseinandersetzung und das Verstehen des Verhaltens, anregt und begleitet. Ob das neue System dies leisten kann, wird anhand der Belastung der Pflegenden in Situationen mit herausforderndem Verhalten bei Bewohnerinnen untersucht. Dazu wurden die Pflegenden vor der Einführung des neuen Systems (T0, Rücklauf N = 112)

---
[12] Ein Item ist eine Frage und dazugehörige Antwortmöglichkeit.

und nach der Einführung und einer 6-wöchigen Einarbeitungszeit (T1, Rücklauf N = 60) mit einem strukturierten Fragebogen befragt.

Die Ergebnisse zur ersten Hypothese zeigen, dass zwischen 40 und 100 % der Befragten (von N zwischen 106 und 111) mindestens eine der abgefragten Belastungssituationen in der Pflegearbeit erlebt. Dabei wird das »Leid der Bewohnerinnen«, das »Rufen und Fragen«, das »ständige aufpassen müssen«, die »Angehörigen«, »Geräusche«, die »fehlende Zeit« oder »Hilflosigkeit« am häufigsten (mind. 80 %) als Belastung wahrgenommen. Diese Ergebnisse finden sich fast genauso bei der zweiten Befragung.

Am stärksten fühlen sich die Pflegenden durch die fehlende »Zeit zum Kümmern« belastet, gefolgt von »nichts machen zu können« und das »Leid der Bewohnerinnen«. Allerdings scheint sich eine leichte Minderung der Belastungsstärke abzuzeichnen, die Anteile mit der stärksten Belastung werden geringer. Bei 10 der 16 abgefragten Belastungssituationen bzw. -aspekten ist die durchschnittliche Belastung geringfügig gesunken, bei einer angestiegen. Somit kann die erste Hypothese bezüglich der Belastungsveränderung mit den vorhandenen Daten nicht klar bestätigt werden. Auf der einen Seite zeigen die Daten keine deutliche Belastungsminderung der Pflegenden auf, wenngleich sich einige Verbesserungstendenzen erkennen lassen. Diese Tendenzen deuten darauf hin, dass der Bogen die ihm zugesprochene Funktion der Entlastung durchaus ausüben könnte, dieser Zusammenhang ist mit dieser kleinen Stichprobe in einer relativ kurzen Zeit jedoch nicht klar darstellbar, bedarf also weiterer Untersuchungen.

Der Ausgangspunkt für die zweite Hypothese ist die Annahme, dass die strukturierte Form des Assessmentbogens den Pflegenden als ein Wegweiser zur Abklärung der Auslöser für das Verhalten dient. Die Entscheidungsfindung sollte somit auf eine Erfassung und Einschätzung dieser Auslöser basieren (Kolanowski 1999; Kolanowski et al. 2002; Whall & Kolanowski 2004). Der Assessmentbogen soll von den Pflegenden als Hilfe und Unterstützung für diesen Prozess erfahren werden. Er sollte im Praxisalltag handhabbar sein, leicht zu verstehen und für die Pflege relevante Informationen enthalten. Gleichzeitig liefert dieser Untersuchungsaspekt Aussagen zur Praktikabilität des Instrumentes. Zu diesem Fragenkomplex wurden die Pflegenden schriftlich nach der Erprobungsphase befragt.

Bei der Befragung über die Entscheidungsfindung (Hypothese 2) sieht die überwiegende Mehrheit der Befragten den Zusammenhang zwischen dem neuen Bogen und der eigenen Arbeit, er besitzt nach dieser Aussage Praxisrelevanz (Abbildung 11). Der Bogen regt zum Nachdenken über das Verhalten der Bewohnerinnen an, erhält neue Aspekte im Hinblick auf das Verhalten, ermöglicht eine bessere Beschreibung des Verhaltens und liefert neue Informationen über die Bewohnerinnen. 43 % der Befragten finden, dass der Bogen hilft, das Verhalten besser zu verstehen. Etwa die Hälfte ist der Meinung, dass sich das eigene Verhalten verändert hat, dass die Befragten eine andere Perspektive auf das Verhalten der Bewohnerinnen haben und die Maßnahmenplanung etwas leichter ist. Allerdings nur ein Drittel konnte bestätigen, dass sich das

Verhalten der Bewohnerinnen in der Erprobungszeit verändert hat. Insgesamt kann die zweite Hypothese als bestätigt angesehen werden. IdA scheint in allen wesentlichen Aspekten der Entscheidungsfindung eine Hilfe zu sein und den Entscheidungsprozess zu unterstützen.

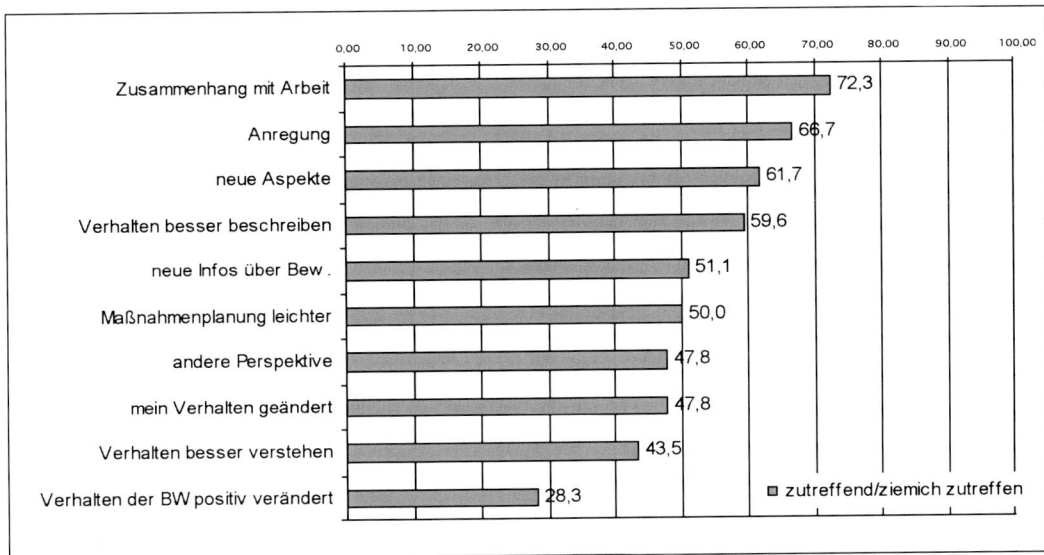

Abb. 11: Häufigkeitsverteilung (%) der Fragen zur Entscheidungshypothese.

3.4.4 Möglichkeiten und Grenzen des Assessments für die pflegerische Praxis

Die Pflegenden in den Testwohnbereichen wurden nach der Praktikabilität und dem Nutzen des IdA vor und nach der Testphase schriftlich befragt. Die Mehrheit (64 %) der Pflegenden bewertet den Bogen als gut bis sehr gut. Etwa 60 % der Befragten würden den Bogen gern auch nach der Testphase weiterhin verwenden. Von denjenigen, die den Bogen im Team gemeinsam genutzt haben, möchten sogar 84 % den Bogen weiterhin nutzen.

Das wesentliche Ziel des Projektes war die Entwicklung eines Instrumentes, das sowohl die Bewohnerinnen mit Demenz und ihre Bedürfnisse und Bedarfe in den Mittelpunkt stellt als auch für die Mitarbeiterinnen eine spürbare Unterstützung für die Planung und Durchführung der Pflege für diese Bewohnerinnen leistet. Die Mehrheit der Befragten findet, dass die bisherige Dokumentation kaum bei der täglichen pflegerischen Arbeit mit Bewohnerinnen mit Demenz unterstützt. Sie leiste wenig Hilfe bei Problemlösung, beim Verstehen und Erklären des herausfordernden Verhaltens, bei der Risikoerkennung und Prioritätensetzung sowie bei der individuellen Planung dieser Bewohnergruppe. Arbeitserfolge in der Pflege von Bewohnerinnen mit Demenz lassen sich kaum abbilden.

> Das neue Assessment (IdA) setzt genau dort an, wo die jetzige Pflegedokumentation scheinbar versagt – bei der Unterstützung der Pflegenden im Prozess des Verstehens des Verhaltens der Bewohnerinnen mit Demenz.

IdA hilft bei der Beschreibung des Verhaltens und bei den Erklärungsansätzen für das Verhalten sowie bei der strukturierten Problemlösung.

Die bisherige Dokumentation konnte laut 67 % der Befragten kaum bis gar nicht das Individuelle der Bewohnerinnen mit Demenz darstellen bzw. erfassen. Dagegen sind 74 % der Befragten der Meinung, dass mit IdA die Individualität der Bewohnerinnen abgebildet werden kann.

Im Hinblick auf die Bedeutung der Dokumentation für die tägliche Arbeit schneidet der neue Bogen fast durchgehend besser ab. Er scheint besser über den Zustand von Bewohnerinnen zu informieren, besser bei der Kommunikation mit Kolleginnen und anderen Berufsgruppen zu helfen, ist eine bessere Gedächtnisstütze. Auch mehr Befragte stimmten der Aussage zu, dass IdA im Vergleich zu der bisherigen Dokumentation weniger zeitraubend ist. Keinen Unterschied scheint es bei der Unterstützung zur Planung der Arbeit im Allgemeinen zu geben. IdA ist im Vergleich zu der bisherigen Pflegedokumentation weniger in der Lage, gute Pflege darzustellen und mehr Mitarbeiterinnen sind der Meinung, dass IdA nicht häufiger gelesen wird als bei der bisherigen Dokumentation.

Der neue Assessmentbogen wird im Vergleich zu der bisherigen Dokumentation als weniger umständlich, als vollständiger, sinnvoller aufgebaut und übersichtlicher, weniger kompliziert und mit weniger Doppeldokumentation behaftet bewertet. Der Zeitaufwand, der Detailliertheitsgrad und der Schulungsbedarf sind vergleichbar. IdA schneidet im Vergleich zu der bisherigen Dokumentation etwas schlechter bei Informationszugriff, Sprache und Umfang ab. Nicht alle IdA-Blätter werden als pflegerelevant empfunden. Zwei Drittel der Befragten sind der Meinung, dass IdA umfassendes Wissen über Demenz erfordert, aber dass es nicht ausschließlich von Pflegefachkräften ausgefüllt werden muss. Die Ergebnisse der quantitativen Auswertung werden durch qualitative Interviews mit Pflegenden bestätigt.

3.4.5 Fazit

> IdA hat sich vor allem im Rahmen von Fallbesprechungen bewährt. Es stellt eine Art Kompass dar, gibt den Weg für die Diskussionen über Gründe und Erklärungen für das herausfordernde Verhalten von Bewohnerinnen mit Demenz vor.

Das wichtigste an IdA sind die formulierten Fragen, die die Vielzahl möglicher Ursachen zur Diskussion stellen. Die Antworten grenzen ein bzw. fokussieren die Auseinandersetzung über die Fragen und haben eine Dokumentationsfunktion.

Der Prozess der wissenschaftlichen Testung wurde mit der Überprüfung der Inhalts- und Konstruktvalidität eröffnet. Das Instrument kann in diesem Stadium als inhaltsvalide bezeichnet werden. Der positive Einfluss des IdA auf das Belastungserleben konnte nicht nachgewiesen werden. Eine Erklärung dafür kann auch in der zu kleinen Stichprobe insbesondere bei der zweiten Befragung liegen. Eine weitere Begründung kann die recht kurze Testphase liefern, die es nicht erlaubt hat, den identifizierten Verhaltensauslöser mit pflegerischen Interventionen zu begegnen. Nicht auszuschließen ist auch, dass der Belastungsfragebogen nicht ausreichend valide ist. Der Belastungsaspekt sollte in weiteren Studien näher beleuchtet werden.

IdA trägt zur Entscheidungsfindung bei. Zumindest an dieser Stelle kann man von einer ausreichenden Konstruktvalidität des Instrumentes sprechen. Allerdings erfordert auch dieser Aspekt weitere Untersuchungen, denn mit dieser Studie lässt sich die Frage nicht beantworten, ob auch tatsächlich Maßnahmen aufbauend auf der verstehenden Diagnostik durchgeführt wurden. Und vor allem die begründeten Maßnahmen sind das Ziel des Entscheidungsprozesses.

Für die Erfassung der Outcomes wie Belastung oder Entscheidungsfindung im Bezug auf Pflege von Menschen mit Demenz und herausforderndem Verhalten existierten keine deutschsprachigen Instrumente und die wenigen vorhanden englischsprachigen entsprachen nicht den gestellten Studienzielen. Die für diese Untersuchungen neu entwickelten Instrumente konnten im vorhandenen Projektrahmen nicht auf ihre Validität und Reliabilität untersucht werden.

Als besonders erfolgversprechend scheint die Anwendung des Assessmentbogens im Team im Sinne einer Fallbesprechung zu sein. Diese benötigen Rahmenbedingungen, die es ermöglichen, frei zu diskutieren, die Mitarbeiterinnen sollten dabei keinen Druck spüren, unmittelbar ein Ergebnis abliefern zu müssen. Es muss allen Mitarbeiterinnen vermittelt und zugesichert werden, dass sie Zeit und Möglichkeit haben, die Umgangsoptionen, die sich aus dem IdA ergeben, durchzuspielen und auszuprobieren. »Misserfolge« sollten als Erfahrungszuwachs und Basis für die weitere Suche nach geeigneten Maßnahmen verstanden werden.

Es bleibt zu wünschen, dass die Qualität des IdA, seine Vor- und Nachteile, ihre Wirkung für die Praxis in größeren Studien weiter untersucht werden. Ein Praxisinstrument, wie es IdA ist, muss zwar auch auf gesicherten wissenschaftlichen Grundlagen basieren, es lebt aber von den praktischen Erfahrungen ihrer Nutzer und diese sollten systematisch erfasst, analysiert und interpretiert und für die Weiterentwicklung des IdA eingesetzt werden.

Literatur

Algase, D. L., Beck, C. K., Kolanowski, A. M., Whall, A. L., Berent, S., Richards, K. C. et al. (1996). Need-driven dementia-compromised behavior: An alternative view of disruptive behavior. American Journal of Alzheimer's Disease, 11(6), 10–19.

Bundesministerium für Gesundheit (Ed.). (2007). Rahmenempfehlungen zum umgang mit herausforderndem verhalten bei menschen mit demenz in der stationären altenhilfe. Berlin: Bundesministerium für Gesundheit.

Halek, M. & Bartholomeyczik, S. (2006). Verstehen und handeln. Forschungsergebnisse zur pflege von menschen mit demenz und herausforderndem verhalten. Hannover: Schlütersche

Kolanowski, A. M. (1999). An overview of the need-driven dementia-compromised behavior model. Journal of Gerontological Nursing, 25(9), 7–9

Kolanowski, A. M., Richards, K. C. & Sullivan, S. C. (2002). Derivation of an intervention for need-driven behavior: Activity preferences of persons with dementia. Journal of Gerontological Nursing, 28(10), 12–15 (18 ref).

Lynn, M. R. (1986). Determination and quantification of content validity. Nurs Res, 35(6), 382–385.

Moniz-Cook, E., Agar, S., Silver, M., Woods, R. T., Wang, M., Elston, C. et al. (1998). Can staff training reduce behavioural problems in residential care for the elderly mentally ill? International Journal of Geriatric Psychiatry, 13(3), 149–158.

Skovdahl, K., Kihlgren, A. L. & Kihlgren, M. (2003). Different attitudes when handling aggressive behaviour in dementia--narratives from two caregiver groups. Aging and Mental Health, 7(4), 277–286.

Waltz, C., Stickland, O. L. & Lenz, E. (Eds.). (2005). Measurement in nursing and health research (Vol. 3). New York: Springer Publishing Company.

Whall, A. L. & Kolanowski, A. M. (2004). The need-driven dementia-compromised behavior model-a framework for understanding the behavioral symptoms of dementia. Aging and Mental Health, 8(2), 106–108.

3.5 Der pflegende Angehörige im Fokus des Pflegekompass

Helmut Budroni

3.5.1 Belastungen pflegender Angehöriger demenziell Erkrankter

Zur Belastung pflegender Angehöriger von Demenzerkrankten liegt bereits eine Reihe von Untersuchungen vor. Diese zeigen, wie auch Christine Riesner (vgl. Kapitel 4.2) darlegt, einen oftmals höheren Belastungsgrad auf als bei pflegenden Angehörigen nicht demenziell Erkrankter (Grässel 1998; Zank & Schacke o. J.).

In der LEANDER-Längsschnitt-Studie wurde festgestellt, dass die Belastungen je nach Schweregrad der Demenz von unterschiedlichen Aspekten dominiert werden. Während in der Phase mittlerer Ausprägung der Demenz die Belastungen vor allem durch das oftmalige Motivieren und Anleiten des pflegebedürftigen Angehörigen dominieren, sind dies im späten Verlaufsstadium, also bei schwerer Ausprägung der Demenz, eher die Belastungen durch praktische Betreuungsaufgaben und die Merkmale dieser Ausprägung, wie etwa vom Angehörigen nicht mehr erkannt zu werden

(Zank & Schacke o. J.). Oft werden die pflegenden Angehörigen über Jahre hinweg vereinnahmt, ohne dabei selbst unterstützt zu werden (Blom & Duijnstee 1999). Zu der Bewältigung von Vergesslichkeit und Orientierungslosigkeit kommen oftmals unvorhersehbare Verhaltensweisen, Aggression, Misstrauen oder eine unentwegte Unruhe des Pflegebedürftigen.

> Der Anteil pflegender Angehöriger mit klinisch relevanter Depressionssymptomatik ist nahezu doppelt so hoch wie in der Allgemeinbevölkerung (ebd.).

Weiter zeigen sie Belastungsrisiken auf, die vor allem auf einen hohen objektiven Betreuungsaufwand zurückzuführen und je nach Belastungsdimension sehr unterschiedlich sind.

So wird etwa häufig über eine hohe Belastung durch den »symbolischen Verlust eines nahe stehenden Menschen berichtet, der sich durch die Demenzerkrankung so stark verändert, dass entscheidende Merkmale der Beziehung unwiederbringlich verloren gehen« (ebd., S. 141).

Auch Verhaltensänderungen stellen eine deutliche Belastung für die pflegenden Angehörigen dar. Belastet fühlen diese sich auch durch persönliche Einschränkungen, mangelnde soziale Anerkennung, die Männer häufiger erhalten als Frauen, sowie ein hohes Konfliktpotenzial zwischen familiären Bedürfnissen und den Pflegeaufgaben. Oftmals sind es Rollenkonflikte, die sich aus den Anforderungen und Erwartungen in Verbindung mit den unterschiedlichen Rollen als (pflegende) Angehörige, Mutter oder Vater, Arbeitnehmer oder Arbeitnehmerin etc. ergeben, die das Belastungspotenzial und die Belastungssituation der Pflegepersonen erheblich beeinflussen können. Als Belastungsrisiko wird auch angeführt, wenn Pflegebedürftige und Pflegende in gemeinsamer Wohnung leben. Auch finanzielle Schwierigkeiten sind zu nennen.

3.5.2 Der Pflegekompass: Belastungen formulieren und einschätzen

Der Pflegekompass wurde in den Niederlanden von dem Psychologen Marco Blom und der Pflegewissenschaftlerin Mia Duijnstee (Blom & Duijnstee 1995) entwickelt. Aufbauend auf zahlreiche Studien, insbesondere Mia Duijnstees (Hejda 2002), entwickelten sie einen strukturierten Interviewleitfaden, mit dem die Belastung und die Belastbarkeit von Angehörigen in den Blick genommen wird, die einen nahe stehenden, von Demenz betroffenen Menschen zu Hause pflegen.

Dabei ist das Ausmaß der Belastung abhängig von der Belastbarkeit (Hejda 2002). Die Art der Beziehung, Verständnis und Anerkennung von anderen für die geleistete Pflege, oder die Beschaffenheit des sozialen oder familialen Netzwerks spielen eine entscheidende Rolle, wenn es darum geht, woher die oder der pflegende Angehörige Kraft schöpfen kann.

Die Kernkonzepte des Pflegekompass

Die beeinflussenden Faktoren fassen die Autoren des Pflegekompass in drei Kernkonzepten zusammen, die sie mit (inadäquates) Handling, Akzeptanzproblemen und Motivationsmangel bezeichnen.

Unter diesen Kernkonzepten finden sich in dem Interviewschema insgesamt 61 offene Fragen, die von den Pflegenden im Verlauf des Interviews in der entsprechenden Reihenfolge gestellt werden. Die Reihenfolge kann bzw. muss aber verändert werden, wenn der Verlauf des Interviews oder das Mitteilungsbedürfnis des Angehörigen es erfordern (Blom & Duijnstee 1999). Die nachfolgenden Angaben beziehen sich, sofern nicht anders angegeben, auf Blom und Duijnstee (1999). Dies wird innerhalb der folgenden Abschnitte nicht wiederholt angegeben, sondern lediglich ggf. durch die Seitenangabe ergänzt.

3.5.3 Handhabung

Die Handhabung oder das Handling umfasst Fähigkeiten und Schwierigkeiten des pflegenden Angehörigen, mit der Person mit Demenz, mit der Krankheit, der gesamten Situation und mit Problemen umgehen zu können. Der Umgang mit praktischen Anforderungen, mit der eigenen Gesundheit sowie mit der Belastung, spielt eine wesentliche Rolle. Als inadäquates Handling bezeichnen es die Autoren etwa, wenn die pflegende Angehörige unsicher im Umgang mit dem Patienten ist, auf dessen Verhaltensweisen mit Unverständnis reagiert oder sich schwer tut, Unterstützung anzunehmen, oder diese gar ablehnt, obwohl Kennzeichen einer eigenen Überforderung offensichtlich sind. Anpassung sowohl der eigenen Erwartungen als auch der zur Verfügung stehenden Hilfeangebote, sich von belastenden Aspekten zu distanzieren und das Vorhersehen möglicher Probleme kennzeichnen einen weniger belastenden Umgang des pflegenden Angehörigen mit der pflegebedürftigen Person und den eigenen Ressourcen.

3.5.4 Akzeptanz

Mit Akzeptanz wird das Ausmaß umschrieben, in dem der pflegende Angehörige in der Lage ist, die »objektiv ungünstigen Umstände zu nehmen, wie sie sind«. Dabei werden die Erwartungen an den zu Pflegenden und an dessen Fähigkeiten und Einschränkungen angepasst, es werden keine unrealistischen Erwartungen an das familiäre Umfeld im Hinblick auf die Unterstützung bei der Pflege gestellt. Sind die pflegenden Angehörigen in der Lage, die Situation zu nehmen wie sie ist und in Übereinstimmung mit der individuellen Versorgungssituation zu sein, werden die bestehenden Probleme und Herausforderungen als weniger belastend empfunden.

3.5.5 Motivation

Die Motivation des pflegenden Angehörigen umschreibt die persönlichen Beweggründe, für einen an Demenz leidenden Angehörigen zu sorgen. Dabei ist die Beziehung zwischen beiden von entscheidender Bedeutung. Auf die Motivation wirken sich viele Faktoren aus, etwa das Gefühl, durch die Pflege dem erkrankten Angehörigen etwas zurückgeben zu können, oder vom Pflegebedürftigen oder den übrigen Familienmitgliedern Anerkennung für die geleistete Pflege zu erhalten.

Zusätzlich zu den 61 offenen Fragen finden sich vier Fragenblöcke mit jeweils 12 bis 13 Items. Dabei wird erhoben, bei welchen täglichen Verrichtungen und wie häufig die Angehörigen Hilfe leisten, wo Probleme mit dem Gedächtnis bestehen. Im dritten Itemblock werden Probleme mit der Beschäftigung eruiert. Diese werden lediglich als vorhanden oder nicht erfasst, also mit ja oder nein beantwortet. Der nachfolgende letzte Itemblock enthält Aspekte zu problematischem Verhalten. Ergänzt werden diese geschlossenen Blocks jeweils mit offenen Fragen.

Krankheitsgeschichte, das Erleben der Pflege und der Blick auf den Angehörigen: der Interviewleitfaden

Der Leitfaden für das Gespräch mit der oder dem pflegenden Angehörigen ist in Unterkategorien eingeteilt, deren Reihenfolge zwar veränderbar ist, jedoch in Abhängigkeit vom Gesprächsverlauf möglichst eingehalten werden sollte. An dieser werden unter der jeweiligen Kategorie beispielhaft einige Fragen aufgeführt. Der vollständige Interviewleitfaden befindet sich im Anhang dieses Buches. Die im Leitfaden enthaltenen Fragen sind häufig mit Zusatzfragen versehen, die als Vorschlag zur Vertiefung oder Ergänzung zu verstehen sind.

3.5.6 Krankheitsgeschichte und Kurzbiografie

Für den Gesprächseinstieg wählten die Autoren bewusst die Krankheitsgeschichte und Kurzbiografie sowie Angaben zu den vorhanden Problemen und Fähigkeiten der pflegebedürftigen Person. Für viele pflegende Angehörige konstatieren sie dadurch einen besseren Einstieg in das Gespräch über sich selbst und über das, was sie belastet.

Mit den Fragen zur Kurzbiografie bzw. zum Charakter der Person mit Demenz tragen die Autoren dem Bedürfnis vieler Angehöriger Rechnung, den pflegebedürftigen, nahestehenden Menschen nicht auf die Krankheit und Pflegebedürftigkeit zu reduzieren und zu erzählen, was für ein Mensch er oder sie gewesen ist. Fragen nach Tätigkeiten und bedeutsamen Lebensereignissen können wichtige Hinweise auf Erklärungen für das Verhalten der Person mit Demenz sein.

3.5.7 Motivation der pflegenden Angehörigen

Die Autorin und der Autor geben zwar zu bedenken, dass die Frage nach der Motivation zu diesem frühen Zeitpunkt des Gesprächs für wenig motivierte Angehörige oftmals schwierig zu thematisieren sei. Dennoch halten sie es für angebracht, an dieser Stelle danach zu fragen, da es »gerade diese Fragen sind, die es den Pflegenden ermöglichen, die Informationen aus dem weiteren Gesprächsverlauf richtig einzuordnen« (ebd. 38).

Für die Partner pflegebedürftiger Menschen mit Demenz ist es überwiegend selbstverständlich, die Pflege zu übernehmen. Durch die Antworten auf diese Fragen zur Motivation erhält die professionell Pflegende einen Eindruck davon, wie Angehörige in die Situation des Pflegens und in die Pflegerolle geraten sind.

3.5.8 Hilfe bei den täglichen Verrichtungen

Durch die Checkliste zur Erfassung derjenigen Verrichtungen, bei denen Angehörige behilflich sind (z. B. beim An- und Auskleiden, Essen und Trinken, Toilettengang, Fortbewegung, Umgang mit Geräten, etc.), soll ein Überblick darüber geschaffen werden, welche Hilfeleistungen diese erbringen. Ergänzend hierzu wird danach gefragt, ob und welche Verrichtungen besondere Schwierigkeiten bereiten oder welche Hilfe dabei von Dritten erfahren wird. Fällt es Angehörigen schwer Hilfe anzunehmen, empfinden sie die Pflege oftmals als Pflicht, was sich auf Motivation und Belastbarkeit auswirkt.

3.5.8.1 Probleme mit dem Behalten und Wiedererkennen

Mit dem Itemblock zum Erinnerungsvermögen wird erfasst, ob Einschränkungen der zeitlichen und räumlichen Orientierung bestehen und ob Personen, nahe Angehörige oder Bekannte, Nachbarn wiedererkannt werden, oder der Pflegebedürftige immer wieder die gleichen Fragen stellt oder vergisst, womit er gerade beschäftigt ist. Es wird erfasst, ob bei den jeweiligen Aspekten Beeinträchtigungen vorhanden sind oder nicht (ja/nein). Ergänzend dazu wird die Angehörige um eine Einschätzung gebeten.

Die Antworten auf diese Fragen lassen erkennen, welche Schwierigkeiten eine besondere Belastung bedeuten und wie die Angehörige mit dieser Belastung umgeht, bzw. wo Unterstützungsleistungen oder auch Aufklärung über das Krankheitsbild und seine Entwicklung erforderlich ist.

3.5.8.2 Probleme mit der Beschäftigung

Auch hier wird zunächst wieder anhand von ja/nein-Fragen erfasst, ob die Pflegebedürftige Person Probleme hat, bspw. Gesprächen zu folgen, oder ob sie wenig Interesse an Personen hat oder eigenen Beschäftigungen nachgeht, schwer zu stimulieren oder ohne Motivation ist.

Ergänzend dazu folgen die Fragen nach der Einschätzung der pflegenden Person zum Ausmaß der bestehenden Probleme.

Durch ergänzende und vertiefende Fragen kann hier eruiert werden, wie mit den vorhandenen Beeinträchtigungen und Problemen umgegangen wird, ob nach möglichen Aktivitäten gesucht wird, an bestehenden oder vormaligen Interessen angeknüpft wird, etc.

3.5.8.3 Problematisches Verhalten

Mit den geschlossenen Fragen danach, ob der Pflegebedürftige bspw. misstrauisch ist und andere beschuldigt, rasch verärgert oder streitsuchend ist etc., ermöglicht der Pflegekompass einen Einblick in Verhaltensweisen, die von pflegenden Angehörigen oder dem Umfeld als problematisch oder belastend erlebt werden. Der geschlossene Fragenblock soll es Angehörigen erleichtern, über diese Verhaltensweisen zu sprechen oder sie durch Ankreuzen zu benennen. Die ergänzenden offenen Fragen widmen sich abermals der Einschätzung der pflegenden Person und ihres Umgangs damit.

Die Antworten sollen Auskunft darüber geben, ob Akzeptanzprobleme bestehen. Die explizite Frage, ob die Probleme aus der Sicht der Angehörigen mit dem Charakter des Pflegebedürftigen zusammenhängen, erfordert es auch, ggf. mit der Pflegenden zu erörtern, ob dieser Zusammenhang zurecht konstatiert wird oder nicht.

3.5.8.4 Notwendige Aufsicht

Die oftmals ständig erforderliche Aufsicht des pflegebedürftigen Angehörigen stellt für viele Pflegepersonen eine erhebliche Belastung dar. Hier soll herausgefunden werden, ob die Angehörige den alltäglichen Aufgaben nachkommen kann, ohne sich dabei um die Sicherheit des Pflegebedürftigen sorgen zu müssen, ob diesbezüglich bereits Notfälle aufgetreten sind oder der Pflegebedürftige bei Aktivitäten, z. B. dem Umgang mit Geräten, beaufsichtigt werden muss.

Die Antworten auf diese Fragen können auch Aufschluss über den Bedarf an entlastenden Angeboten geben, z. B. durch Pflegedienst oder Tagespflege.

Schließlich wird hier die Möglichkeit eingeräumt, ergänzende Anmerkungen und Themen zur Krankheit oder zur Pflege der an Demenz erkrankten Person anzufügen, um das Ende dieser, dem Pflegebedürftigen gewidmeten Phase des Interviews deutlich zu machen und sich der pflegenden Person zuzuwenden.

3.5.8.5 Körperliche Gesundheit

Der Einstieg in die Beschäftigung mit der Person der Pflegenden erfolgt über Fragen nach der körperlichen Gesundheit, die anhand spezifischer Symptome wie Ermüdung, Anspannung, Schlaflosigkeit, etc. konkretisiert werden. Die Angehörige wird außerdem um eine Einschätzung von Veränderungen bzgl. der eigenen Gesundheit im Pflegeverlauf gebeten.

Die Fragen sind auch dabei behilflich eine Einschätzung darüber vorzunehmen, wie die Angehörige mit den gesundheitlichen Beeinträchtigungen umgeht und sich vor ihnen schützt.

3.5.8.6 Andere Aufgaben und Beschäftigungen

Neben der Pflege des nahestehenden Angehörigen noch andere Aufgaben erfüllen zu müssen oder eine Beschäftigung auszuüben, wird von Pflegenden vielfach als Belastung, ebenso häufig aber auch als Entlastung empfunden. Rollenkonflikte auf der einen Seite und Ablenkung oder das Bedürfnis nach einer kraftschöpfenden Beschäftigung auf der anderen Seite können gleichermaßen Einfluss auf das Belastungsempfinden der pflegenden Person nehmen.

Auch hier geht es darum, herauszufinden, wie sich Aufgaben und Beschäftigung auf das Belastungsempfinden auswirken. Dabei ist oftmals die Alternativlosigkeit entscheidend, die Angehörigen haben keine Wahl.

3.5.8.7 Finanzen und Wohnsituation

Die finanziellen Rahmenbedingungen des häuslichen Pflegearrangements und insbesondere auch die Wohnsituation spielt eine wichtige Rolle und nimmt direkt Einfluss auf die alltägliche Pflege. Die Schwierigkeiten häufen sich, wenn bei beiden Aspekten Schwierigkeiten bestehen, und rufen Frustration und das Gefühl der Ungerechtigkeit hervor, da doch der Allgemeinheit durch das persönliche Engagement Aufgaben und Belastungen erspart werden. Auch der Weg von der eigenen Wohnung zur Wohnung des Pflegebedürftigen kann als Belastung erlebt werden.

Nicht selten besteht dabei das Problem darin, dass bisher kein geeigneter Gesprächspartner gefunden wurde, der über die Möglichkeiten finanzieller Hilfen oder pflegegerechter Umbaumaßnahmen in der Wohnung Auskunft geben kann.

3.5.8.8 Soziale Unterstützung

Bezüglich der sozialen Unterstützung neigen pflegende Angehörige oftmals dazu, die Fragen nach Kriterien sozialer Wünschbarkeit zu beantworten, möglicherweise weil ihnen bislang selbst nicht bewusst war, dass sie mit der Situation auf sich allein gestellt sind. Hier geht es weniger darum, zu inventarisieren wer in welchem Umfang hilft, sondern vielmehr darum, ob die soziale Unterstützung als hilfreich oder entlastend erlebt wird, ob sie Verständnis für die eigene Situation und Anerkennung finden.

Potenzielle Hilfsquellen können hierbei deutlich werden, und ob davon Gebrauch gemacht wird. Werden diese nicht genutzt, ist es wichtig, die Gründe dafür zu thematisieren.

3.5.8.9 Professionelle Hilfe

Mit den Fragen nach professioneller Hilfe und der Zufriedenheit soll ermittelt werden, ob der Angehörige diese Hilfen auch als solche empfindet. Die Einstellung zur professionellen Hilfe ist oft von vielfachen Erfahrungen geprägt, die bei den hier aufgeführten Fragen thematisiert werden.

Es sollte durch die Antworten auf diese Fragen deutlich werden, ob im gegebenen Fall die angebotene Hilfe den Bedürfnissen und dem Belastungserleben der pflegenden Angehörigen entspricht.

3.5.8.10 Gefühle hinsichtlich der Pflege

Bereits zu Beginn des Interviews sind bei der Frage nach der Motivation zu Pflegen möglicherweise Aspekte zur Sprache gekommen, die an dieser Stelle vertieft werden sollen. Die Autoren haben diese das persönliche Lebensgefühl der pflegenden Angehörigen betreffenden Fragen bewusst an dieser Stelle zum Ende des Leitfadens platziert, damit durch den vorherigen Gesprächsverlauf das notwendige Vertrauen zur pflegenden Angehörigen entstehen kann.

Gegenseitigkeit in der Beziehung, die Verfügbarkeit oder Quellen von Kraftreserven nehmen wesentlichen Einfluss auf die Motivation, den an Demenz erkrankten nahestehenden Menschen zu pflegen. Die Beantwortung dieser Fragen gibt einen Einblick in die Belastbarkeit der pflegenden Person.

3.5.8.11 Fragen zur Zukunft

Um den Grenzen des Wollens und Könnens der pflegenden Angehörigen Kontur zu verleihen und sie aufzuzeigen, folgen an dieser Stelle Fragen zu zukünftigen Problemen und deren Bewältigung aus Sicht der Pflegenden.

Hier werden die Möglichkeiten und Grenzen der pflegenden Angehörigen ausgelotet, die Pflege und die damit verbundenen Herausforderungen auch zukünftig zu bewältigen. Dabei werden Situationen oder Verläufe antizipiert, die die Pflegenden als Grenze beschreiben. Manche können sich nicht vorstellen, die Pflege auch weiterhin leisten zu können, wenn der Pflegebedürftige sie nicht mehr erkennt oder wenn er bestimmte, als störend empfundene Verhaltensweisen aufweist.

3.5.8.12 Abrundung des Gesprächs

Schließlich wird am Ende des Interviews danach gefragt, welche Aspekte oder welche Probleme für die Angehörige die drängendsten sind. Vielfach wird dies bereits im Laufe des Interviews deutlich geworden sein, weil es von der Pflegenden mehrfach geäußert wurde. An dieser Stelle kann dies ggf. nochmals ausdrücklich formuliert und dokumentiert werden. Auch nach wünschenswerten Veränderungen wird gefragt und der pflegenden Angehörigen die Gelegenheit gegeben, diese zu formulieren.

3.5.9 Anwendung des Pflegekompass

Nachdem der Interviewleitfaden des Pflegekompass ausführlich vorgestellt wurde, nachfolgend einige Anmerkungen zu dessen Anwendung, also der Durchführung des Interviews. Es werden die von Blom und Duijnstee angeführten Aspekte zur Durchführung eines gelingenden Interviews bei Anwendung des Pflegekompass beschrieben.

3.5.9.1 Vertrauen und Aufmerksamkeit

Um das notwendige Vertrauen der pflegenden Angehörigen zu gewinnen und ihnen die gebührende Aufmerksamkeit zu vermitteln, sollen in einer sorgfältigen Gesprächseinleitung dargelegt werden, welches Ziel mit dem Gespräch verfolgt wird, welche Aspekte angesprochen werden und warum das Gespräch zu diesem Zeitpunkt erfolgt. Ebenso sollten die Erwartungen der Angehörigen formuliert werden.

Um die Situation der Angehörigen umfassend zu erfassen, ist es geboten, in einem ersten Interview zunächst einmal lediglich zu beschreiben, welche Probleme aus Sicht der Pflegeperson bestehen, ohne näher darauf einzugehen oder gar Lösungsvorschläge anzubieten. Dies soll erst in einem zweiten Gespräch erfolgen. Eine neutrale Herangehensweise ist von Offenheit und Unvoreingenommenheit geprägt.

3.5.9.2 Die Geschichte verdeutlichen

Um die individuelle Geschichte der pflegenden Angehörigen und ihres Belastungserlebens deutlich herauszuarbeiten, unterstützt und motiviert die professionell Pflegende ihre Gesprächspartner durch vertiefende Fragen. Ebenso ist an anderen Stellen z. B. wichtig, durch aktives Schweigen zu weiteren Erzählungen aufzufordern.

Das Benennen von Beispielen und Konkretisieren kann hilfreich sein. Die professionell Pflegende ist gefordert, die angesprochenen Erfahrungen der Angehörigen miteinander in Bezug zu setzen, auf offene Fragen zurückzukommen und Informationen zu ordnen und zusammenzufassen.

Die zusammenfassende Wiedergabe des Geäußerten in eigenen Worten (Paraphrasieren) dient dem eigenen Verständnis des Interviewers sowie dazu, der Gesprächspartnerin Verständnis zu vermitteln.

3.5.9.3 Gefühle in Worte fassen

Die professionell Pflegenden können ihre Gesprächspartner darin unterstützen, Erfahrungen und Emotionen in Worte zu fassen. Durch das Reflektieren und Hervorheben der geäußerten Gefühle kann der pflegenden Angehörigen Interesse und Verständnis vermittelt und sie ermutigt werden, weiter darüber zu erzählen. Dabei ist es wichtig, die Art der Gefühle und ihre Intensität zu erkennen und nachzuvollziehen und ggf. durch Nachfragen zu bestätigen.

Schließlich werden durch Zusammenfassen der beschriebenen Gefühle und Eingrenzen der problematischen Aspekte die relevanten Erfahrungen der pflegenden Angehörigen erfasst und beschrieben.

3.5.9.4 Basis für eine weitere Betreuung

Die erhobenen Informationen bieten eine Basis für die weitere Betreuung der pflegenden Angehörigen. Blom und Duijnstee konnten feststellen, dass »viele Angehörige ihre Situation nie zuvor betrachtet haben« (ebd. 64) und insofern die Zeit bis zum nächsten Gespräch von großer Bedeutung sein kann, weil neue oder ergänzende Einsichten gewonnen werden. Die professionell Pflegende wird für das zweite Gespräch eine Analyse der Situation der pflegenden Angehörigen vornehmen und Informationslücken aufdecken. Im Folgegespräch werden gemeinsam die vorrangig zu lösenden Probleme und passende Hilfen identifiziert.

Die Autoren heben die Bedeutung einer Kooperationsbeziehung zwischen pflegenden Angehörigen und professionell Pflegenden hervor. Durch die Kombination des Fachwissens mit dem Erfahrungswissen der Angehörigen können diese sich zugunsten positiver Veränderungen gegenseitig ergänzen und zusammenarbeiten. Für ein Gleichgewicht zwischen der empfundenen Last und der Belastbarkeit müssen die erfolgten Hilfeleistungen regelmäßig auf ihre Tauglichkeit und Wirksamkeit überprüft und ggf. angepasst werden.

3.5.10 Der Einsatz des Pflegekompass: bisherige Untersuchungen

Untersuchungen zum Einsatz des Pflegekompass in der deutschsprachigen Pflege existieren bislang nicht. Zwar finden sich Untersuchungen zum Belastungserleben pflegender Angehöriger, in denen der Pflegekompass als theoretischer Rahmen zugrunde gelegt wurde (Bögershausen et al. 1999; Brink 2002; Hejda 2002; Henke 2005; Maudrey 2004). In keiner davon wurde jedoch der Einsatz des Pflegekompass durch Pflegende in der Praxis getestet.

Gleichwohl zeigen die hier genannten qualitativen Untersuchungen auf, dass der Pflegekompass geeignet ist, das Spektrum der Belastungen pflegender Angehöriger zu erfassen.

Börgershausen, Büscher et al. haben im Rahmen einer studentischen Projektarbeit untersucht, ob »der für niederländische Verhältnisse konstruierte ›Zorgkompas‹ auch in Deutschland anwendbar ist und verlässliche Auskünfte über die Belastungssituation pflegender Angehöriger« (Bögershausen et al. 1999) demenzerkrankter Menschen gibt. Dabei haben sie in Interviews unter Anwendung des Pflegekompass die Belastungssituation der Teilnehmer eruiert und stellen fest, dass dieser »eine wertvolle Hilfe ist, die eine weite Verbreitung finden sollte« (ebd. 80). So ließe sich auf Basis der Interviews ein Hilfeangebot beschreiben.

Hejda untersuchte in seiner Qualifikationsarbeit, »wie pflegende Angehörige den Prozess der Pflege und Fürsorge für einen dementierenden älteren Menschen« (Hejda 2002) erleben, und welche Faktoren sich dabei belastend auf die pflegenden Angehörigen auswirkten. Auch er wählte den Pflegekompass als theoretischen Bezugsrahmen für seine qualitative Untersuchung und kommt zu dem Schluss, dass auf Grund der Aussagen in den Interviews »deutlich die Probleme [...]«der pflegenden Angehörigen benannt werden können.

In der qualitativen Untersuchung von Brink (2002) wurde der Pflegekompass ebenfalls als Instrument zur Bestimmung der Belastung pflegender Angehöriger angewandt, in diesem Fall allerdings von Apoplexbetroffenen. Hier wurde der Frage nachgegangen, ob der Interviewleitfaden sich auch für die Beschreibung der Belastungen dieser Zielgruppe eignet. Dabei stellt sie fest, dass die subjektive Belastungswahrnehmung der pflegenden Angehörigen von Apoplexbetroffenen von einer Reihe anderer Faktoren abhängig ist, als dies bei pflegenden Angehörigen von an Demenz Erkrankten der Fall ist (ebd. 232). Allerdings wird nicht deutlich, welche diese Faktoren sind.

3.5.11 Fazit

Abschließend ist festzustellen, dass Untersuchungen zum Einsatz des Pflegekompass in der deutschsprachigen Pflege nicht in ausreichendem Maße vorhanden sind, um dessen Einsatz ohne Einschränkungen zu empfehlen. Dennoch wird anhand der aufgeführten Projekte deutlich, dass mehr als nur augenscheinlich von einer Eignung des

Interviewleitfadens im Hinblick auf die Erfassung des Belastungserlebens pflegender Angehöriger demenzkranker Pflegebedürftiger ausgegangen werden kann.

> Der Pflegekompass scheint geeignet für den Einsatz in Beratungsstellen wie beispielsweise die neu organisierten Pflegestützpunkte, die ja gerade für pflegende Angehörige eine Anlaufstelle darstellen.

Auch über eine ergänzende Nutzung nach einem Einsatz des CarenapD (vgl. Kapitel 4.2) könnte nachgedacht werden, wenn dieses sich für eine weitergehende Analyse des Belastungserlebens als nicht ausreichend erweisen sollte.

Wünschenswert wären Untersuchungen, in denen – aufbauend auf die Ergebnisse der zahlreichen und aktuellen Untersuchungen zu Belastungen pflegender Angehöriger – der Einsatz des Instrumentes durch professionell Pflegende in den Blick genommen wird. Erst der Einsatz in realen Praxissituationen kann Aufschluss darüber geben, ob das Instrument geeignet ist und damit die notwendigen Hilfeangebote eruiert werden können.

Eine andere Frage ist es, welche Hilfeangebote passend zu den durch den Einsatz des Pflegekompass festgestellten Belastungen der pflegenden Angehörigen angeboten werden können. Auch hierzu wären Untersuchungen wünschenswert, die auf die dem Einsatz des Instruments folgenden Aspekte Auswahl, Durchführung und Wirkung notwendiger Hilfeleistungen fokussieren.

Literatur

Blom, M. & Duijnstee, M. (1995). Zorgkompas. Interviewschema om de belasting van familieleden van dementerenden in kaart te brengen. NIZW, Utrecht.
Blom, M. & Duijnstee, M. (eds.) (1999). Wie soll ich das nur aushalten?
Mit dem Pflegekompass die Belastung pflegender Angehöriger einschätzen. Verlag Hans Huber, Bern.
Bögershausen, S., Büscher, A., Hejda, M., Horn, A. & Schemann, J. (1999). Erprobung des niederländischen «Zorgkompass» als Instrument zur Einschätzung der Belastung pflegender Angehöriger von Dementierenden. In Wie soll ich das nur aushalten? Mit dem Pflegekompass die Belastung pflegender Angehöriger einschätzen., Vol. 1 (Blom, M. and Duijnstee, M. eds.) Verlag Hans Huber, Bern, pp. 67–84.
Brink, L. (2002). Was belastet pflegende Angehörige von Apoplexbetroffenen? In Angehörige pflegen, Vol. 1 (Schnepp, W. ed. Verlag Hans Huber, Bern, pp. 219–238.
Friedmann, M.M., Bowden, V.R. & Jones, E.G. (2003). Family Nursing. Research, Theory and Practice, Pearson Prentice Hall, New Jersey.
Grässel, E. (1998). Häusliche Pflege dementiell und nicht dementiell Erkrankter. Teil I: Inanspruchnahme professioneller Pflegehilfe; Home care of demented and non-demented patients. I: Utilization of professional home care services. Zeitschrift für Gerontologie und Geriatrie : Organ der Deutschen Gesellschaft für Gerontologie und Geriatrie, 31(1), 52–6.

Hejda, M. (2002). Was belastet pflegende Angehörige dementierender alter Menschen? In Angehörige pflegen, Vol. 1 (Schnepp, W. ed. Verlag Hans Huber, Bern, pp. 197–218.
Henke, U. (2005). Zum Kohärenzgefühl pflegender Angehöriger. Bochum, Evangelische Fachhochschule RWL: 50.
Maudrey, S. (2004). Unterstützung von Pflegenden Angehörigen Demenzkranker: Ergebnisse einer qualitativen Untersuchung. Vortrag beim 15. Osterreichischen Gesundheits- und Krankenpflegekongress. Linz.
Schnepp, W. (2006). Im Angesicht des Anderen: »Schützen müssen«. Antrittsvorlesung am Lehrstuhl für familienorientierte und gemeindenahe Pflege, Institut für Pflegewissenschaft, Universität Witten/Herdecke. Pflege und Gesellschaft, 11(1), 61–76.
Zank, S. & Schacke, C. (o.J.). Projekt Längsschnittstudie zur Belastung pflegender Angehöriger von demenziell Erkrankten (LEANDER). Abschlussbericht Phase I. Berlin, Freie Universität Berlin.

Anhang: Der Fragebogen des Pflegekompass

Fragen zur Krankheitsgeschichte

Wann haben Sie zum ersten Mal bemerkt, dass mit Ihrem/Ihrer ... etwas nicht stimmte? Woran haben Sie das gemerkt?

Können Sie mir mit Ihren eigenen Worten erzählen, was mit Ihrem/Ihrer ... nicht stimmt?

Wie lange sorgen Sie schon für Ihren/Ihre...?

Hat Ihr/Ihre ... noch andere Krankheiten oder Probleme, wodurch er/sie auf Ihre Pflege angewiesen ist?

Kurzbiografie

Welche Tätigkeit hat Ihr/Ihre ... früher ausgeübt? Hatte er/sie bestimmte Hobbys oder Interessen?

Welche Stellung nahm Ihr/Ihre... in der Familie ein? Wie war er/sie als Elternteil?

Hatte Ihr/Ihre ... gern Menschen um sich? Wie war er/sie im Umgang mit anderen? Hat Ihr/Ihre ... im Laufe des Lebens Dinge erlebt, die einen tiefen Eindruck auf ihn/sie gemacht haben? Wie ging er/sie damit um?

Können Sie den Charakter Ihres/Ihrer ... beschreiben? Hat sich Ihr/Ihre durch die Krankheit verändert?

Motivation zu pflegen

Wie kommt es, dass ausgerechnet Sie für Ihren/Ihre ... sorgen? Gab es noch jemand anderen, der die Pflege übernehmen konnte?

Wie finden Sie es, für Ihren/Ihre ... zu sorgen?

Hilfe bei den täglichen Verrichtungen

Ich möchte Ihnen gern einige Fragen zur Hilfe stellen, die Ihr/Ihre ... bei der persönlichen Pflege und im Haushalt benötigt. Ich werde deshalb einige Dinge mit Ihnen durchgehen. Würden Sie jeweils angeben, ob Sie Ihrem/Ihrer ... dabei oft, manchmal oder nie helfen müssen?

	oft	manchmal	nie
Zu Bett gehen und aufstehen Waschen	❑	❑	❑
An- und Auskleiden Körperpflege	❑	❑	❑
Essen und Trinken	❑	❑	❑
Hinsetzen und Aufstehen	❑	❑	❑
Gehen und Fortbewegen	❑	❑	❑
Zur Toilette gehen	❑	❑	❑
Aufräumen oder Putzen	❑	❑	❑
Umgang mit Geld	❑	❑	❑
Mahlzeiten zubereiten	❑	❑	❑
Umgang mit Geräten	❑	❑	❑

Wie finden Sie es, Ihrem/Ihrer ... zu helfen? Gibt es bestimmte Dinge, die Ihnen schwer fallen? Warum?

Wir haben bereits über die Hilfe gesprochen, die Sie für Ihren/Ihre ... leisten. Gibt es noch andere Menschen, die Ihrem/Ihrer ... helfen? Was tun sie?

Fällt es Ihnen leicht, die Hilfe anderer bei der Pflege Ihres/Ihrer ... zu akzeptieren?

Probleme mit dem Behalten und Wiedererkennen

Ich möchte Ihnen nun einige Fragen zu den Problemen stellen, die Ihr/Ihre ... möglicherweise mit dem Behalten und Wiedererkennen von Dingen hat. Ich gehe deshalb einige Sachen mit Ihnen durch. Würden Sie bitte jeweils angeben, ob Ihr/Ihre ... dieses Problem hat oder nicht?

	ja	nein
Weiß nicht, welcher Tag es ist	❏	❏
Weiß nicht, wie spät es ist	❏	❏
Weiß nicht, welche Jahreszeit ist	❏	❏
Findet sich innerhalb des Hauses nicht zurecht	❏	❏
Findet sich außer Haus nicht zurecht	❏	❏
Erkennt Bekannte nicht	❏	❏
Erkennt die engsten Familienangehörigen nicht	❏	❏
Erkennt Sie nicht	❏	❏
Lebt in der Vergangenheit	❏	❏
Fragt immer dasselbe	❏	❏
Vergißt, womit er/sie gerade beschäftigt ist	❏	❏
Weiß nicht, dass er/sie krank ist	❏	❏

Finden Sie, alles in allem, dass Ihr/Ihre ... viel oder wenig Schwierigkeiten beim Behalten und Wiedererkennen von Dingen hat?

Welche Probleme belasten Sie am meisten? Und warum?

Wie gehen Sie mit diesen Problemen um? Hat Ihre Vorgehensweise Erfolg oder kommen Sie manchmal auch nicht weiter?

Probleme mit der Beschäftigung

Die folgenden Fragen behandeln die Probleme, die Ihr/Ihre ... möglicherweise im Umgang mit anderen Menschen oder mit seiner/ihrer Beschäftigung hat. Ich möchte deshalb einige Dinge mit Ihnen durchgehen. Würden Sie bitte jeweils angeben, ob Ihr/Ihre ... dieses Problem hat oder nicht?

	ja	nein
Kann den Gesprächen nicht folgen		
Nimmt nicht an Gesprächen teil	❏	❏
Möchte lieber keinen Besuch haben	❏	❏
Ist nicht gern unter Menschen	❏	❏
Liest keine Zeitung oder Bücher	❏	❏
Verfolgt kaum oder nie Radio- oder Fernsehsendungen	❏	❏
Hat kein Interesse an Angehörigen	❏	❏
Interessiert sich nicht für Freunde, Bekannte	❏	❏
Tut den ganzen Tag lang nichts	❏	❏
Hat keine eigenen Beschäftigungen	❏	❏
Ist schwer zu stimulieren	❏	❏
Kann sich nicht über einen längeren Zeitraum mit ein und derselben Sache beschäftigen	❏	❏

Finden Sie, alles in allem, dass Ihr/Ihre ... viel oder wenig Probleme im Umgang mit anderen und mit dem Verbringen seiner/ihrer Zeit im Laufe des Tages hat?

Welche Probleme bereiten Ihnen die größten Schwierigkeiten? Und warum?

Wie gehen Sie mit diesen Problemen um? Hat Ihre Vorgehensweise Erfolg oder kommen Sie auch manchmal nicht weiter?

Problematisches Verhalten

Dann möchte ich jetzt gern mehr über eventuelle Probleme mit dem Verhalten Ihres/Ihrer ... erfahren. Ich stelle Ihnen deshalb eine Reihe von Fragen. Würden Sie bitte jeweils angeben, ob Ihr/Ihre ... das genannte Verhalten an den Tag legt oder nicht?

Welche Verhaltensprobleme Ihres/Ihrer ... stören Sie am meisten?

Warum stören Sie gerade diese Probleme am meisten?

Treten Sie oft auf?

Werden diese Probleme durch die Krankheit Ihres/Ihrer ... verursacht oder haben sie auch etwas mit seinem/ihrem Charakter zu tun?

Wie gehen Sie mit diesen Problemen um? Hat Ihr Vorgehen Erfolg oder kommen Sie manchmal auch nicht weiter?

Treten diese Probleme schon lange auf?

	oft	manchmal	nie
Ist misstrauisch oder beschuldigt andere	❑	❑	❑
Ist rasch verärgert oder sucht Streit	❑	❑	❑
Sträubt sich gegen Hilfe	❑	❑	❑
Versteckt oft Sachen	❑	❑	❑
Ist tagsüber unruhig	❑	❑	❑
Ist nachts unruhig	❑	❑	❑
Sieht Dinge, die nicht da sind	❑	❑	❑
Schlägt oder schimpft	❑	❑	❑
Hat schlechte oder ekelerregende Manieren	❑	❑	❑
Schreit und kreischt	❑	❑	❑
Zeigt unangenehmes Sexualverhalten	❑	❑	❑
Hat Alkoholprobleme	❑	❑	❑

Notwendige Aufsicht

Können Sie Ihren/Ihre ... für kurze Zeit allein zu Hause lassen, zum Beispiel um kurz etwas einzukaufen?

Können Sie Ihren/Ihre ... auch für einen Nachmittag oder einen ganzen Tag allein lassen?

Geht Ihr/Ihre ... allein nach draußen? Fährt er/sie noch Auto? Haben Sie dann Angst, es könnte ihm/ihr etwas passieren?

Haben Sie Angst vor Unfällen im Haus? Zum Beispiel durch Rauchen, falsches Bedienen von elektrischen Geräten oder Stürze Ihres/Ihrer ...?

Ergänzende Bemerkungen

Wir haben bisher über die Pflege gesprochen, die Ihr/Ihre ... benötigt und über besondere Probleme im Verhalten Ihres/Ihrer .... Ich möchte gleich mit Ihnen darüber sprechen, wie es Ihnen selbst geht. Zum Beispiel über Ihre eigene Gesundheit und die Hilfe, die sie von anderen erhalten oder benötigen.

Möchten Sie noch etwas zu der Krankheit oder der Pflege Ihres/Ihrer ... sagen, bevor wir uns mit Ihnen beschäftigen?

Körperliche Gesundheit

Wenn Sie auf die letzten zwei Wochen zurückblicken, können Sie da sagen, dass Sie sich gesund gefühlt haben?

Leiden Sie unter Schlaflosigkeit, Müdigkeit, Niedergeschlagenheit oder vermindertem Appetit? Wenn ja, wie oft? Und wie lange schon?

Leiden Sie unter Kopfschmerzen, Bauch- oder Magenschmerzen oder sind Sie nervös? Wenn ja, wie lange schon?

Haben Sie körperliche Beschwerden, die Ihnen bei der Pflege Ihres/Ihrer ... im Wege stehen? Zum Beispiel Probleme beim Gehen oder Rückenschmerzen?

Finden Sie, dass sich Ihr Gesundheitszustand durch die Pflege Ihres/Ihrer ... verschlechtert hat?

Aufgaben und Beschäftigungen

Haben Sie noch weitere Aufgaben oder Beschäftigungen, die viel Zeit erfordern? Eine Familie oder einen Beruf zum Beispiel?

Wenn ja: Können Sie die Pflege Ihres/Ihrer ... mit diesen anderen Tätigkeiten kombinieren? Kommt es dadurch zu Problemen?

Finden Sie, dass Sie genug Zeit für sich selbst haben? Um zur Ruhe zu kommen oder zum Beispiel Ihren Hobbys nachzugehen?

Finanzen und Wohnsituation

Haben Sie durch die Krankheit und die Pflege zusätzliche Ausgaben? Wofür? Führt das zu finanziellen Problemen oder müssen Sie dadurch an anderer Stelle kürzer treten?

Gibt es Dinge, die Ihnen einiges erleichtern würden, auf die Sie aber wegen der hohen Kosten verzichten?

Ist das Haus im Hinblick auf die Pflege Ihres/Ihrer ... praktisch eingerichtet? Was könnte Ihrer Meinung nach noch verbessert werden?

Wenn die pflegebedürftige Person nicht in derselben Wohnung lebt: Wieviel Zeit benötigen Sie, um von Ihrer Wohnung zu der Ihres/Ihrer ... zu gelangen? Führt das zu Problemen, zum Beispiel unterwegs am späten Abend?

Soziale Unterstützung

Erhalten Sie von Verwandten und Freunden genug praktische Hilfe bei der Pflege und im Haushalt? Und helfen sie auch bei anderen Dingen? Gehen sie beispielsweise im Haus oder Garten zur Hand oder passen sie auch schon mal auf den Pflegebedürftigen auf?

Haben Verwandte und Freunde Verständnis für Ihre Situation? Begreifen sie Ihre Probleme?

Wissen Ihre Verwandten und Freunde zu schätzen, dass Sie Ihren/Ihre ... pflegen? Sind diese sich bewusst, was die Pflege für Sie bedeutet?

Können Sie sich an Ihre Verwandten oder Freunde wenden, um ein gutes Gespräch zu führen oder Ihr Herz zu erleichtern?

Haben Sie Verwandte oder Freunde, die Ihnen die Pflege Ihres/Ihrer ... für einen Tag oder ein paar Stunden abnehmen wollen und können?

Haben Sie Verwandte oder Freunde, die im Notfall bereit sind, die Pflege auch für längere Zeit zu übernehmen?

Haben die Kontakte zu Ihren Verwandten und Freunden unter der Pflege Ihres/Ihrer ... gelitten? Wenn ja, auf welche Weise?

Professionelle Hilfe

Sind Pflegende von außen an der Pflege Ihres/Ihrer ... beteiligt?

(Wenn ja): Von wem erhalten Sie Hilfe?

(Wenn ja): Sind Sie mit der Hilfe, die Sie erhalten, zufrieden? Möchten Sie andere Hilfe, mehr Hilfe oder auch weniger Hilfe?

(Wenn ja): Glauben Sie, dass die professionellen Pflegenden Ihre Tätigkeit genug zu schätzen wissen? Nimmt man Sie ernst?

Gefühle hinsichtlich der Pflege

Angenommen, Sie wären selbst krank geworden, glauben Sie dann, dass Ihr/Ihre ... genauso für Sie gesorgt hätte?

Beherrscht die Pflege Ihr Leben? Sind Sie ständig damit beschäftigt?

Nimmt Ihr/Ihre ... Sie sehr in Anspruch?

Woran liegt es, dass Sie die Pflege bisher durchhalten konnten?

Haben Sie das Gefühl, für die Pflege etwas zurück zu erhalten? Sehen Sie auch positive Seiten an der Situation?

Kommt es vor, dass Sie keine Lust haben, Ihren/Ihre ... zu pflegen? Macht es Sie manchmal böse? Wissen Sie manchmal auch nicht mehr weiter?

Fragen zur Zukunft

Wenn Sie an die Zukunft denken, was denken Sie wird das größte Problem sein, dass auf Sie zukommt? Beschäftigt Sie das schon heute?

Denken Sie schon mal daran, wie es weitergehen soll, wenn Sie – aus welchem Grund auch immer – nicht mehr in der Lage wären für Ihren/Ihre ... zu sorgen?

Glauben Sie, dass Sie an einen Punkt kommen werden, an dem Sie die Pflege nicht mehr leisten können? Wann denken Sie, wird dies sein?

Abrundung des Gesprächs

Was würden Sie, wenn es nach Ihnen ginge, sofort an Ihrer Situation verändern wollen?

Haben Sie noch Anmerkungen zu unserem Gespräch oder gibt es noch Dinge, die Sie fragen möchten?

3.6 Versorgungsbedarfe der Familie mit Demenz im häuslichen Umfeld: Need-Assessment CarenapD (Care needs Assessment Pack for Dementia)

Christine Riesner

3.6.1 Einleitung

Die Demenz stellt für das heutige Gesundheitswesen eine der größten Herausforderungen dar. Im medizinischen Versorgungsfeld sind Defizite in der Diagnostik und Therapie offensichtlich (Weyerer 2005; Hallhauer et al. 2005). Die Versorgung von Menschen mit Demenz im Krankenhaus gelingt eher nicht und der stationäre Altenpflegesektor macht auch heute noch den Eindruck, von den Auswirkungen der Demenz überrollt zu werden. Dabei ist die stationäre Altenpflege derjenige Versorgungsbereich, der sich zuerst zu Wort gemeldet hat, um Versorgungslücken und Überforderungen öffentlich zu machen.

In den vergangenen zehn Jahren sind die meisten Entwicklungen dementsprechend auch in der stationären Pflege zu verzeichnen gewesen. Milieugestaltungen, Orientierungshilfen und kleinere, überschaubare Wohngruppen sind entstanden. Validation, psychobiografische Pflege nach Böhm und personzentrierte Pflege nach Kitwood u. a. haben Einzug in die inhaltliche Gestaltung des Alltags genommen. Heute kann sicher noch nicht gesagt werden, dass die stationäre Pflege sich in ihrer Gesamtheit auf Menschen mit Demenz eingestellt hat, aber es finden sich an vielen Orten Einrichtungen, die eine angemessene Alltagsgestaltung anbieten können. Doch wie ist es mit dem Leben vor dem Heim? Demenzielle Prozesse verlaufen schleichend und beginnen in der Regel mit Gedächtniseinbußen und Orientierungsstörungen. Die betroffene Person spürt als erste, dass »etwas nicht stimmt«. Wenn Familienangehörige darauf aufmerksam werden, dass ernstzunehmende Störungen vorhanden sind, ist die Demenz häufig schon weiter fortgeschritten.

Die Versorgung von pflegebedürftigen alten Menschen in Deutschland wird in erster Linie von pflegenden Angehörigen geleistet, zwei Drittel der Pflegebedürftigen werden nach Angaben der Pflegestatistik zu Hause gepflegt.

Hier übernehmen 69 % der Familien die Pflegeleistungen ohne Unterstützung durch Pflegedienste. Dementsprechend greifen 31 % der Familien auf zusätzliche Leistungen der ambulanten Pflegedienste zurück (Doblhammer et al. 2006 S.2).

Die Wahrscheinlichkeit eines Heimeintritts scheint sich zu vergrößern, wenn weder ein Partner noch ein Kind für Pflegeleistungen zur Verfügung steht (siehe Abbildung 12). Demenzen sind allerdings einer der häufigsten Gründe für einen Heimeintritt, denn die Belastungen der pflegenden Angehörigen bei Demenz sind höher als bei der Pflege rein somatisch erkrankter Familienmitglieder (BMFSFJ 2004). Daher benötigen Familien, die einen Angehörigen mit Demenz pflegen, in besonderer Weise Unterstützungsleistungen verschiedener Art.

Das Forschungsfeld »Belastungen pflegender Angehöriger bei Demenz« zeigt aktuell ein vielschichtiges Bild. Sowohl die individuellen Personen – der an Demenz leidende Mensch und der pflegende Angehörige – als auch die Rollenübernahme sowie die Familienkonstellation generell beeinflussen die Pflegesituation. Belastungen erleben natürlich sowohl die betroffene Person wie auch die Angehörigen, bisher wurde in Deutschland aber hauptsächlich der pflegende Angehörige in den Blick genommen. Die zweite Ebene aktueller Untersuchungen richtet sich auf das Versorgungsfeld, welches es allerdings noch auszubauen gilt. Demenznetzwerke, Servicezentren, Bera-

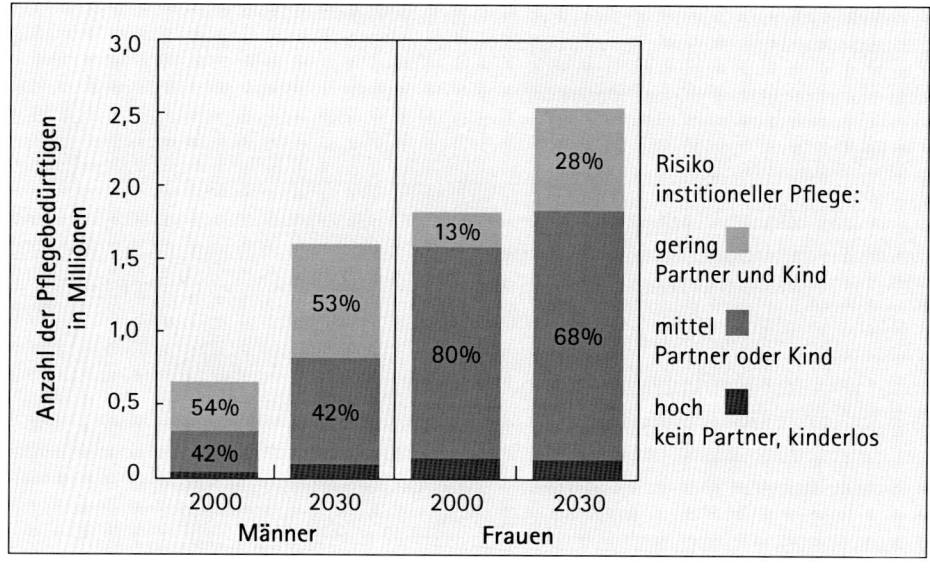

Abb. 12: Zahl der Pflegebedürftigen in Deutschland nach Familienform in den Jahren 2000 und 2030 (Doblhammer et al 2006).

tungsstellen und niedrigschwellige Angebote werden in den Bundesländern quantitativ und qualitativ sehr unterschiedlich angeboten. Evaluationen über den tatsächlichen Nutzen dieser Angebote liegen noch nicht vor, viele Leistungen befinden sich noch in der Modellphase.

> Zwei wesentliche Fragen stellen sich aktuell im ambulanten Versorgungsfeld bei Demenz:
> Was macht ein demenzspezifisches Angebot aus?
> Was braucht die Familie bzw. die Person mit Demenz, um die häusliche Situation stabil zu halten?

Dieses Kapitel beschäftigt sich mit der zweiten Frage. Valide und reliable Assessmentinstrumente zur Begutachtung des Hilfebedarfs in der häuslichen Situation bei Demenz existieren in Deutschland bisher nur bedingt. Das umfassendste Begutachtungsinstrument wird von den Medizinischen Diensten der Krankenversicherung (MDK) genutzt, um Pflegebedürftigkeit nach dem SGB XI einzuschätzen. Die Vorgaben der MDK-Prüfungen, insbesondere bei Demenz, durch den zugrunde liegenden Pflegebedürftigkeitsbegriff schränken die Erfassung des tatsächlichen Hilfebedarfs jedoch ein (Wingenfeld et al. 2007).

Zur Erfassung bestimmter Problemebenen, wie z. B. der Belastung des Angehörigen oder Schmerzerfassung bei Demenz, existieren Assessments (Boes 2006). Ein Assessment zur umfassenden Bestimmung des Hilfebedarfs sowohl für die Person mit Demenz als auch des Angehörigen ist in Deutschland bisher nicht im Einsatz. Dieses Kapitel widmet sich nun der Auseinandersetzung mit einem Need-Assessment für Personen mit Demenz und ihre pflegenden Angehörigen im häuslichen Umfeld.

Das Bedarfsassessment CarenapD (Care needs Assessment pack for Dementia) wurde 1989 in Schottland entwickelt, um ein multiprofessionell akzeptiertes und somit nutzbares Instrument einsetzen zu können. Der Entwicklungsprozess begann in der Entwicklung einer Definition des Begriffs »Bedarf« (definition of need) (McWalter et al. 1998) und der Beschreibung des Zusammenhangs zwischen einem Problem und dem Bedürfnis, welches das Problem auslöst. Die Operationalisierung der Hilfetypen erfolgte zum Abschluss dieses ersten Schrittes, um unabhängige Unterstützungskategorien für Serviceanbieter in das Assessmentinstrument einfügen zu können.

Im nächsten Schritt wurde die Inhaltsvalidität durch eine Analyse von 52 in Schottland vorhandenen Instrumenten für Bedarfe der Person mit Demenz vorgenommen. Zur Ermittlung der Bedarfe für den pflegenden Angehörigen wurde eine Literaturanalyse durchgeführt, da hier kaum Instrumente vorhanden waren.

Schritt drei beinhaltete die Prüfung der Augenscheinvalidität durch:
- Wertung der Itemsammlung durch multidisziplinäre Praktiker

- Wiederholte Testung und Überarbeitung des Konstrukts des CarenapD-Assessments durch 30 Praktiker, die anhand von schriftlichen Berichten und Videoszenen die Bedarfe erhoben und Kommentare erstellten.

Da das CarenapD-Assessment von allen Diensten in Schottland übernommen werden sollte, um eine einheitliche Bedarfserfüllung der Klienten und ebenso eine einheitliche Datenbasis herzustellen, wurde die sogenannte »Soziale Validität« ermittelt (social validity). Durch multidisziplinäre Praktiker und pflegende Angehörige (n = 170) wurden 50 wesentliche Anforderungen an ein Bedarfsassessment für Demenz mittels Bewertung bestimmt. Die häufigsten 11 Anforderungen wurden in das Assessment eingearbeitet (McWalter et al 1998).

Der Interrater-Reliabilitätstest wurde mit einem multidisziplinären Team von acht Sozialarbeitern und 20 Pflegemitarbeitern durchgeführt. Ein Dataset von 28 Assessments konnte einbezogen werden. Die Interrater-Reliabilität ergab eine gute (Kappa >0.75 to <=0.80) bis sehr gute (Kappa >0.95 to <=1.00) Übereinstimmung des Bedarfsstatus der Person mit Demenz und des Assessments für den pflegenden Angehörigen (McWalter et al 1998).

Damit ist CarenapD ein Instrument, das mit der Versorgungspraxis für die Versorgungspraxis entwickelt wurde. Im Institut für Pflegewissenschaft der Universität Witten/Herdecke wurde CarenapD im Jahr 2004 übersetzt und einer ersten Testung der Augenscheinvalidität unterzogen. Die Übersetzung wurde einer multiprofessionellen Expertengruppe von Pflegepraktikern, Pflegewissenschaftlern und einem Mitarbeiter des MDK zugeleitet. Dabei wurde neben Fragen zur Vollständigkeit und Praktikabilität auch explizit nach Einschätzungen zur Übertragbarkeit auf das deutsche Gesundheitswesen gefragt. Die Rückmeldungen wurden in das Assessment aufgenommen.

> CarenapD hat die Aufgabe, unerfüllte Bedarfe in der häuslichen Umgebung zu identifizieren und einen nachvollziehbaren Hilfeplan zu entwickeln. Es ist ein multiprofessionell anwendbares Bedarfsassessment mit personzentriertem Hintergrund, das die Lebensqualität in der häuslichen Umgebung für betroffene Menschen und ihre Angehörigen verbessern soll.

Ob das Assessmentinstrument in seiner bestehenden Struktur in die deutsche Versorgungslandschaft übernommen werden kann, wird momentan an der Universität Witten/Herdecke geprüft. Seit August 2007 wird CarenapD in zwei Regionen exemplarisch getestet. Dieses Projekt wird durch das Bundesministerium für Familie, Senioren, Frauen und Jugend und die Robert Bosch Stiftung für zwei Jahre gefördert. Im Anschluss soll eine flächendeckende Modellphase erfolgen.

3.6.2 Die Begriffe »Bedürfnis« und »Bedarf«

Bevor der Aufbau des Need-Assessments CarenapD dargestellt wird, müssen einige Aussagen zur Begrifflichkeit von »Bedürfnis« und »Bedarf« getätigt werden. Der englische Begriff »need« beinhaltet einen Bedarf, ein Bedürfnis oder auch eine Notlage. Seine Definition ist im britischen Gesundheitswesen nicht einheitlich. Die UK Social Service Inspectorate (Meaney, Croke & Kirby 2005, S. 322) definieren »need« als einen Anspruch des Individuums, Leistungen zur Erhaltung oder Wiederherstellung einer angemessenen sozialen Unabhängigkeit und Lebensqualität zu erhalten.

McWalter (1994 S.17) definiert »need« als einen Status einer Person, in dem Hilfe- oder mehr Hilfe bei speziellen Problemen durch die professionell Versorgenden festgestellt wird, wobei die Sichtweisen und Einstellungen der Person mit berücksichtigt werden. Beide Definitionen zeigen auf, dass „need" einerseits von einer Bedürfnislage des Individuums ausgeht, der subjektiv ist, und andererseits den professionellen Blick braucht, der aber mit dem Individuum verhandelt werden muss. Verbunden mit Konstrukten der Lebensqualität wird „need" als ein Ressourcendefizit verstanden, das sich mindernd auf die Lebensqualität auswirkt. Diese Argumentation legt damit den Fokus auf das Individuum, das subjektiv entscheidet, ob ein „Needstatus" existiert (Hancock & Orrell 2004, S.2).

Für den deutschsprachigen Raum muss zwischen Bedürfnis und Bedarf unterschieden werden, denn diese Begriffe heben sich deutlich von einander ab.

Becker (2006 S. 111) definiert den Begriff so: »Ein Bedürfnis manifestiert sich als interne Anforderung bzw. als innerer Mangelzustand, in dem der betreffende Mensch etwas benötigt, dessen Vorhandensein zu seiner Gesundheit und seinem Wohlbefinden beitragen würde«. Das menschliche Leben beruht generell auf der Entwicklung und Befriedigung von Bedürfnissen.

Die Bedürfnisbefriedigung löst nach Becker (2006) positive Emotionen wie Freude, Wohlbehagen, Lust aus, während der Mangel – also ein nicht befriedigtes Bedürfnis – negative Emotionen wie Ärger, Langeweile oder Trauer auslösen. Diese Emotionen können auch als »Marker« für ein nicht befriedigtes Bedürfnis angesehen werden. Ein Ansatz, der sich in der Beschäftigung mit Menschen mit Demenz im personzentrierten Ansatz nach Kitwood (Kitwood 2000) und in der Erklärung herausfordernder Verhaltensweisen nach dem NDB-Modell (need driven dementia compromised behaviour model – Bedürfnisorientiertes Verhaltensmodell bei Demenz) (BMG 2007) in Deutschland inzwischen etabliert hat.

Nachdem nun der Begriff »Bedürfnis« genauer bestimmt wurde, soll der »Bedarf« betrachtet werden. Dieser Begriff ist ebenfalls nicht einheitlich definiert. Bedarfe werden in gesellschaftspolitischen Entscheidungsprozessen entwickelt. Der Bedarf bezeichnet eine definierte, messbare Menge von Gütern, die zur Verfügung gestellt wird, um Bedürfnisse zu befriedigen. Erinnert sei hier z. B. an »den Regelsatz der

Sozialhilfe, der den typischen Bedarf eines Empfängers abdecken soll« oder an den »Jugendhilfebedarf« (Kreft & Mielenz 1988).

Im Gesundheitsbericht für Deutschland aus dem Jahr 1998 wird zum Begriff »Bedarf« folgende Definition gegeben: »Im Gesundheitswesen wird hierunter die Aufstellung eines Plans für die in Zukunft benötigten Ressourcen eines gewissen Typs verstanden. Insbesondere sind nach SGB V Bedarfspläne zur Sicherstellung der vertragsärztlichen und vertragszahnärztlichen Versorgung vorgeschrieben« (gbe-bund 2009).

Die Beziehung zwischen »Bedürfnis« und »Bedarf« ist demnach ein Aushandlungsprozess, der ähnlich geartet ist, wie er in den »need«-Definitionen gegeben ist. Einerseits bestehen individuelle Bedürfnislagen und andererseits werden gesellschaftliche Ressourcen zur Verfügung gestellt, die als definierte Bedarfe beschrieben sind. Bedarfe sollten abgrenzbar und messbar sein, um die notwendigen Ressourcen auch zukünftig bestimmen zu können.

3.6.3 Die Grobstruktur des CarenapD

Das Need-Assessment CarenapD beinhaltet einen Entscheidungsprozess, der von der individuellen Bedürfnisbestimmung zu einem Hilfeplan überleitet, in dem definierte Bedarfe festgehalten sind. Das Assessment CarenapD ist so aufgebaut, dass der Assessor die subjektiven Bedürfnisse von Personen mit Demenz und ihren Angehörigen wahrnimmt (siehe Abbildung 13).[13] Diese Bedürfnisse werden mündlich durch die Personen formuliert oder durch nonverbale- oder körpersprachliche Äußerungen mitgeteilt.

> Der Assessor nimmt die Bedürfnisse empathisch wahr und bündelt sie in Bedarfe, die durch die Items im Assessment vorgegeben sind.

Das Assessment stellt eine Fremderfassung durch den Assessor dar, aus personzentrierter Sicht nimmt er einerseits eine Mittlerrolle zwischen den beteiligten Personen ein und bringt andererseits seine professionelle Sicht und Empfehlung ein. Damit ist die Rolle des Assessors an hohe professionelle Fertigkeiten gebunden, denn die subjektive Bedürfnislage sowohl der Person mit Demenz wie auch des pflegenden Angehörigen muss herausgearbeitet und in eine angemessene Unterstützungsstruktur transformiert werden.

---

[13] Auszug aus dem CarenapD Assessment; Universität Witten/Herdecke/Institut für Pflegewissenschaft.

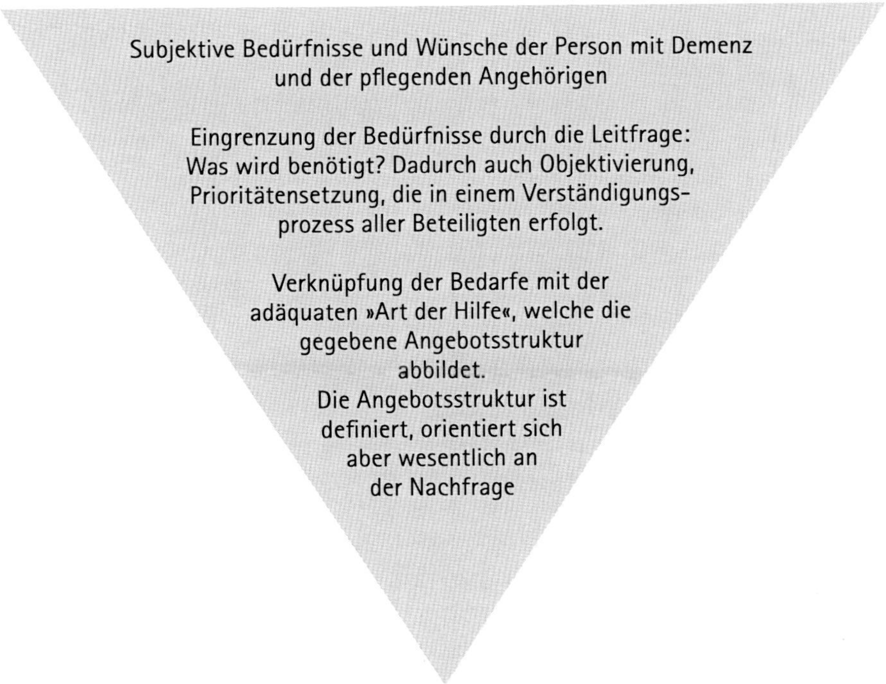

Subjektive Bedürfnisse und Wünsche der Person mit Demenz
und der pflegenden Angehörigen

Eingrenzung der Bedürfnisse durch die Leitfrage:
Was wird benötigt? Dadurch auch Objektivierung,
Prioritätensetzung, die in einem Verständigungs-
prozess aller Beteiligten erfolgt.

Verknüpfung der Bedarfe mit der
adäquaten »Art der Hilfe«, welche die
gegebene Angebotsstruktur
abbildet.
Die Angebotsstruktur ist
definiert, orientiert sich
aber wesentlich an
der Nachfrage

Abb. 13: Die Kanalisierung vom subjektiven Bedürfnis zum Hilfeplan (DSDC Stirling 2000).

CarenapD enthält drei Status-Stufen eines Bedarfs (siehe Tabelle 18). Wenn die Person keine Schwierigkeiten hat oder diesen Bereich allein bewältigt, wird dies im »Nein«-Feld angekreuzt. Wenn die Person hier Schwierigkeiten hat, diese aber durch gegebene Hilfeleistungen kompensiert werden, wird dies im »Erfüllt«-Feld angekreuzt.

Tabelle 18: Erfassung des Bedarfstatus, Auszug aus dem CarenapD-Assessment (DSDC Stirling 2000).

Bedarfsstatus		
Keine Einschränkungen oder Selbstständigkeit	Einschränkungen, wird durch aktuelle Hilfe kompensiert	Braucht Unterstützung oder ergänzende Unterstützung
Nein	Erfüllt	Nicht erfüllt

Dabei ist hier nicht erheblich, ob die Hilfe innerhalb der Familie oder durch einen externen Dienst erbracht wird. Wenn ein Item grundsätzlich nicht für die Person zutrifft (z. B. weil die Person nicht raucht), wird dies im »Nein«-Feld angekreuzt.

Wenn die Person Schwierigkeiten hat und weitere Unterstützung (oder mehr Unterstützung als aktuell vorhanden) braucht, wird das »Nicht erfüllt«-Feld angekreuzt – das heißt, die Person braucht mehr Hilfe.

Der Nutzen dieser Vorgehensweise liegt auf der Hand: Der professionelle Mitarbeiter wird ohne das Korrektiv Familie zu ungenauen oder falschen Entscheidungen kommen. Möglicherweise werden viel mehr Bedarfe gesehen, als die Familie annehmen kann oder möchte. Diese Bedarfe werden vermutlich durch die Familie abgelehnt und das Vertrauensverhältnis zum professionellen Mitarbeiter ist gestört. Es entsteht ein verfälschtes Ergebnis. Andererseits könnte der professionelle Mitarbeiter ohne das Korrektiv Familie Bedarfe übersehen. Auch hier kann eine Störung des Vertrauensverhältnisses entstehen, welches mit den Risiken einer Unterversorgung der Familie verbunden ist. Das Ergebnis wäre gleichfalls falsch. Mit diesem Vorgehen wird demnach in der Bedarfserfassung mit CarenapD ein entscheidender Beitrag dazu geleistet, den Weg von der individuellen Bedürfnislage zum definierten Bedarf zu gehen.

Im nächsten Schritt werden Bedarfe dem Hilfeplan zugeordnet, in dem aus der Sammlung »Arten der Hilfe« (siehe Tabelle 19) ausgewählt wird, wie die Unterstützung gestaltet werden soll.

Tabelle 19: Arten der Hilfe im Hilfeplan, Auszug aus dem CarenapD-Assessment (DSDC Stirling 2000).

Arten der Hilfe								
Soziale Anregung/ Aktivität	Anleitung/ Beaufsichtigung	Physische Pflegeübernahme oder Unterstützung der Person	Hilfsmittel und Anpassungen	Assessment durch Spezialisten	Beratung der Person mit Demenz	Verhaltensmanagement	Information/Anleitung für die Pflegeperson	Weiß nicht; kann nicht entschieden werden

Diese »Arten der Hilfe« stellen die Angebotsstruktur dar. Sie sind in sich definiert, unterliegen aber auch der Nachfrage. Das bedeutet, dass CarenapD in zwei Richtungen arbeitet. Es wandelt Bedürfnisse in Bedarfe und konkrete Hilfen um, macht aber auch transparent, wo Bedarfe nicht erfüllt werden und welche Hilfen angepasst werden müssen.

In diesem Kapitel fand eine Auseinandersetzung mit den Begriffen »Bedarf« und »Bedürfnis« statt, bei der auch ein Einblick in die Arbeitsweise von CarenapD gegeben wurde. Im folgenden Kapitel wird das Assessment nun komplett besprochen.

3.6.4 Aufbau

CarenapD hat den Anspruch, alle relevanten Bedarfe bei Demenz in der Gemeinde zu erfassen (Cameron & O'Neill 2005). Dabei werden die Person mit Demenz und der pflegende Angehörige gemeinsam in den Blick genommen. Beide Personen sind im Rahmen personzentrierter Pflege aktiv an der Bedarfsbestimmung beteiligt. Gleich zu Beginn des Assessmentvorgangs werden die Beteiligten: Person mit Demenz, pflegender Angehöriger und CarenapD-Gutachter um eine Einschätzung zu folgenden Fragen gebeten:

Ausgangsassessment/wahrgenommener Bedarf (DSDC Stirling 2000):
- Welche Hauptprobleme äußert die Person und was wünscht sie sich als Ergebnis dieses Assessments? (Wenn die Person nicht befragt wurde, bitte Gründe angeben)
- Welche Hauptprobleme äußert/n der/die pflegende/n Angehörige/n und was wünscht/en sie sich als Ergebnis dieses Assessments? (Wenn die Person/en nicht befragt wurde/n, bitte Gründe angeben)
- Welche Hauptprobleme nimmt der Assessor wahr und was wünscht er sich als Ergebnis dieses Assessments? (Wenn Unterschiede in der Einschätzung zu oben genanntem bestehen)

Damit werden die maßgeblichen Perspektiven bereits zu Beginn des Assessments zusammen geführt. Gilliard (2001, S. 78) beschreibt diese Perspektiven mit dem Bild eines Steins, der beim Aufprall auf das Wasser Wellen aufwirft.

Dieses Bild macht deutlich, dass die Person mit Demenz selbst im Zentrum der Erschütterung steht und dass die Familie zwar nah an der betroffenen Person steht, aber nicht die gleiche Perspektive hat. Die Professionellen bilden hingegen den äußeren Kreis und umhüllen das Familiensystem.

Sehr eindrücklich wird hier deutlich, dass es sich um Systeme handelt und nicht um Individuen. Ebenso macht die Grafik bewusst, dass ein Zugang nur auf eine Person (den Patienten, Klienten, Versicherten, Leistungsnehmer ect.) dieses System eher stört oder dass die Gefahr besteht, dass das System sich verschließt. Das System Familie wird bei Demenz besonders erschüttert, weil der Prozess schleichend verläuft und den kompletten Alltag und die sozialen Netze verändert (Riesner 2006). Familienorientierte Pflege befindet sich in Deutschland noch in den Anfängen, traditionell wird eher das Individuum in den Blick genommen. Das Assessment CarenapD kann hier wesentliche Erkenntnisse zur familienorientierten Unterstützung liefern. Über Personen mit Demenz, die allein leben, ist in Deutschland sehr wenig bekannt. Auch international sind die Erkenntnisse zu diesem Personenkreis begrenzt (Gilmour, Gibson & Campbell 2003). CarenapD erfasst Bedarfe der betroffenen Person und kann die Situation allein lebender Menschen darstellen, wodurch die Bedarfslagen dieser Personen erfasst werden könnten.

Das Assessment CarenapD besteht aus vier Teilen:
1. Das **Basis-Assessment** erfasst personenbezogene Daten der betroffenen Person, der Angehörigen und des Arztes. Die Begründung für das Assessment wird angegeben wie auch erste Angaben zur Wohnkonstellation.
2. Außerdem ist ein **Screening zur Demenzdiagnose** enthalten, in dem die genaue Diagnose festgehalten wird oder die kognitiven Einschränkungen kurz erfasst werden, falls keine Diagnose existiert.
3. Das **Bedarfsassessment** für die Person mit Demenz besteht aus sieben Dimensionen:
   - Gesundheit und Mobilität (10 Items)
   - Selbstpflege und Toilettengang (9 Items)
   - Soziale Interaktion (7 Items)
   - Denken und Gedächtnis (4 Items)
   - Verhalten und Mentale Befindlichkeit (11 Items)
   - Haushalt (7 Items)
   - Leben in der Gemeinde (9 Items)
4. Ein **Risikoscreening** zur Ernährung und eine Checkliste zur Wohnsicherheit und Wohnungseinrichtung ergänzen die Dimensionen. Zusätzlich ist freier Raum für Kommentare und Ergänzungen vorhanden.

Jedes Item wird im ersten Erfassungsschritt in einer dreistufigen Skala des Bedarfsstatus bewertet:
1. Keine Einschränkungen oder Selbstständigkeit,
2. Einschränkungen werden durch aktuelle Hilfe kompensiert oder
3. braucht Unterstützung oder ergänzende Unterstützung.

Der erste oder zweite Bedarfsstatus erfordert keinen Handlungsbedarf, der Assessor geht zum nächsten Item weiter. Nur der Bedarfsstatus »braucht Unterstützung oder ergänzende Unterstützung« wird als Bedarfslage eingeschätzt, der Hilfe erfordert. Der Assessor bestimmt in diesem Fall einen geeigneten Hilfetyp zur Bedarfserfüllung (siehe Tabelle 19). Die neun zur Verfügung stehenden Hilfetypen lauten:
1. »Soziale Anregung/Aktivität«
2. »Anleitung/Beaufsichtigung«
3. »Physische Pflegeübernahme oder Unterstützung der Person«
4. »Hilfsmittel und Anpassungen«
5. »Assessment durch Spezialisten«
6. »Beratung der Person mit Demenz«
7. »Verhaltensmanagement«
8. »Information/Anleitung für die Pflegeperson«
9. »Weiß nicht, kann nicht entschieden werden«

Im folgenden Beispiel wird in der Dimension »Haushalt« festgestellt, dass das Item »Hausarbeit erledigen« als erfüllt beurteilt wird. Hier bestehen zwar Einschränkungen der Person mit Demenz, diese werden aber durch das bestehende Pflegearrangement kompensiert. Damit besteht ein erfüllter Bedarfsstatus.

Der Assessor geht zum nächsten Item »Wäsche waschen«. Hier wird festgestellt, dass beim Wäsche waschen weitere Unterstützung erforderlich ist. Die geeignete Unterstützung besteht in diesem Beispiel durch »Hilfsmittel und Anpassung«.

		Bedarfsstatus			Art der Hilfe								
Anleitung Folgen Sie den schwarzen Pfeilen, indem Sie zuerst den Bedarfsstatus ermitteln. • Wenn kein oder erfüllter Bedarf, gehen Sie zur nächsten Frage. • Wenn nicht erfüllter Bedarf besteht, bestimmen Sie die Art der Hilfe.		Keine Einschränkungen oder Selbständigkeit	Einschränkungen, wird durch aktuelle Hilfe kompensiert	Braucht Unterstützung oder ergänzende Unterstützung	Soziale Anregung/Aktivität	Anleitung/Beaufsichtigung	Physische Pflegeübernahme oder Unterstützung der Person	Hilfsmittel und Anpassungen	Assessment durch Spezialisten	Beratung der Person mit Demenz	Verhaltensmanagement	Information/Anleitung für die Pflegeperson	Weiß nicht; kann nicht entschieden werden
		Nein	Erfüllt	Nicht erfüllt									
1.	Hausarbeit erledigen		X										
2.	Wäsche waschen			X				X					

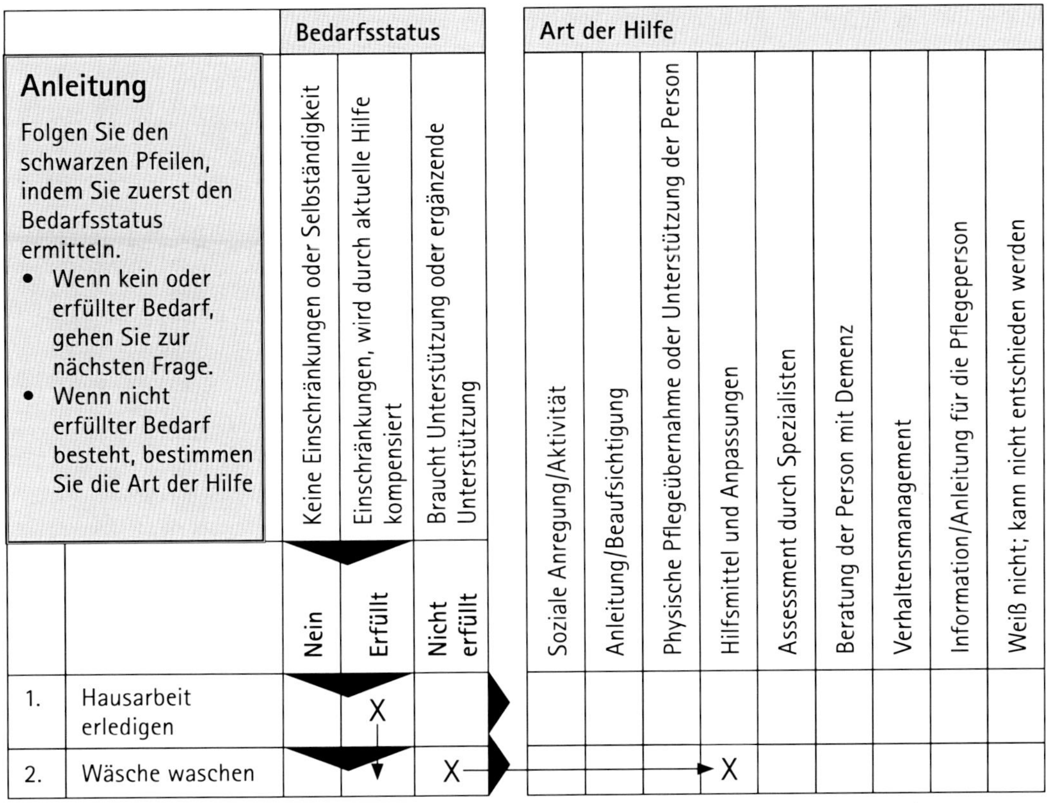

Abb. 14: Aufbau der Bedarfserhebung im CarenapD-Assessment (DSDC Stirling 2000).

Der Biografiebogen der Person mit Demenz ist anteilig durch klare Fragen strukturiert, bietet aber auch Raum für freie Eintragungen. Gefragt wird nach Ehen und Kindern und anderen Ebenen der Lebensgeschichte. Eine separate Frage richtet sich auf Haustiere. Die Persönlichkeit soll kurz beschrieben werden, es wird nach Präferenzen im sozialen Leben, nach Hobbys und dem religiösen Glauben gefragt. Eine weitere Ebene bezieht sich auf das äußere Erscheinungsbild, auf Selbstpflegegewohnheiten und Ess- und Trinkgewohnheiten. Der Biografiebogen umfasst 4 Seiten.

Das Belastungsassessment des pflegenden Angehörigen fragt nach acht Bereichen potenzieller Belastung:
1. nach der »Häufigkeit des Kontaktes« zur demenzkranken Person,
2. nach »wahrgenommenen Bedürfnissen« im Rahmen der geäußerten Erwartung des Angehörigen an das Assessment,
3. nach somatischer »Gesundheit« und »Alltagsbelastung« in anderen Bereichen als der Pflege für die demenzkranke Person,
4. nach emotionaler »Unterstützung« durch Familie oder Freunde,

5. nach der Möglichkeit der »Pflegeunterbrechung«,
6. nach den »Gefühlen« zur demenzkranken Person und deren möglicher Veränderung,
7. nach dem Wunsch nach mehr »Information«,
8. nach »Interventionen«, womit nach der Bereitschaft des pflegenden Angehörigen gefragt wird, die Pflege für die demenzkranke Person weiter zu übernehmen.

Die Fragestruktur in den Bereichen Gesundheit, Alltagsbelastung, Unterstützung, Pflegeunterbrechung und Gefühle ist geschlossen. Zusammen enthalten diese Bereiche 20 Fragen, die mit einer Ja/Nein-Antwortvorgabe versehen sind. Zur Risikoeinschätzung sind diejenigen Antworten unterstrichen, die ein Stressrisiko darstellen können.

> Eine Frage aus dem Bereich »Gefühle« lautet:
> Hat der pflegende Angehörige das Gefühl, er wird durch die Pflege belohnt?
> Ja/Nein

Im Assessment wird angegeben, dass jede unterstrichene Antwortvorgabe auf bestehenden Stress hindeuten kann.

3.6.5 Fazit

Die Gestaltung des Assessments CarenapD weist wichtige Besonderheiten auf verschiedenen Ebenen auf. Zu Beginn des Assessments werden Wünsche und Zielvorstellungen aller Beteiligten in den Blick genommen. Die Person mit Demenz ist damit als handelndes Subjekt einbezogen und wird nicht allein auf den hilfsbedürftigen Objektstatus reduziert. Im Hilfeplan findet sich standardisiert das Item »Beratung der Person mit Demenz«.

> Das familiäre System zwischen Person mit Demenz und pflegendem Angehörigen wird hier systemisch betrachtet. Der Angehörige wird in jedem Bedarfs-Item durch den Hilfetyp »Information/Anleitung für die Pflegeperson« einbezogen.

Dadurch ist gewährleistet, dass der Angehörige in jedem Hilfeplan als kompetente Bezugsperson gestärkt wird und die Informationen erhält, die er benötigt. Weiter wird das Belastungsrisiko des pflegenden Angehörigen separat betrachtet, wodurch der Angehörige auch Klient wird, dessen Nöte und Belastungen gesehen werden. Letztlich soll der Angehörige in seiner pflegenden Rolle gestärkt werden, was sich mit der Interessenlage pflegender Angehöriger häufig deckt.

Die verschiedenen Bedarfsdimensionen lassen vermuten, dass alle Bedarfs-Ebenen erfasst werden und so eine umfangreiche Evaluation der gegebenen Situation entsteht.

Diese wiederum bietet eine gelungene Grundlage, unerfüllte Bedarfe rechtzeitig zu erfüllen und so die häusliche Situation stabil zu halten. Die Gesundheit und Lebensqualität der betroffenen Personen lassen sich in einem angemessenen Zustand erhalten.

Durch die Einbeziehung der Person mit Demenz und des Angehörigen in die Entscheidung, wo ein unerfüllter Bedarf besteht, wird gesichert, dass der Hilfeplan realistisch ist und die Angebote angenommen werden. Eine einseitig professionell vorgenommene Entscheidung über den Zustand »unerfüllter Bedarf« würde dazu führen, dass die Hilfe aus Sicht der Betroffenen fremdbestimmt und aufgezwungen wirkt und abgelehnt wird. Durch die Ablehnung bereits eingeleiteter Hilfe entsteht letztlich eine Schieflage im Versorgungssystem, die ineffektiv und teuer ist.

Zusammenfassend hat das Assessment CarenapD das Potenzial, die Bedarfe bei Demenz im häuslichen Umfeld zu bestimmen und diese im Versorgungsfeld transparent darzustellen. Die bestehenden Schieflagen, die aus der Praxis berichtet werden und regional unterschiedlich hohe Bedarfe und geringe Angebote oder aber viele Angebote ohne Inanspruchnahme darstellen, können mit CarenapD korrigiert werden. Damit würde für die betroffenen Familien die Chance bestehen, ein relativ zufriedenes und angemessen gesundes Leben mit Demenz führen zu können.

Literatur

Adams, T. & Clarke, C. (Hrsg). (1999). Dementia Care: Developing Partnerships in Practice. London, England: Baillière Tindall.
Bartholomeyczik, S., Halek, M., Sowinski, C., Besselmann, K., Dürrmann, P., Haupt, M., Kuhn, C., Müller-Hergl, C., Perrar, K. M., Riesner, C., Rüsing, D., Schwerdt, R., van der Kooij, C. & Zegelin, A. (2007). Rahmenempfehlungen zum Umgang mit herausforderndem Verhalten bei Menschen mit Demenz in der stationären Altenhilfe. Berlin: Bundesministerium für Gesundheit.
Becker, P. (2006). Gesundheit durch Bedürfnisbefriedigung. Göttingen: Hogrefe.
BMFSFJ. (2004). Vierter Bericht zur Lage der älteren Generation in der Bundesrepublik. Deutschland: Risiken, Lebensqualität und Versorgung Hochaltriger – unter besonderer Berücksichtigung dementieller Erkrankungen. Berlin: Bundesministerium für Familie, Senioren, Frauen und Jugend.
BMFSFJ (2006). Erster Bericht des Bundesministeriums für Familie, Senioren, Frauen und Jugend über die Situation der Heime und die Betreuung der Bewohnerinnen und Bewohner. Berlin: Bundesministerium für Familie, Senioren, Frauen und Jugend. http://www.bmfsfj.de/bmfsfj/generator/Publikationen/heimbericht/01-Redaktion/PDF-Anlagen/gesamtdokument,property=pdf,bereich=heimbericht,sprache=de,rwb=true.pdf
Cameron, K. & O'Neill, K. (2005). Carenap (Care Needs Assessment Package) – a practical example of innovation in joint working and single shared assessment. Dementia, 4, 149–155. DOI: 10.1177/1471301205004001111
Cantley, C. (Hrsg). (2001). A handbook of dementia care. Buckingham, England: Open University Press.

Dementia Services Development Centre Stirling. (2000). CarenapD (Care Needs Assessment Pack for Dementia). Unveröffentlichte deutsche Übersetzung (2004). Universität Witten/Herdecke, Institut für Pflegewissenschaft. Witten

Dollhammer, G., Westphal, C. & Ziegler, U.(2006). Pflegende Angehörige brauchen mehr Unterstützung, Bedarfsprognosen zeigen Anstieg häuslichen Pflegepotenzials in Deutschland bis 2030–Demografische Forschung, 4.

Dörner, K. (2005). Schöne neue Pflegewelt – das Alter als Objekt der Professionalisierung. In Nübel, G., Kuhlmann, H.-P., Remlein, K.-H. (Hrsg), Schöne neue Pflegewelt: Pflege und Gerontopsychiatrie. Frankfurt am Main: Mabuse.

Gesundheitsberichterstattung des Bundes.(2008). Definition Bedarfsplanung; http://www.gbe-bund.de/gbe10/ergebnisse.prc_tab?fid=2207&suchstring=Bedarf&query_id=&sprache=D&fund_typ=DEF&methode=2&vt=1&verwandte=1&page_ret=0&seine=&p_lfd_nr=4&p_news=&p_sprachkz=D&p_uid=gastg&p_aid=89958691&hlp_nr=3&p_janein=J

Gilmore, H., Gibson, F. & Campbell, J. (2003). Living alone with dementia: A case study approach to understanding risk. The International Journal of Social Research and Practice, 2 (3), 203–420.

Goesmann, C. (2008). Versorgungsstrukturen für Demenzkranke: Bestandsaufnahme und Ausblick in die Zukunft; Rede auf dem Deutschen Ärztetag. Retrieved from http://www.bundesaerztekammer.de/downloads/111Top02GoesmannRede.pdf

Grond, E. (2003). Die Pflege verwirrter alter Menschen: Psychisch Alterskranke und ihre Helfer im menschlichen Miteinander. Freiburg im Breisgau: Lambertus.

Hallhauer, J., Bienstein, C., Lehr, U. & Rönsch, H. (2005). SÄVIP-Studie zur ärztlichen Versorgung in Pflegeheimen. Hannover: Vincentz.

Kitwood, T. (2000). Demenz: Der personenzentrierte Ansatz im Umgang mit verwirrten Menschen. Bern: Hans Huber.

Kreft, D. & Mielenz, I. (1988). Wörterbuch Soziale Arbeit: Aufgaben, Praxisfelder, Begriffe und Methoden der Sozialarbeit und Sozialpädagokik (3. Aufl.). Weinheim: Beltz.

McWalter, G., Toner, H. & Corser, A. (1994). Needs and needs assessment: their components and definitions with reference to dementia. Health Social Care, 2, 213–219.

McWalter, G., Toner, H., McWalter, A., Eastwood, J., Marshall, M. & Turvey, T. (1998). A community needs assessment: the care needs assessment pack for dementia (CarenapD) – its development, reliability and validity. International journal of geriatric psychiatry, 13, 16–22.

Meaney, A. M., Croke, M. & Kirby, M. (2005). Needs assessment in dementia. International journal of geriatric psychiatry, 20, 322–329.

Orrell, M. & Hancock, G. (2004). CANE: Camberwell Assessment of Need for the Elderly. London, England: Gaskell.

Riesner, C. (2006). Barrieren zur Nutzung von Beratung und anderen Serviceleistungen für Familien mit Demenz: »...da sind wir dann nicht mehr hingegangen...«. Retrieved from http://wga.dmz.uni-wh.de/pflege/html/default/drxg-6sxgmv.de.html

Sozialgesetzbuch (SGB), Fünftes Buch (V), Gesetzliche Krankenversicherung, § 11 Leistungsarten. http://www.sozialgesetzbuch-bundessozialhilfegesetz.de/_buch/sgb_v.htm

Weyerer, S. (2005). Altersdemenz, 28. Berlin: Robert Koch Institut.

Wingenfeld, K., Büscher, A. & Schaeffer, D. (2007). Recherche und Analyse von Pflegebedürftigkeitsbegriffen und Einschätzungsinstrumenten. http://www.uni-bielefeld.de/gesundhw/ag6/downloads/ipw_bericht_20070323.pdf

4 Assessmentinstrumente zur Einschätzung der Ernährungssituation

4.1 Instrument zur Erfassung der Ernährungssituation in der stationären Altenpflege: PEMU

Maria Magdalene Schreier, Dorothee Volkert, Sabine Bartholomeyczik

4.1.1 Einleitung

Befasst man sich mit dem Thema Ernährung und Ernährungsversorgung von Menschen mit pflegerischem Unterstützungsbedarf, treten zwei Aspekte besonders in den Vordergrund:
1. die Gefahr von Mangelernährung bei pflegebedürftigen und insbesondere alten Menschen sowie
2. der geringe Stellenwert der Ernährung und der Unterstützung beim Essen und Trinken im Kontext der Gesundheitsversorgung.[14]

Beide Aspekte stehen in einem sehr engen Zusammenhang zueinander, und je nach dem, welche Bedeutung Essen und Trinken in Einrichtungen der Gesundheitsversorgung beigemessen wird, kann sich das günstig oder ungünstig auf den Ernährungszustand auswirken, im ungünstigsten Fall sogar eine Mangelernährung zur Folge haben. Mangelernährung kann für die Betroffenen weitreichende und drastische gesundheitliche Folgen haben.

> Bereits kurzfristige Ernährungsdefizite können die Lebensqualität von pflegebedürftigen Menschen beeinträchtigen, und je nach Ausmaß einer Mangelernährung ist mit einer höheren Krankheitsanfälligkeit und auch mit einer Zunahme der Sterblichkeit zu rechnen (Volkert 1997; Incalzi et al. 1994, 1998; Moreley 1998).

Die Erfassung der Ernährungssituation spielt für eine angemessene Ernährungsversorgung und Unterstützung bei den Mahlzeiten eine zentrale Rolle (Christensson et al. 2001; Simmons et al. 2001; Simmons & Schnelle 2004).

Zum einen ist es wichtig, rechtzeitig Gefahren für eine Mangelernährung zu erkennen. Zum anderen muss bei erkanntem Risiko untersucht werden, woran es liegt, dass möglicherweise zuwenig gegessen und getrunken wird oder warum die angebotenen

---

[14] Gesundheitsversorgung und Gesundheitseinrichtungen werden hier breit gefasst. Sie bezeichnen damit neben der Akutbehandlung auch die der Langzeitpflege.

Mahlzeiten den tatsächlichen Bedarf nicht decken können. Dabei ist auch zu berücksichtigen, dass Essen und Trinken neben der Nährstoffzufuhr auch dem Genuss und Lustgewinn dienen und eine geringe Nahrungsaufnahme nicht nur krankheitsbedingte Gründe haben muss.

Sinnvolle Maßnahmen, die einer Mangelernährung entgegenwirken können und das Essen und Trinken bzw. die Mahlzeiten auch zu einem würdigen und genussvollen Ereignis werden lassen, müssen sich auf die Grundlage einer Erfassung und Einschätzung der Ernährungssituation stützen können, die auch die individuelle Situation und die Bedürfnisse der Betroffenen berücksichtigt.

Pflegende spielen hier eine wichtige Rolle, da sie aufgrund der Nähe zum Betroffenen wie kaum eine andere Berufsgruppe über viele Informationen verfügen und auch das Ernährungsverhalten günstig beeinflussen können. Zudem können Pflegende an den Schnittstellen wichtige Impulse geben, damit unter Hinzuziehung der erforderlichen Expertise eine optimale Ernährungsversorgung auch gewährleistet wird.

Zur Systematisierung der Erfassung der Ernährungssituation und Risikoeinschätzung für Mangelernährung können standardisierte Instrumente sehr hilfreich sein (Bartholomeyczik 2007). Üblicherweise werden zwei Instrumentenarten unterschieden: eine kurze Risikoerfassung (Screening) und eine ausführlichere Untersuchung (Assessment). Dafür werden hier die folgenden Definitionen verwendet (Lyne & Prowse 1999; Green et al. 2005, 2006; Kondrup et al. 2003a, 2003b; Jones 2004):

> **Ein Screening**
> ist eine kurze, leicht durchführbare Erhebung für das frühzeitige Identifizieren von Menschen mit Gefahr für ein Gesundheitsproblem (z. B. Mangelernährung) oder das Aufspüren von Menschen, die von einem Gesundheitsproblem wahrscheinlich bereits betroffen sind.
>
> **Ein Assessment**
> ist die differenzierte Erfassung und Untersuchung relevanter Problembereiche einer gesundheitsbezogenen Situation (z. B. Ernährungssituation) zur genaueren Beschreibung und zur Begründung von Situationen, die als Grundlage der Planung von Maßnahmen dienen.

Für diesen Zweck wurden bereits verschiedene Instrumente entwickelt und einige auch bereits einer wissenschaftlichen Überprüfung unterzogen (Schreier 2007; Kondrup et al. 2003). Für die Pflege stellt sich neben den allgemeinen Qualitätsindikatoren immer auch die Frage, wie nützlich die Instrumente sind, die in anderen Disziplinen entwickelt wurden.

Daher wurden veröffentlicht Erfassungsinstrumente auf ihre Eignung für die stationäre Langzeitpflege untersucht (Schreier 2007).

Die überwiegende Zahl der publizierten Instrumente hat den Charakter eines Screeninginstrumentes im Sinne einer Identifizierung gefährdeter Menschen für Mangelernährung. Nur vier Instrumente (ANS, NICHE-Protocol, NNC, RAI; vgl. Tabelle 20) sind bedingt als Checkliste oder Leitfaden im Rahmen des pflegerischen Assessmentprozesses für eine genauere Untersuchung der Ernährungssituation geeignet. Allerdings fehlen auch in diesen Instrumenten wichtige Informationen, anhand derer Handlungen geplant werden können.

Das für die stationäre Altenpflege entwickelte ausführliche Assessment-Instrument RAI enthält zwar relativ differenzierte Informationen zur Ernährung, allerdings fehlen in diesem Instrument – wie in den übrigen – auch weitere wichtige Informationen. Ein auf das RAI aufbauendes ergänzendes Instrument ist das ANS, das in Algorithmenform ernährungsrelevante Problembereiche überprüft. Es erfasst allerdings auch nur einen Teilbereich möglicher Problembereiche, die zu einer Mangelernährung führen könnten.

Ausgewählte Erfassungsinstrumente
- AoM – Assessment of Malnutrition (RCN 1993)
- G-NRI – Geriatric Nutrition Risk Index (Bouillanne et al. 2005)
- INS – Innsbruck Nutrition Score (Galvan 2004, Drumel et al. 2004)
- MNA – Mini Nutritional Assessment (Guigoz et al. 1994 (Original); Rubenstein, 2001 (Modifizierte Version))
- MNA-SF (Rubenstein et al. 2001)
- MST – Malnutrition Screening Tool (Ferguson et al. 1999)
- MUST – Malnutrition Universal Screening Tool (Kondrup et al. 2003a u. 2003b)
- NAC – Nutrition Assessment Chart (RCN 1993)
- NNST – Nursing Nutritional Screening Tool (Jordan 2003, Arrowsmith 1999)
- NOURISHED – Mnemonic and Screening for Malnutrition (Ward/Rollins 1999)
- NRI – Nutritional Risk Index Lyn/Prowse, 1999; (Arrowsmith 1999; Schneider/Hebuterne 2000, Bouillanne et al. 2005)
- NRS-2002–Nutritional Risk Screening (Kondrup et al. 2003a u. 2003b; NRS Nutritional Risk Score von Reilly wurde modifiziert zu NRS-2002, vgl. Lyn/Prowse, 1999)
- NST – Nutrition Screening Tool based on BAPEN (Weekes et al. 2004)
- NUFFE – Nutrition Form For the Elderly (Söderhamn/Söderhamn, 2001 u. 2002)
- NuRAS – Nutritional Risk Assessment Scale (Nikolaus et al. 1995 ; Lyn/Prowse 1999)
- PG-SGA – Patient Generated Subjective Global Assessment (Bauer et al., 2002, Rosenbaum 2007)
- PNRA – Prideaux National Risk Assessment (Galvan et al. 2004, Druml et al. 2004)
- QuETiA – Qualitätssicherungskonzept Essen/Trinken im Alter (Becker 2003)
- RNNST – Registered Nurse Nutrition Screening Tool (Kovacevich et al. 1997, Schneider/Hebuterne 2000 (abweichende Bezeichnung lt. Schneider/Hebuterne 2000: RNNRC (Registered Nurse Nutritional Risk Classification))

- SGA – Subjective Global Assessment (Detsky et al. 1987; vgl. Schneider/Hebuterne 2000, Sacks et al. 2000, Christensson et al. 2002, Schütz/Plauth 2004)
- SNAQ – Short Nutritional Assessment Questionnaire (Kruizenga et al. 2005)
- SSM – Screening Sheet for Malnutrition (Thorsdottir et al. 1999)
- SSM – Screening Sheet for Malnutrition – Simple Version (Thorsdottir et al. 2005)
- Assessmentinstrumente für die tiefergehende Untersuchung
- ANS – Altered Nutritional Status (AMDA 2001)
- NICHE-Protocol – Nurses Improving Care for Health System Elders (Amella 1998)
- NNC – Nursing Nutritional Checklist (Thomas et al. 2000)
- RAI – Resident Assessment Instrument (Garms-Homolova/Gilgen 2000)
- Appetit (Prädiktor für Gewichstverlust)
- AHSP Appetite, Hunger and Sensory Perception (Mathey et al. 2001)
- CNAQ – Council of Nutrition appetite questionnaire (Wilson et al. 2005; basierend auf AHSP nach Mathey et al. 2001)
- SNAQ – Simplified nutritional appetite questionnaire (Wilson et al. 2005; basierend auf AHSP nach Mathey et al. 2001)
- Essverhalten bei Demenzerkrankung
- AFBI – Aversive Feeding Behavior Inventory (Blandford et al. 1998)
- EBS – Eating Behaviour Scale (Tully et al.1997)
- EdFED – Edinburgh Feeding Evaluation in Dementia Questionnaire (Watson/Deary 1994 u. 1997)
- FBI – Feeding behaviour inventory (Durnbaugh et al. 1996)
- FDS – Feeding Dependency Scale (Blandford et al. 1998)

Tabelle 20: Screeninginstrumente für die Risikoerfassung.

Screeninginstrumente für die Risikoerfassung							
Krankenhaus			Stationäre Altenpflege			Für alle Bereiche	
Allgemein	Onkologie	Geriatrie (alte Patienten)	Allgemein	Appetit (Appetit-verlust: Prädiktor für Gewichts-verlust)	Essver-halten bei Demenz	Erwachsene (jedes Alter)	Alte Menschen
INS MST NNST NOURISHED NRI NRS-2002 NST PNRA RNNST SGA SNAQ[1] SSM SSM-S	P-SGA	G-NRI NUFFE NuRAS	QuETiA	SNAQ[2] AHSP CNAQ	EBS EdFED-Q	MUST	AoM MNA MNA-SF, NAC

[1] Short Nutritional assessment Questionnaire, Kruizenga et al. 2005.
[2] Simplified nutritional appetite questionnaire, Wilson et al. 2005.

Wie durchdacht die Instrumente zum Teil auch scheinen, so eignen sie sich doch nicht als Ergänzung der üblicherweise genutzten Assessmentinstrumente in der Pflege. Dies liegt vor allem daran. dass über die Instrumente kaum handlungsleitende Informationen ermittelt werden können. Auch die zum Teil sehr ausgefeilten Scoresysteme liefern keine handlungsleitenden Informationen. Aber vor allem sind angesichts der Informationen, die bereits in einem umfassenden pflegerischen Assessment enthalten sein sollen, Redundanzen bzw. Doppeldokumentationen nicht auszuschließen.

Eine direkte Nutzung der bisher verfügbaren Instrumente zusätzlich zu einem umfassenden pflegerischen Assessment kann daher nicht vorbehaltlos empfohlen werden. Die Konsequenz, die sich aus dieser Tatsache ergibt, ist entweder die Entwicklung eines neuen oder die Modifikation eines geeigneten vorhandenen Instruments zur Erfassung der Ernährungssituation.

Neben einer Entwicklung auf der Basis von schlüssigen und wissenschaftlichen Erkenntnissen sollte jedes Erfassungsinstrument auf seine wissenschaftliche Güte, also auf seine Validität und Reliabilität hin untersucht sein, bevor es für die Praxis empfohlen wird.

Insbesondere bei einem kurzen Screeninginstrument sollte in Betracht gezogen werden, dass es eher unproblematisch ist, mehr Personen als risikobehaftet einzuschätzen, als dies dann tatsächlich der Fall ist. Die Spezifität kann geringer als erwünscht sein, die Sensitivität muss besonders hoch sein.

Das heißt, es ist besonders problematisch, wenn Personen als nicht risikobehaftet identifiziert werden, die aber dennoch ein Risiko für Mangelernährung haben. Bei letzteren würden dann keine Maßnahmen durchgeführt werden. Eine geringe Spezifität, also immer zu viele Risikopersonen zu identifizieren, die einem eigentlich nicht erforderlichen differenzierten Assessment unterzogen werden, ist allenfalls unter ethischen und ökonomischen Gesichtspunkten zu diskutieren.

Zu beachten ist, dass die besten und wissenschaftlich überprüften Instrumente versagen können, wenn sie in einem anderen Setting als dem der Entwicklung eingesetzt werden, weil dort andere Einflüsse zur Entstehung von Mangelernährung führen können, die mit dem Instrument nicht erfasst werden.

So wäre in der ambulanten Pflege das Angebot an Nahrung genauer zu überprüfen, z. B. der Kühlschrank anzusehen. Es sind also vor dem Einsatz eines als gut befundenen Erfassungsinstrumentes settingspezifische Überlegungen dringend notwendig. Es werden dann entweder andere Instrumente oder möglicherweise auch nur geringfügige Modifizierungen bei den Erfassungskriterien nötig, die unter bestimmten Umständen oder Lebensbedingungen zum Tragen kommen. Selbstverständlich muss auch ein modifiziertes Instrument wieder wissenschaftlich überprüft werden.

4.1.2 Entwicklung

Im Rahmen des Projektes »QN II – Qualitätsniveau für die orale Nahrungs- und Flüssigkeitsversorgung von Menschen in Einrichtungen der Pflege und Betreuung« (Bartholomeyczik et al. 2008) wurde ein zweiphasiges Erfassungsinstrument für die stationäre Altenpflege entwickelt. Das QN II wurde im Projektverbund des Instituts für Pflegewissenschaft der Universität Witten/Herdecke (Lehrstuhl Epidemiologie-Pflegewissenschaft) und des Instituts für Ernährungs- und Lebensmittelwissenschaften der Universität Bonn von Herbst 2004 bis Frühjahr 2006 im Auftrag der Bundeskonferenz zur Qualitätssicherung im Gesundheits- und Pflegewesen (BUKO QS) mit der Förderung des Bundesministeriums für Familie, Senioren, Frauen und Jugend erarbeitet.

> Eine erste Testung der Praktikabilität und ein Interrater-Reliabilitätstest des Screenings wurden mit einer kleinen Teilnehmergruppe durchgeführt. Eine umfassendere wissenschaftliche Testung steht noch aus.

4.1.3 Struktur

Es handelt sich um ein Instrument zur Erfassung der Ernährungssituation bei alten und pflegebedürftigen Menschen in der stationären Altenpflege, das aus zwei Teilen besteht. Im ersten Teil erfolgt mit wenigen Parametern im Sinne eines Screenings die Suche nach gefährdeten Menschen für eine Mangelernährung.

Das Instrument erfasst dichotom mit »Ja« oder »Nein« zu beantwortende Items, ob ein bestimmtes Merkmal bzw. eine bestimmte Merkmalsausprägung vorhanden ist. Die Bewertung erfolgt ohne Bepunktung und ohne Hierarchisierung. Wenn eine der möglichen Antworten mit »Ja« angekreuzt wurde, besteht die Notwendigkeit der differenzierteren Untersuchung (Assessment).

Im zweiten Teil des Instruments werden Verzehrmengen erfasst und mögliche Gründe für eine zu geringe Nahrungsaufnahme oder einen erhöhten Bedarf identifiziert. Verzehrmengenerfassungen liefern wichtige Hinweise, ob tatsächlich zu wenig verzehrt wird und die Essmengen möglicherweise nicht ausreichen. Die identifizierten Ursachen für eine Mangelernährung liefern Ansatzpunkte für erforderliche Interventionsmaßnahmen.

4.1.4 Die Inhalte

Grundsätzlich wird davon ausgegangen, dass es sich bei der Ernährung sowohl um feste Nahrung als auch um Flüssigkeit handelt. Im Instrument werden beide Bereiche eingeschlossen, allerdings getrennt voneinander betrachtet, da nicht immer in beiden Bereichen Probleme gleichzeitig auftreten bzw. die gleichen Ursachen zugrunde liegen.

4.1.4.1 Screening/Risikoerfassung

Das Screening erfasst drei wesentliche Bereiche mit verschiedenen Parametern: Zeichen von Nahrungs-/Flüssigkeitsmangel, Geringe Ess-/Trinkmenge, erhöhter Bedarf. Dies entspricht im Prinzip auch den Inhalten anderer Instrumente (Volkert 2008, Kondrup et al. 2003). Auf den BMI sollte verzichtet werden, wenn er nicht akkurat erfassbar ist, z. B. bei Amputationen, bei Schwierigkeiten bei der Größenmessung aufgrund einer deformierten Wirbelsäule oder der Unfähigkeit zum aufrechten Stehen. Der BMI kann zudem auch nicht als alleiniger Wert zur Bestimmung des Ernährungszustandes verwendet werden.

Tabelle 21: Screening/Risikoerfassung für Mangelernährung.

Risiko für Nahrungsmangel	Risiko für Flüssigkeitsmangel
1. Zeichen von Nahrungsmangel ⇨ Äußerer Eindruck: unterernährt/untergewichtig ❏ ja ❏ nein ⇨ Unbeabsichtigter Gewichtsverlust (≥ 5% in 1 Monat; ≥ 10% in 6 Monaten oder weit gewordene Kleidung) ❏ ja ❏ nein BMI < 20 kg/m² ❏ ja ❏ nein	1. Zeichen von Flüssigkeitsmangel (z. B. plötzliche/unerwartete Verwirrtheit, trockene Schleimhäute, konzentrierter Urin) ❏ ja ❏ nein
2. Auffällig geringe Essmenge ❏ ja ❏ nein	2. Auffällig geringe Trinkmengen ❏ ja ❏ nein
3. Erhöhter Energie-/Nährstoffbedarf oder krankheitsbedingte Verluste von Energie (z. B. Hyperaktivität, Stresssituationen, akute Krankheit, Fieber, offene Wunden wie Dekubitus, Ulcus Cruris) (Verluste: z. B. Diarrhö, Malbasorbtionsstörungen) ❏ ja ❏ nein	3. Erhöhter Flüssigkeitsbedarf oder krankheitsbedingte Verluste von Flüssigkeit (z. B. Fieber, stark geheizte Räume, Sommerhitze) (Verluste z. B. Diarrhö) ❏ ja ❏ nein

4.1.4.2 Assessment

Verzehrmengenerfassung
Bei einem Risiko sollte mithilfe einer quantitativen Verzehrmengenerfassung über mehre Tage genauer erfasst werden, ob zu wenig gegessen und getrunken wird.

Mahlzeiten:		Getränke:
Frühstück ⊕		(Anzahl Tasse/Glas, ca. 200 ml)
Mittagessen ⊕		
Abendessen ⊕		Ges.:_____

Snacks/Zwischenmahlzeiten: _____

Mahl-zeiten	Angebotene Portionen o o O klein mittel groß	Verzehrmenge nichts ¼ ½ ¾ alles ○ ◐ ◑ ◕ ●	Bemerkungen (z. B. Anzahl Scheiben Brot, Kartoffeln, Gemüse, Sonden- oder Trinknahrung)	Getränke (ca. 200 m l/Gefäß)

Abb. 15: Beispiele für quantitative Verzehrmengenerfassungen.

Sollten tatsächlich zu geringe Mengen verzehrt werden, ist eine genauere Analyse mit genauen Verzehrsprotokollen und einer anschließender Nährstoffanalyse notwendig. Diese sollte durch qualifizierte Personen (z. B. Diätassistenten, Ernährungswissenschaftler oder entsprechend qualifizierte Pflegende) durchgeführt werden.

4.1.4.3 Erfassung von Gründen für Mangelernährung bzw. Mangelernährungsrisiko

Für die tiefergehende Untersuchung werden dafür relevante und häufig mit Mangelernährung verbundene Themenbereiche vorgegeben, die bei guter Kenntnis der Person und guter Dokumentation bekannt sein sollten. Zutreffende Problembereiche sind bei gleichzeitiger Berücksichtigung von Ressourcen in einer knappen und präzisen Beschreibung darzulegen, denn davon können erforderliche Maßnahmen einfach abgeleitet werden. Auf eine Ausformulierung kann folglich nicht verzichtet werden.

Geleitet von der Frage nach den Gründen für einen zu geringen Konsum oder für einen höheren Bedarf werden relevante Themen mit Beispielen für die Problempräzisierung aufgeführt (Tabelle 23). Die Inhalte sind literaturbasiert entwickelt und entsprechend den Inhalten des QN II strukturiert (Bartholomeyczik et al. 2008).

Nicht alle Informationen können Pflegende selbst bei der Bewohnerin erfassen. Als Quellen sollte neben den ohnehin erforderlichen Nachfragen bei Angehörigen, bei dem behandelnden Arzt, bei den evtl. behandelnden therapeutischen Berufen o. Ä. vor allem die Dokumentation dienen.

Tabelle 21: Assessment zur Erfassung von Gründen für Mangelernährung bzw. Mangelernährungsrisiko.

Assessment Nahrungsmangel	Assessment Flüssigkeitsmangel
Gründe für eine geringe Nahrungsaufnahme »Warum isst die/der Betroffene zuwenig?«	Gründe für eine geringe Flüssigkeitsmenge »Warum trinkt die/der Betroffene zu wenig?«
1. Körperliche oder kognitiv (geistig) bedingte Beeinträchtigung Kognitive Überforderung (z. B. durch Demenzerkrankung; weiß nichts mit Essen anzufangen, vergisst zu schlucken etc.) Funktionseinschränkungen der Arme oder Hände (z. B. Erreichbarkeit von Speisen, kann Besteck nicht greifen, kann nicht schneiden) Schlechter Zustand des Mundes (z. B. Mundtrockenheit, Schleimhautdefekte) Beeinträchtigung der Kaufunktion/ Zahnprobleme Schluckstörungen (z. B. verschluckt sich leicht, hustet oft beim Essen, vermeidet bestimmte Konsistenz) Müdigkeit beim Essen (z. B. Verdacht auf Medikamentennebenwirkung, veränderter Schlaf-/Wachrhythmus) Beeinträchtigung der Seh- oder Hörfähigkeit Andere Gründe/Ursachen	1. Körperlich oder kognitiv (geistig) bedingte Beeinträchtigung Kognitive Überforderung (z. B. durch Demenzerkrankung; weiß nichts mit Getränk anzufangen, vergisst zu schlucken etc.) Funktionseinschränkungen der Arme oder Hände (z. B. Erreichbarkeit von Getränken, kann Tasse/ Becher nicht greifen) Schluckstörungen (z. B. verschluckt sich leicht, hustet oft beim Trinken, vermeidet bestimmte Konsistenz) Andere Gründe/Ursachen
2. Fehlende Lust zum Essen, kein Appetit, Ablehnen des Essens Besondere psychische Belastung (z. B. Einsamkeit, Depressivität) Akute Krankheit Schmerzen Bewegungsmangel Verdacht auf Medikamentennebenwirkungen (z. B. Art, Anzahl der verschiedenen Präparate) Auffallend reduzierter Geschmacks- und Geruchssinn Keine ausreichenden Informationen über Speisen und ihre Zusammensetzung Kulturelle, religiöse Gründe Individuelle Abneigungen, Vorlieben, Gewohnheiten Angst vor Unverträglichkeiten oder Allergien Andere Gründe/Ursachen	2. Fehlende Lust zum Trinken Schmerzen Reduziertes Durstgefühl Wunsch nach geringer Urinausscheidung (z. B. Angst vor Inkontinenz, häufige Toilettengänge) Keine ausreichenden Informationen über Getränke und Ihre Zusammensetzung Kulturelle, religiöse Gründe, Gewohnheiten Angst vor Unverträglichkeiten oder Allergien Andere Gründe/Ursachen

Assessment Nahrungsmangel	Assessment Flüssigkeitsmangel
3. Umgebungsfaktoren Esssituation wird als unangenehm empfunden (z. B. Geräusche, Gerüche, Tischnachbarn) Inadäquate Essenszeiten (z. B. Zeitpunkt, Dauer, Anpassungsmöglichkeit) Hilfsmittelangebot Beziehung zu den Versorgungspersonen Andere Gründe/Ursachen	3. Umgebungsfaktoren Hilfsmittelangebot Beziehung zu den Versorgungspersonen Andere Gründe/Ursachen
4. Essensangebot Unzufriedenheit mit dem üblichen Angebot (z. B. Gewohnheiten, soziale, kulturelle, religiöse Bedürfnisse hinsichtlich Lebensmittelauswahl, Menge, Geschmack, Temperatur, Aussehen) Unangemessene Konsistenz (z. B. hart, weich) Nicht akzeptierte verordnete Diät (welche?) Verdacht auf inadäquate Diät Andere Gründe/Ursachen	4. Trinkangebot Allgemeine Unzufriedenheit (z. B. nicht beachtete Gewohnheiten, kulturelle Bedürfnisse, Art der Getränke, Menge, Geschmack, Temperatur, Aussehen) Andere Gründe/Ursachen
Gründe für einen erhöhten Energie- und Nährstoffbedarf Krankheit (z. T. Fieber, Infektion, Tumor, offene Wunden, Dekubitus, psychischer Stress) Hyperaktivität (z. B. ständiges Umherlaufen, evtl. in Verbindung mit kognitiven Erkrankungen) Andere Gründe/Ursachen	Gründe für einen erhöhten Flüssigkeitsbedarf/-verlust Starkes Schwitzen Hitze (z. B. stark geheizte Räume, Sommerhitze) Unzweckmäßige Kleidung Andere Gründe/Ursachen Krankheitsbedingter Flüssigkeitsverlust Fieber Starkes Erbrechen Anhaltende Durchfälle (Häufigkeit) Medikamente zur Entwässerung oder zum Abführen Andere Gründe/Ursachen

4.1.5 Methodische Entwicklung, Praktikabilität, wissenschaftliche Güte

Das zweistufige Instrument zur Erfassung der Ernährungssituation wurde während des Projektes auf Praktikabilität überprüft. Beim Screening wurde die Interrater-Reliabilität geprüft.

Nach einem ersten Pretest in zwei Wohnbereichen einer Einrichtung der stationären Altenpflege und einer geringfügigen Modifizierung wurde das Instrument in fünf Testeinrichtungen probeweise eingeführt. Hierfür wurden Mitarbeiter der Testeinrichtungen geschult. In einer ersten Phase wurde das Screening eingesetzt und bei gefährdeten Bewohnern ein Ess-/Trinkprotokoll sieben Tage lang erfasst. Zeitnah im Anschluss an die Risikoerfassung erfolgte bei den gefährdeten Bewohnerinnen mithilfe des Assessment-Instruments die tiefergehende Untersuchung der Ernährungssituation.

An der Praktikabilitätsüberprüfung in den fünf Testeinrichtungen mit je zwei bis drei Wohnbereichen nahmen insgesamt 105 Mitarbeitern teil, die an der Pflege, Betreuung und Versorgung beteiligt waren. Zur Bewertung der Praktikabilität füllten sie einen halbstandardisierten Fragebogen aus und etwa 40 % beteiligten sich an Gruppeninterviews. Die Pflegenden der Einrichtungen hatten zum Teil bereits Erfahrungen mit Verzehrmengenerfassungen, Gewichtsverläufen, BMI-Werten und zum Teil auch mit anderen Instrumenten wie z. B. der Nutri-Risk-Analyse oder dem MNA (Mini Nutritional Assessment).

> Die Akzeptanz des PEMU in der Praxis war hoch und es zeigte sich, dass das Instrument grundsätzlich einsetzbar ist.

Für das Assessment wurden – wie vorgesehen – die Pflegeanamnese und andere Aufzeichnungen aus der Dokumentation genutzt. Hierfür war vor allem anfangs eine sehr intensive und auch im weiteren Verlauf eine kontinuierliche Betreuung der Pflegenden durch die wissenschaftlichen Mitarbeiterinnen notwendig. Es stellte sich allerdings heraus, dass die Gründe für den Unterstützungsbedarf nicht am Instrument lagen, sondern darin, dass viele Pflegende grundsätzlich unsicher bei der Durchführung eines pflegerischen Assessments und der Präzisierung von Problembereichen waren.

Die zweischrittige, miteinander verbundene Vorgehensweise erwies sich für die befragten Testteilnehmer als sehr praktikabel und hilfreich. Befragte Pflegende berichteten, dass sie durch die verpflichtende tiefergehende Untersuchung und die erforderliche Präzisierung erkannter Problembereiche bei den im Screening als gefährdet identifizierten Bewohnern rascher und gezielter Interventionen eingeleitet und überprüft hätten, als sie das zuvor getan haben. Die Einrichtungen zogen im Wesentlichen ein positives Fazit aus der Beteiligung an der Testung.

Die teilnehmenden Pflegeeinrichtungen hatten trotz der sehr knapp bemessenen Testphase von drei Monaten insgesamt eine positive Haltung dem Instrument gegenüber. Im Vergleich zu den Erfahrungen mit anderen Screeninginstrumenten wurde das erprobte Instrument als nützlicher eingestuft.

Der Test zur Interrater-Reliabilität des Screening-Instruments wurde bei 273 Bewohnern in 10 Wohnbereichen von drei Einrichtungen durchgeführt. Die Kappa-Werte liegen alle bei 0,8 und einer absoluten Übereinstimmung von durchschnittlich 95 % (Cramer 2006, unveröffentlicht).

4.1.6 Fazit

Die Erfassung und Einschätzung der Ernährungssituation ist für die Vermeidung und Behandlung von Mangelernährung von großer Bedeutung, da hier wichtige Informationen für eine angemessene Ernährungsversorgung und Unterstützung bei den Mahlzeiten generiert werden.

Erfassungsinstrumente können eine große Hilfe darstellen, wenn sie auch tatsächlich dem Zweck als gutes diagnostisches Instrument mit handlungsleitender Funktion dienen. Derzeit kann für eine systematische Erfassung der Ernährungssituation in der stationären Altenpflege jedoch auf kein publiziertes Instrument zurückgegriffen werden, das vorbehaltlos zur Anwendung in der Pflege empfohlen werden kann. Gründe dafür sind in erste Linie, dass kaum handlungsleitende Informationen gewonnen werden können und nicht ausgeschlossen werden kann, dass aufgrund bereits vorhandener Informationen überflüssige Doppeldokumentationen programmiert sind.

Das hier vorgestellte PEMU zur Erfassung der Ernährungssituation basiert auf einer umfangreichen Recherche und nutzt Erkenntnisse aus den publizierten Instrumenten. Es besteht aus zwei Teilen, einem sehr kurzen Screening, mit dem ein Risiko festgestellt wird und einem tiefergehenden Assessment. Letzteres soll die Informationen erfassen, die zur Planung von Maßnahmen erforderlich sind. Es kann an die in der Pflegepraxis häufig verwendeten umfassenden Assessmentinstrumente gut angepasst werden und hat sich in einer ersten Überprüfung für die Anwendung in der stationären Altenhilfe als praktikabel und hilfreich erwiesen.

Um eine vorbehaltlose Empfehlung für seine Anwendung in der Pflegepraxis aussprechen zu können, bedarf es weiterer wissenschaftlicher Untersuchungen.

Literatur

Bartholomeyczik, S. (2007). Einige kritische Anmerkungen zu standardisierten Assessmentinstrumenten in der Pflege. Pflege, 20(4), 211–217.

Bartholomeyczik S., Schreier M.M., Volkert D. & Bai J.C. (2008). Qualitätsniveau II: Orale Nahrungs- und Flüssigkeitsversorgung von Menschen in Einrichtungen der Pflege und Betreuung. Qualitätsniveaus in der stationären Altenpflege, BUKO-QS (Hrsg.)., Heidelberg: Economica, Hüthig, Rehm, Jehle Verlag.

Cramer, H. (2006). Interrater-Reliabilität eines Screeninginstruments zur Einschätzung des Risikos für Mangelernährung in der stationären Langzeitpflege, Universität Witten/Herdecke, Institut für Pflegewissenschaft (unveröffentlichte Master Arbeit).

Christensson, L., Ek, A.C. & Unosson, M. (2001). Individually adjusted meals for older people with protein-energy malnutrition: a single-case study. J Clin Nurs 10(4):491–502.

DNQP (In Druck). Expertenstandard in der Pflege: Ernährungsmanagement zur Sicherstellung und Förderung der oralen Ernährung in der Pflege. Expertenstandard in der Pflege, Deutsches Netzwerk für Qualitätsentwicklung in der Pflege (DNQP), Osnabrück: DNQP.

Green S.M. & Watson R. (2005). Nutritional screening and assessment tools for use by nurses: literature review. J Adv Nurs 50(1): 69–83.

Green S.M. & Watson R. (2006). Nutritional screening and assessment tools for older adults: literature review. J Adv Nurs 54(4): 477–490.

Incalzi, R.A., Capparella, O., Gemma, A., Camaioni, D., Sanguinetti, C. & Carbonin, P.U. (1994). Predicting in-hospital mortality after hip fracture in elderly patients. J Trauma 36(1):79–82.

Incalzi, R.A., Capparella, O., Gemma, A., Landi, F., Bruno, E.; Di Meo, F. & Carbonin, P.U. (1997). The interaction between age and comorbidity contributes to predicting the mortality of geriatric patients in the acute-care hospital. J Intern Med 242(4):291–298.

Jones J.M. (2004). Development of a nutritional screening or assessment tool using a multivariate technique. Nutrition 20(3): 298–306.

Kondrup J., Allison S. P., Ella M., Vellas B. & Plauth M. (2003a). ESPEN guidelines for nutrition screening 2002. Clin Nutr 22(4): 415–421.

Kondrup J., Rasmussen H. H., Hamberg O. & Stanga Z. (2003b). Nutritional risk screening (NRS 2002): a new method based on an analysis of controlled clinical trials. Clin Nutr 22(3): 321–336.

Lyne P.A. & Prowse M.A. (1999). Methodological issues in the development and use of instruments to assess patient nutritional status or the level of risk of nutritional compromise. J Adv Nurs 30(4): 835–842.

Morley, J.E. Protein-energy malnutrition in older subjects. Proc Nutr Soc, 1998. 57(4): p. 587–592.

Schreier M.M. (2007a). Erfassung der Ernährungssituation – Screening und Assessment., in Management Handbuch Pflege. Dieffenbach et al. (Hrsg.). Economica, Verlagsgruppe Hütig Jehle Rehm GmbH: Heidelberg.

Schreier M.M. (2007b). Erfassung der Ernährungssituation bei alten Menschen in stationären Pflegeeinrichtungen. PrInterNet (1): 24–30.

Simmons, S.F., Osterweil, D. & Schnelle, J.F. (2001). Improving food intake in nursing home residents with feeding assistance: a staffing analysis. J Gerontol A Biol Sci Med Sci 56(12): M790–794.

Simmons, S.F. & Schnelle, J.F. (2004). Individualized feeding assistance care for nursing home residents: staffing requirements to implement two interventions. J Gerontol A Biol Sci Med Sci 59(9):M966–973.

Volkert, D. (1997). Ernährung im Alter. Wiesbaden: Quelle & Meyer Verlag & Co.

Volkert, D. (2008). Leitfaden zur Qualitätssicherung der Ernährungsversorgung in geriatrischen Einrichtungen. Zeitschrift für Gerontologie und Geriatrie (online publiziert 10. April 2008).

4.2 Das Mini Nutritional Assessment (MNA)
Daniela Hardenacke

4.2.1 Einleitung

Das frühzeitige Erkennen einer Mangelernährung infolge einer unzureichenden Nährstoff- und Flüssigkeitszufuhr gehört zu den zentralen Aufgaben der Pflege. Im zunehmenden Alter leidet eine Vielzahl von alten und pflegebedürftigen Menschen an einer Mangelernährung und ihren teilweise schwerwiegenden Folgen (Heseker 2002).

Wenn auch die Prävalenz von Mangelernährung bei alten und pflegebedürftigen Menschen in Deutschland bisher wenig erforscht wurde, lassen die wenigen Studien erkennen, dass Mangelernährung ein nicht zu unterschätzendes Problem darstellt. So untersuchten Pirlich und Kollegen (2006) in einer Multicenterstudie die Prävalenz von Mangelernährung in 13 deutschen Krankenhäusern und finden heraus, das 43 % der dort über 70-Jährigen mangelernährt sind, wovon 16,7 % der älteren Patienten schwere Formen der Mangelernährung aufweisen. Betrachtet man die Angaben aus internationalen Studien wird die Mangelernährung in Alten- und Pflegeheimen mit einer Prävalenz von 40–85 % beschrieben. Im häuslichen Pflegebereich hingegen sollen nur 5–12 % der dort unabhängig lebenden Menschen mangelernährt sein (Schreier & Bartholomeyczik 2004).

Um einer Mangelernährung frühzeitig entgegenzuwirken beziehungsweise eine bedarfsdeckende Ernährung sicherstellen zu können, bedarf es eines eingehenden Assessments, mit dessen Hilfe sowohl die Risikofaktoren einer Mangelernährung als auch der individuelle Ernährungsbedarf strukturiert erfasst werden können (vgl. Kapitel 4).

Ein Instrument, das in Deutschland zu den bekanntesten Instrumenten zur Einschätzung der Ernährungssituation von älteren Menschen zählt, ist das Mini Nutritional Assessment (MNA) (Guigoz et al. 1994).

Die Originalversion des Mini Nutritional Assessments (MNA) wird Anfang der 1990er Jahre von Guigoz und Kollegen in Kooperation mit dem Nestlé Forschungszentrum (Lausanne) in Frankreich entwickelt (Guigoz et al. 1994). Sie begründen die Entwicklung des MNA mit dem erhöhten Risiko älterer Menschen, an einer Mangelernährung zu erkranken und der hohen Prävalenz einer Protein-Energie-Mangelernährung (PEM) bei älteren Personen in Krankenhäusern (20–60 %) und Pflegeeinrichtungen (10–85 %) (Guigoz & Vellas 1999). Des Weiteren stellen sie fest, dass eine Mangelernährung oftmals unbemerkt bleibt. Eine Erklärung für das Nichtwahrnehmen dieses Phänomens sehen Guigoz et al. (1999) in dem Fehlen eines spezifischen und validen Instrumentes zur Einschätzung des Ernährungszustands für diese Personengruppe. Bereits vorhandene, allgemeine Ernährungsassessmentinstrumente werten sie als aufwendig und komplex in ihrem Aufbau. Zudem erfordern sie die Kenntnisse eines spezialisierten Ernährungsteams sowie die Erhebung von Blutwerten und sind aus ihrer Sicht somit wenig praktikabel für den pflegerischen Stationsablauf. Diese Gründe bilden den Anlass für Guigoz und Kollegen, ein neues Instrument zu entwickeln.

Im Mittelpunkt ihrer Bemühungen um die Entwicklung des Mini Nutritional Assessment (MNA) steht somit die Zielsetzung, ein einfaches und schnell durchführbares Assessmentinstrument zur Einschätzung des Risikos einer Mangelernährung bei älteren Menschen zu konstruieren, um frühzeitig ernährungsbezogene Interventionen einleiten zu können (Guigoz et al. 1994).

Die Entwicklung der Originalversion des Mini Nutritional Assessment vollzieht sich in zwei Phasen, die durch die Durchführung von drei grundlegenden Studien geprägt sind:

Eine Gelegenheitsstichprobe von 155 älteren Menschen aus Toulouse (Frankreich) (Durchschnittsalter 78,3 Jahre, 66 % Frauen) bildet 1991 die Ausgangsbasis für die Entwicklungsstudie des Mini Nutritional Assessment (Guigoz et al. 1994).

Zwei weitere Studien zur Weiterentwicklung und ersten Überprüfung der Validität des MNA erfolgen im Jahr 1993. Hierzu werden zum einen eine Gelegenheitsstichprobe von 120 Studienteilnehmern aus Toulouse (Durchschnittalter 79,1 % und 70,6 % Frauen) und zum anderen eine zweite Stichprobe von 347 Teilnehmern aus einer bereits bestehenden Längsschnittstudie »New Mexico Aging Process Study« (Durchschnittsalter 76,8 Jahre, 60 % Frauen) aus Albuquerque, New Mexiko im Sinne einer Sekundäranalyse, rekrutiert (Bauer et al. 2008).

Die Ergebnisse aus den drei aufeinander folgenden Studien münden in die Fertigstellung der Originalversion des Mini Nutritional Assessments. Die Originalversion des MNA besteht zu diesem Zeitpunkt aus 18 Items, die sich in vier Kategorien aufgliedern:
1. anthropometrische Parameter (4 Items),
2. Allgemeinzustand (6 Items),
3. Ernährungsgewohnheiten (6 Items) und
4. Selbsteinschätzung von Gesundheits- und Ernährungszustand (2 Items) (Guigoz et al. 1994).

4.2.2 Entwicklung des Mini Nutritional Assessment – Short Form (MNA-SF)

Ende der 1990er Jahre erfolgt durch Rubenstein und Kollegen (1999) eine Modifizierung der damaligen Version des MNA. Rubenstein et. al. (2001) sehen in der Originalversion des MNA ein geeignetes Instrument zur Erfassung des Risikos einer Mangelernährung. Obgleich sie den Zeitaufwand zur Durchführung des MNA von durchschnittlich 10 Minuten als angemessen für einen diagnostischen Test bewerten, stufen sie das MNA in seiner Originalversion als zu komplex und zeitaufwändig zur

Nutzung als Screeninginstrument im stationären Alltag ein. Als weiteren Nachteil der Originalversion des MNA führen Rubenstein und Kollegen (1999) an, dass die Beantwortung einzelner Items zum einen ein spezielles Training erfordert und zum anderen von der Subjektivität des Erhebers bzw. des Befragten abhängen, was die diagnostische Sicherheit des MNA beeinträchtigen kann.

Aufgrund dieser Einschätzungen nehmen sie eine Modifizierung des MNA mit dem Ziel vor, die diagnostische Sicherheit der Originalversion des MNA in möglichst hohem Maße zu erhalten und gleichzeitig den Zeitaufwand und das notwendige Training für dessen Erhebung zu reduzieren (Rubenstein et al. 2001). Nach einer Reihe von wissenschaftlichen Untersuchungen kommen Rubenstein und Kollegen (2001) zu dem Schluss, dass 6 der insgesamt 18 Items des MNA ausreichen, um das Risiko einer Mangelernährung mit einer ebenso großen Sicherheit wie mit der Originalversion des MNA einzustufen. Aus diesen 6 Items entsteht die heutige Screeningform des MNA, die so genannte Short-Form des MNA (MNA-SF).

Ein Nachteil des MNA-SF gegenüber der Originalversion des MNA ist aus Sicht von Rubenstein und Kollegen (1999) jedoch, dass man keine therapeutischen Interventionen aus dem MNA-SF ableiten kann. Um dieses Defizit zu beheben, wird das MNA-SF mit den verbleibenden 12 Items der Originalversion des MNA für alle Personen ergänzt, die mittels des MNA-SF als »mögliche Risikopatienten« eingestuft werden. Diese 12 Items bilden den heutigen Assessmentteil des Mini Nutritional Assessments (siehe Abbildung 16).

Bis zum jetzigen Zeitpunkt wurde die modifizierte Version des MNA mit seiner Untergliederung in einen Screening- und Assessmentteil in insgesamt 14 verschiedene Sprachen übersetzt und liegt derzeit in den Sprachen Englisch, Dänisch, Niederländisch, Finnisch, Französisch, Deutsch, Griechisch, Ungarisch, Italienisch, Japanisch, Norwegisch, Portugiesisch, Spanisch und Schwedisch vor (www.mna-elderly.com).

Das Mini Nutritional Assessment kommt sowohl als Erhebungsinstrument zu Forschungszwecken als auch als Einschätzungsinstrument in der pflegerischen Praxis zur Anwendung. Gemäß einer kürzlich erschienenen Literaturstudie von Bauer et al. (2008), wurde das MNA im Zeitraum von 2006–2008 in 25 wissenschaftlichen Publikationen zur Erhebung der Prävalenz von Mangelernährung eingesetzt. Das MNA verfügt über eine hohe Praxisrelevanz in Deutschland (Brüggemann et al. 2003).

> Der Medizinische Dienst des Spitzenverbandes Bund der Krankenkassen e.V. (MDS) empfiehlt in seiner Grundsatzstellungnahme zur Ernährung und Flüssigkeitsversorgung älterer Menschen die modifizierte Version des MNA zur Einschätzung des Ernährungszustandes.

4.2.3 Struktureller Aufbau des Mini Nutritional Assessment

Das Mini Nutritional Assessment gibt vor, den Ernährungszustand von Menschen älter als 65 Jahre zu erfassen und sieht hierzu eine Einteilung des Ernährungszustands in folgende drei Kategorien vor:
1. Normaler Ernährungszustand, kein bestehendes Risiko für eine Mangelernährung
2. Risiko für eine bestehende Mangelernährung
3. Vorliegen einer Mangelernährung.

Zu Beginn des MNA werden zunächst Informationen zur Person, Geschlecht, Alter, Gewicht, Körpergröße und Kniehöhe (sofern die Körpergröße nicht zu ermitteln ist) erfasst. Dem schließt sich das Screening (MNA-SF) mit seinen sechs Items an. Diese Items bilden folgende Themen ab:

Tabelle 23: Items des Screeningparts des MNA (MNA-SF).

Item	Screening	max. Punktzahl
A	Verminderter Appetit	2
B	Gewichtsverlust in den letzten drei Monaten	3
C	Mobilität/Beweglichkeit	2
D	Akute Krankheit oder psychischer Stress (ja/nein)	2
E	Psychische Situation (Demenz oder Depression)	2
F	Body-Mass-Index (BMI)	3
Gesamtpunktzahl		max. 14 Punkte

Jedem Item sind zwei bis vier Antwortmöglichkeiten zugeteilt. Jede Antwort ist mit einer entsprechenden Punktzahl versehen. Nach Beantwortung der sechs Items des Screeningparts des MNA ist ein Gesamt-Screening-Score zu ermitteln. Dieser Score kann maximal 14 Punkte betragen. Erzielt ein Bewohner/Patient ≥ 12 Punkte, liegt laut dem MNA-SF kein Risiko für eine Mangelernährung vor und die Einschätzung ist an dieser Stelle beendet. Eine erneute Einschätzung des Ernährungszustandes mit dem MNA-SF ist nach drei Monaten vorgesehen (www.mna-elderly.com).

Liegt der Gesamt-Screening-Score unter 12 Punkten, ist ein Risiko für eine Mangelernährung gegeben und die ergänzende Erhebung ist mit den verbleibenden 12 Items des Assessmentparts des MNA durchzuführen (siehe Abbildung 16).

Assessmentinstrumente zur Einschätzung der Ernährungssituation

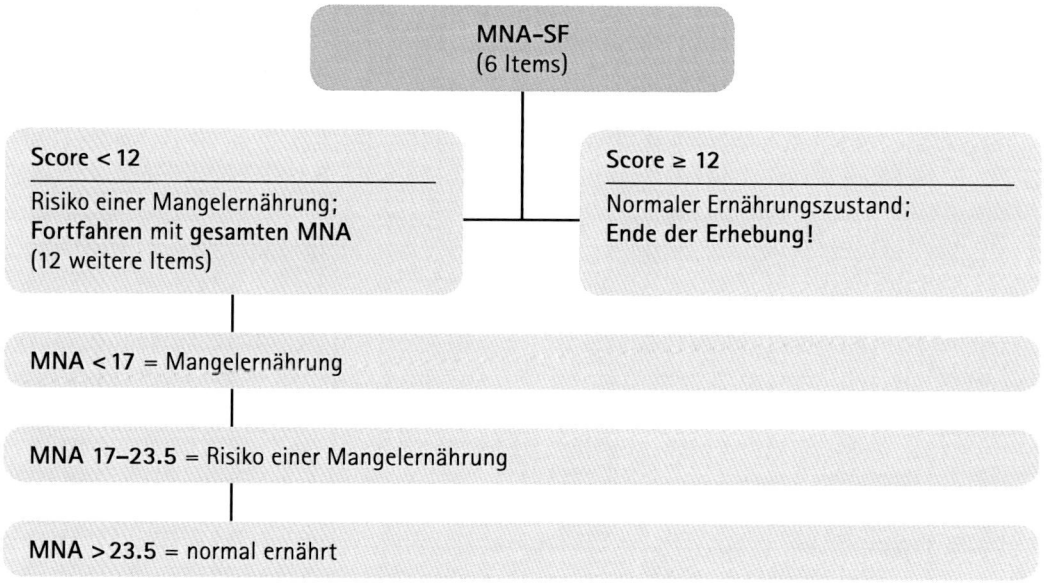

Abb. 16: Struktureller Aufbau des Mini Nutritional Assessments einschließlich Screening- und Assessmentteil.

Der Assessmentpart sieht folgende weitere Themen vor, die in Tabelle 24 vorgestellt werden.

Tabelle 24: Items des Assessmentparts des MNA.

Item	Assessment	max. Punktzahl
G	Wohnsituation: unabhängig zu Hause lebend	1
H	Medikamentenkonsum: mehr als 3 Präparate pro Tag	1
I	Hautprobleme: Schorf oder Druckgeschwür	1
J	Anzahl der Hauptmahlzeiten: bis zu 3 pro Tag	2
K	Häufigkeit täglicher Lebensmittelauswahl (ohne Mengenangaben): Milchprodukte, Hülsenfrüchte, Fleisch oder Geflügel oder Fisch	1
L	Zweimal täglich Obst- oder Gemüseverzehr	1
M	Trinkmenge: bis zu 5 Gläser pro Tag	1
N	Essensaufnahme mit/ohne Hilfe	2
O	Selbsteinschätzung der Ernährungssituation	2
P	Selbsteinschätzung der Ernährungssituation im Vergleich mit anderen gleichaltrigen Personen	2
Q	Oberarmumfang	1
R	Wadenumfang	1
Gesamtpunktzahl MNA (Screeningscore + Assessmentscore) =		max. 30 Punkte

Nach der Beantwortung der 12 Items des Assessmentparts des MNA ist der Summenscore aus dem Screening mit dem Summenscore aus dem Assessment zu einem Gesamtindex zu addieren. Anhand des Gesamtindex klassifiziert das MNA den Ernährungszustandes in drei Kategorien:
1. MNA > 23.5 Punkte: normalernährt
2. MNA 17–23.5 Punkte: Risiko einer Mangelernährung
3. MNA < 17 Punkte: mangelernährt

Bei einem Gesamtscore von > 23.5 Punkten liegt laut dem MNA kein Risiko für eine Mangelernährung vor, die betreffende Person ist normalernährt. Liegt der Gesamtpunktwert zwischen 17 und 23.5 Punkten ist das Risiko für eine Mangelernährung gegeben, bei einem Gesamtindex von < 17 Punkten liegt bereits eine Mangelernährung vor (siehe Abbildung 17).

Die Gesamtdauer zur Durchführung des MNA-SF wird in der Literatur mit weniger als fünf Minuten beschrieben. Für die Durchführung der vollständigen Version des MNA (einschließlich des Assessmentparts) wird eine Gesamtzeit von zehn bis 15 Minuten angegeben (Guigoz 2006; Guigoz et al. 2002).

Aus den Studien zur Entwicklung des Mini Nutritional Assessment gehen keine Angaben darüber hervor, inwieweit die Anwendung des MNA eine vorherige Schulung erfordert. Das ausführliche Manual zum MNA und der Hinweis von Rubenstein et al. (1999), dass einzelne Items des MNA ein spezielles Training erfordern, lassen vermuten, dass für die Erhebung des Ernährungszustandes mit dem MNA eine vorausgehende Schulung notwendig ist (Nestle Nutrition Institute 2008).

In seiner Gesamtheit stellt das Mini Nutritional Assessment ein Fremdbeurteilungsinstrument dar, bei der die Pflegenden den Ernährungszustand ihres Patienten/Bewohners einstufen. Lediglich die Items O und P bedürfen einer Selbsteinschätzung durch den Patienten beziehungsweise Bewohner. Gegeben den Fall, das der Patient/Bewohner kognitiv nicht mehr in der Lage ist, die Fragen O und P zu beantworten, sieht das MNA an dieser Stelle eine Einschätzung des Patienten/Bewohners durch seine Angehörigen und Pflegenden vor (www.mna-elderly.com).

4.2.4 Wissenschaftliche Güte

Standardisierte Assessmentinstrumente können Pflegende darin unterstützen, den Blick auf mögliche Problemfelder, wie das der Mangelnernährung, zu lenken (Bartholomeyczik 2004). Eine der Grundvorrausetzungen für den erfolgreichen Einsatz derartiger Instrumente ist deren wissenschaftliche Güte, dass heißt, sie sollten reliabel und valide sein (Jones 2004a, 2004b).

4.2.4.1 Interrater-Reliabilität des MNA

Die Interrater-Reliabilität eines Instrumentes beschreibt das Maß an Übereinstimmung, bei der zwei oder mehrere Personen mit der Anwendung eines Instrumentes zu den gleichen Einschätzungsergebnissen kommen (Polit & Hungler 1995).

Die Interrater-Reliabilität des MNA wird in zwei Studien untersucht (Bleda et al. 2002; Gazzotti et al. 1997). Gazotti et al. (1997) erzielen eine Gesamtübereinstimmung zwischen zwei geriatrisch ausgebildeten Medizinern von r = 0.51 (0.28–0.74) in einem belgischen Krankenhaus anhand von 175 Patientendaten. Eine höhere Kongruenz von r = 0.83 analysieren hingegen Bleda et. al (2002), die die Übereinstimmung zweier Pflegender bei 64 Bewohnern in zwei Pflegeheimen in Spanien untersuchen.

Eine detaillierte Analyse dieser zwei Studien lässt jedoch methodische Mängel in ihrer Durchführung erkennen (Hardenacke 2005). So wird beispielsweise in der Untersuchung von Bleda und Kollegen (2002) die Test-Retest-Methode zur Überprüfung der Interrater-Reliabilität des MNA verwendet. Der Zeitabstand zwischen der ersten und zweiten Erhebung beträgt zehn bis 55 Tage. Innerhalb dieser großen Zeitspanne ist es möglich, dass sich der Ernährungszustand eines Bewohners ändern kann, sodass zum Zeitpunkt der ersten Erhebung ein anderer Ernährungszustand vorzufinden ist als dies zum Zeitpunkt der zweiten Erhebung der Fall ist. Somit ist nicht auszuschließen, dass mögliche Veränderungen im Ernährungszustand der Bewohner die Ergebnisse der Interrater-Reliabilität des MNA beeinflusst haben.

4.2.4.2 Interne Konsistenz

Die interne Konsistenz (Homogenität) beschreibt ein weiteres Merkmal, das mit der Reliabilität eines Instrumentes in Zusammenhang steht. Ein Screening oder Assessmentinstrument ist in sich konsistent, wenn seine Items alle die gleiche Eigenschaft bzw. das gleiche Konzept messen (Polit & Hungler 1995). Folglich ist das MNA in sich konsistent, wenn alle seine Items (Fragen) Aspekte der Mangelernährung messen bzw. erfassen.

Bleda et al. (2002) überprüfen die interne Konsistenz des MNA mittels der Berechnung von Cronbach's Alpha und erzielen Werte zwischen 0.74 und 0.83. Guigoz (2006) berichtet von einer weiteren Analyse der internen Konsistenz des MNA bei älteren Menschen im frühen Stadium einer Demenz. Hierbei wird eine interne Konsistenz des MNA von α = 0.65 erzielt. Diese Ergebnisse lassen erkennen, dass das MNA in den hier dargelegten Anwendungssituationen bezüglich der internen Konsistenz zuverlässige Ergebnisse liefert.

4.2.4.3 Sensitivität und Spezifität

Im Kontext der Mangelernährung beschreibt die Sensitivität eines Screening- oder Assessmentinstrumentes die Prozentzahl der Personen, die eine Mangelernährung aufweisen und mittels des Instrumentes dann auch als mangelernährt eingestuft werden. Die Spezifität hingegen beschreibt die Prozentzahl der Personen, bei denen keine Mangelernährung vorliegt und dann auch mittels des Messinstrumentes als nicht mangelernährt eingeschätzt werden (Jones 2004b). Tabelle 26 gibt eine Übersicht an Studien, die die Sensitivität und Spezifität des MNA untersucht haben:

Tabelle 25: Studien zur Sensitivität und Spezifität des MNA.

Studie	Setting	Stichprobe	Sensitivität	Spezifität
Azad (1999)	Krankenhaus (Kanada)	n = 152 Patienten	56,7 %	69,4 %
Visvanathan (2004)	Rehabilitationszentrum (Australien)	n = 54 Patienten	92,5 %	37,8 %
Thorsdottir (2005)	Krankenhaus (Island)	n = 60 Patienten	77 %	36 %
Donini (2002)	Krankenhaus (Italien)	n = 486 Patienten	98 %	12,8 %
Christensson (2002)	Pflegeheim (Schweden)	n = 261 Bewohner	96 %	26 %
Ranhoff (2005)	Krankenhaus (Norwegen)	n = 69 Patienten	100 %	38 %
Cohendy (2001)	Ambulanz (Frankreich)	n = 408 Patienten	85,6 %	88,8 %
Murphy (2000)	Krankenhaus (England)	n = 49 Patienten	27–57 %* 75–100 %**	66–100 %* 37–50 %**

* bei einem Cut-Off-Punkt von MNA > 17
** bei einem Cut-Off-Punkt von MNA < 23.5

Die Ergebnisse dieser Studien lassen vermuten, dass das Mini Nutritional Assessment eine höhere Fähigkeit aufweist, mangelernährte als normalernährte Personen zu erkennen, da in der Mehrheit der Studien (Christensson et al. 2002; Donini et al. 2002; Ranhoff et al. 2005; Thorsdottir et al. 2005; Visvanathan et al. 2004) eine höhere Sensitivität als Spezifität analysiert wird. Diese Annahme ist jedoch mit Vorsicht zu formulieren, da die Studien in unterschiedlichen Ländern und Settings durchgeführt wurden und folglich die Ergebnisse der Studien nur bedingt vergleichbar sind.

Eine nähere Betrachtung der Studiendesigns zeigt zudem, dass die Studien sich unterschiedlicher Vergleichsinstrumente zur Überprüfung der Sensitivität und Spezifität des MNA bedienen, deren Kategorien inhaltlich oftmals nicht mit den Kategorien des MNA übereinstimmen (Hardenacke 2005). Des Weiteren werden in der Mehrheit der oben aufgeführten Untersuchungen Veränderungen in den Cut-off-Punkten des MNA vorgenommen, sodass das Mini Nutritional Assessment nicht in seiner ursprünglichen Form überprüft wurde, was für eine eindeutige Aussage unerlässlich gewesen wäre (Hardenacke 2005).

Hinsichtlich der Reliabilität und Validität des Mini Nutritional Assessment lässt sich zusammenfassend festhalten, dass das Instrument vielfach auf seine wissenschaftliche Güte hin überprüft wurde. Detaillierte Analysen dieser Studien lassen jedoch methodische Schwächen in ihrer Studiendurchführung erkennen, sodass man zum jetzigen Zeitpunkt nicht von einem gesicherten Nachweis der Reliabilität und Validität des MNA ausgehen kann. Zudem liegt derzeit auch noch keine Studie vor, die die Reliabilität und Validität des MNA in Deutschland untersucht hat. Da die Ergebnisse aus Untersuchungen zur Reliabilität und Validität von Instrumenten jedoch nur im Kontext ihrer zu Grunde gelegten Anwendungssituationen betrachtet werden dürfen (Jones 2004b), lässt sich derzeit auch keine Aussage über die Zuverlässigkeit und Gültigkeit des MNA im deutschen Pflegekontext treffen.

4.2.5 Möglichkeiten und Grenzen des Assessments für die pflegerische Praxis

Um das Risiko einer Mangelernährung bzw. das Vorliegen einer Mangelernährung adäquat zu erfassen und im Anschluss daran eine gezielte Maßnahmenplanung einleiten zu können, bedarf es einer sorgfältigen Zweiphasen – Diagnostik (Lyne & Prowse 1999).

Im ersten Schritt der Diagnostik, dem sogenannten Screening, sollten wesentliche Faktoren, die einen Hinweis auf eine drohende oder bereits vorhandene Mangelernährung geben, erfasst werden. Hierzu werden üblicherweise Parameter wie zum Beispiel anthropometrische Maße, ein möglicher Gewichtsverlust in der nahen Vergangenheit, aber auch der Hinweis auf eine kürzlich zu groß gewordene Kleidergröße gezählt. Mobilitätseinschränkungen, schlechter Mund-Zahnstatus, Schluckstörungen, Appetitmangel, geringe Verzehrmengen, Wundheilungsstörungen und multiple Medikamenteneinnahmen stellen weitere wichtige Risikofaktoren einer Mangelernährung dar, die im Rahmen des Screenings erfasst werden sollten (Nationale Assessmentgruppe Deutschland et al. 2005).

Das Ergebnis des Screenings liefert jedoch weder eine Erklärung für das vorliegende Problem der Mangelernährung, noch beinhaltet es konkrete handlungsleitende Informationen. Folglich sind die Angaben aus einem Screening auch nicht ausreichend, um darauf aufbauend eine individuelle Pflege- bzw. Therapieplanung durchzuführen (Nationale Assessmentgruppe Deutschland et al. 2005).

Eine detaillierte und differenzierte Betrachtung der Beeinträchtigungen des Pflegeempfängers, die in enger Verbindung mit der Ernährung und Nahrungsaufnahme stehen, liefert der zweite Schritt der Diagnostik – das sogenannte Assessment. Mit Hilfe des

Assessments werden systematisch die Ursachen und Auslöser für eine drohende oder bereits eingetretene Mangelernährung erforscht, um daraus ableitend Anhaltspunkte für eine pflegerische und therapeutische Maßnahmengestaltung zu erhalten (Nationale Assessmentgruppe Deutschland et al. 2005).

Die Struktur des Mini Nutritional Assessment sieht eine Zweiphasen-Diagnostik mit einem Screeningteil (Items 1–6) und einem Assessmentteil (Items 7–18) vor. Betrachtet man das Instrument jedoch genauer, lässt sich erkennen, dass das MNA lediglich dem Charakter eines Screeninginstrumentes standhält. Es erfasst wichtige Risikofaktoren einer Mangelernährung, jedoch bleibt eine differenzierte Betrachtung von Problembereichen, die Ursache und Auslöser für eine Mangelernährung darstellen können, außen vor. Folglich sind die Angaben aus dem MNA auch nicht ausreichend, um darauf aufbauend eine zielgerichtete Pflegeplanung gestalten zu können.

Die Einschätzung, dass das MNA lediglich die Anforderungen eines Screeninginstruments erfüllt, bestätigen auch Bauer und Kollegen (2008). So schreiben sie, dass das MNA lediglich als ein Screeninginstrument zu betrachten ist, wenn auch der Name des Instruments den Anspruch eines Assessmentinstrumentes vermuten lässt. Weiter führen sie an, dass das MNA, wenngleich es auch Hinweise für Ursachen einer Mangelernährung vorhält, jedoch kein tiefergehendes Assessment ersetzen kann.

4.2.6 Fazit

Die Originalversion des MNA wird Anfang der 1990er Jahre in Frankreich entwickelt. Ende der 1990er wird die Modifizierung des MNA vorgenommen, die zu seiner heutigen Struktur mit der Untergliederung in einen Screening- und Assessmentteil führt. Seitdem ist das MNA in eine Vielzahl an Sprachen übersetzt worden und findet sowohl in der Wissenschaft als auch der Pflegepraxis Anwendung.

Eine Reihe von internationalen Studien hat die wissenschaftliche Güte des MNA bis zum heutigen Zeitpunkt untersucht, wenn auch die methodischen Einschränkungen der einzelnen Untersuchungen keine gesicherte Aussage über seine Reliabilität und Validität zulassen. Keine der Studien hat bislang die wissenschaftliche Güte des MNA in Deutschland untersucht.

Das MNA weist den Charakter eines Screeninginstrumentes auf. Es gibt Hinweise auf Problembereiche, die im Rahmen einer Risikoanalyse für eine unzureichende Nahrungs- und Flüssigkeitsaufnahme relevant sein können und in einem anschließenden Assessmentverfahren näher untersucht werden sollten. Gleichwohl erfüllt das MNA die Anforderungen an ein wissenschaftlich überprüftes und umfassendes Assessmentverfahren nicht.

Vor allem liefert es keine handlungsleitenden Informationen, wie sie für eine zielorientierte Pflege- und Therapieplanung im Sinne der Vermeidung einer Mangelernährung notwendig sind. Folglich kann der Einsatz des MNA im Sinne eines umfassenden

Assessments nicht empfohlen werden. Allenfalls die sog. »Vor-Anamnese« des MNA kann als Screeninginstrument genutzt werden unter der Voraussetzung, dass sich ein handlungsleitendes vertieftes Assessment anschließt, falls ein Risiko identifiziert wird.

Literatur

Azad, N., Murphy, J., Amos, S. S. & Toppan, J. (1999). Nutrition survey in an elderly population following admission to a tertiary care hospital. The Canadian Medical Association Journal, 161(5), 511–515.

Bartholomeyczik, S. (2004). Standardisierung, Klassifizierung und die Pflegefachsprache. In P. Wieteck (Ed.), ENP® – European Nursing care Pathways (pp. 12–16). Bad Emstal: RECOM Verlag.

Bauer, J. M., Kaiser, M. J., Anthony, P., Guigoz, Y. & Sieber, C. C. (2008). The Mini Nutritional Assessment – Its History, Today's Practice, and Future Perspectives. Nutrition in Clinical Practice, 23(4), 388–396.

Bleda, M. J., Bolibar, I., Parés, R. & Salvà, A. (2002). Reliability of the mini nutritional assessment (MNA) in institutionalized elderly people. The Journal of Nutrition, Health & Aging, 6(2), 134–137.

Brüggemann, J., Jung, C., Kreck, C., Kurzmann, K., Lucke, M., Schulte, C. et al. (2003). Ernährung und Flüssigkeitsversorgung älterer Menschen. Grundsatzstellungnahme. Abschlussbericht Projektgruppe P39. Retrieved 13.06.2005, 2005, from http://www.mds-ev.org/index2.html

Christensson, L., Unosson, M. & Ek, A. C. (2002). Evaluation of nutritional assessment techniques in elderly people newly admitted to municipal care. European Journal of Clinical Nutrition, 56, 810–818.

Cohendy, R., Rubenstein, L. Z. & Eledjam, J. J. (2001). The Mini nutritional Assessment-Short Form for preoperative nutritional evaluation of elderly patients. Aging Clinical and Experimental Research, 13(4), 293–297.

Donini, L. M., de Felice, M. R., Tassi, L., de Bernardini, L., Pinto, A., Giusti, A. M. et al. (2002). A »proportional and objective score« for the mini nutritional assessment in long-term geriatric care. The Journal of Nutrition, Health & Aging, 6(2), 141–146.

Gazzotti, C., Pepinster, A., Petermans, J. & Albert, A. (1997). Interobserver agreement on MNA nutritional scale of hospitalized elderly patients. The Journal of Nutrition, Health & Aging, 1(1), 23–27.

Guigoz, Y. (2006). The Mini Nutritional Assessment (MNA) Review of the Literature – what does it tell us? The Journal of Nutrition, Health & Aging, 10(6), 466–487.

Guigoz, Y., Lauque, S. & Vellas, B. (2002). Identifying the elderly at risk for malnutrition The Mini Nutritional Assessment. Clinics In Geriatric Medicine, 18, 737–757.

Guigoz, Y. & Vellas, B. (1999). The Mini Nutritional Assessment (MNA)for grading the nutritional state of elderly patients: presentation of of the MNA, history and validation. Nestlé Nutrition Workshop Series Clinical & Performance Programme, 1, 3–11.

Guigoz, Y., Vellas, B. & Garry, P. J. (1994). The Mini Nutritional Assessment (MNA): A practical Assessment tool for grading the nutritional state of elderly patients. Facts and Research in Gerontology, Suppl 2, 15–60.

Hardenacke, D. (2005). Die Entwicklung, Reliabilität und Validität des Mini Nutritional Assessment. Unpublished unveröffentlichte Bachelorarbeit, Universität Witten/Herdecke, Witten.

Heseker, H. (2002). Mangel- und Unterernährung im Alter. Pflegemagazin, 3(5), 30–34.

Jones, J. M. (2004a). Reliability of Nutritional Screening and Assessment Tools. Nutrition, 20(3), 307–311.

Jones, J. M. (2004b). Validity of Nutritional Screening and Assessment Tools. Nutrition, 20(3), 312–317.

Lyne, P. A. & Prowse, M. A. (1999). Methhodological issues in the development and use of instruments to assess patient nutritional status or the level of risk of nutritional compromise. Journal of Advanced Nursing, 30(4), 835–842.

Murphy, M. C., Brooks, C. N., New, S. A. & Lumbers, M. L. (2000). The use of the Mini Nutritional Assessment (MNA) tool in elderly orthopaedic patients. European Journal of Clinical Nutrition, 54, 555–562.

Nationale Assessmentgruppe Deutschland, Schreier, M. M., Bartholomeyczik, S., Halek, M., Bernhard, F. & Cramer, H. (2005). Positionspapier zur MDS Grundsatzstellungnahme »Ernährung und Flüssigkeitsversorgung älterer Menschen«. Pflegemagazin, 6, 16–24.

Nestle Nutrition Institute. (2008). MNA Mini Nutritional Assessment – MNA User Guide [Electronic Version]. Retrieved 17. August 2008, from http://www.mna-elderly.com/user_guide.html

Pirlich, M., Schütz, T., Norman, K., Gastell, S., Lübke, H. J., Bischoff, S. C. et al. (2006). The German hospital malnutrition study. Clinical Nutrition, 25, 563–572.

Polit, D. F. & Hungler, B. P. (1995). Nursing Research. Philadelphia: Lippincott Company.

Ranhoff, A. H., Gjoen, A. U. & Mowe, M. (2005). Screening for malnutrition in elderly acute medical patients: the usefulness of MNA-SF. The Journal of Nutrition, Health & Aging, 9(4), 221–225.

Rubenstein, L. Z., Harker, J. O., Guigoz, Y. & Vellas, B. (1999). Comprehensive Geriatric Assessment (CGA) and the MNA: An Overview of CGA, Nutritional Assessment, and Development of a Shortened Version of the MNA. Nestlé Nutrition Workshop Series Clinical & Performance Programme, 1, 101–115.

Rubenstein, L. Z., Harker, J. O., Salvà, A., Guigoz, Y. & Vellas, B. (2001). Screening for Undernutrition in Geriatric Practice: Developing the Short-Form Mini Nutritional Assessement (MNA-SF). Journal of Gerontoloy, 56A(6), M366–M372.

Schreier, M. M. & Bartholomeyczik, S. (2004). Mangelernährung bei alten und pflegebedürftigen Menschen. Hannover: Schlütersche Verlagsgesellschaft.

Thorsdottir, I., Jonsson, P. V., Asgeirsdottir, A. E., Hjaltadottir, I., Bjornsson, S. & Ramel, A. (2005). Fast and simple screening for nutritional status in hospitalized, elderly people. Journal of Human Nutrition and Dietetics, 18, 53–60.

Visvanathan, R., Penhall, R. & Chapman, I. (2004). Nutritional screening of older people in a sub-acute care facility in Australia and its relation to discharge outcomes. Age and Ageing, 33(3), 260–265.

4.3 Risikoerfassung von Schluckstörungen bei alten Menschen: Die PfleDhagie-Skala

Mario Simon, Sven Reuther

4.3.1 Einleitung

Oropharyngeale Dysphagien werden als ein bedeutendes Problem bei der stationären Langzeitversorgung von älteren Menschen in Alten- und Pflegeheimen beschrieben (Morris 2006; Shanley & O'Loughlin 2000; Tohara et al. 2003). Dies wird dadurch begründet, dass mit zunehmendem Alter der kontraktile Reflex des oberen laryngoösophagalen Sphinkters nachlässt, was zu einem verzögerten Schlucken der in der Mundhöhle vorbereiteten Nahrung in den oberen Verdauungstrakt führt (Barczi et al. 2000; Kikawada et al. 2005; Morris 2006; Shin 2001). Außerdem lässt die Produktion der Speicheldrüsen nach, was zu einer Xerostomie (Mundtrockenheit) führen kann (Morris 2006). Darüber hinaus kann die Mundtrockenheit durch Medikamente, wie beispielsweise Antidepressiva, verstärkt werden (Morris 2006; Ramritu et al., 2000). Der Alterungsprozess allein ist jedoch keine Ursache für eine Schluckstörung, sondern die damit verbundene Häufung neurologischer Erkrankungen, wie Schlaganfall, M. Parkinson oder Demenz (Kayser-Jones & Pengilly 1999; Morris 2006; Sitoh et al. 2000).

Zur Prävalenz von Schluckstörungen in Altenheimen liegen nur begrenzt Daten vor. Beispielsweise untersuchten Kayser-Jones & Pengilly (1999) in einer Gelegenheitsstichprobe Faktoren, die die Nahrungsaufnahme von Bewohnern aus zwei Altenheimen in den USA beeinflussten. Sie fanden heraus, dass 45 von 82 (55 %) der untersuchten Bewohner, die mangelernährt waren, an Schluckstörungen litten. Wright (2002) befragte 540 professionell Pflegende in England bezüglich der Schwierigkeiten bei der Verabreichung von Medikamenten. Die Analyse der bewohnerbezogenen Daten ergab, dass durchschnittlich 15 % der Bewohner Probleme beim Schlucken von Tabletten und Kapseln hatten. In Deutschland finden sich keine verlässlichen Daten zur Dysphagie bei alten Menschen in der stationären Langzeitpflege (Prosiegel 2002).

Eine unbehandelte Schluckstörung kann zu einer unzureichenden Nahrungs- und Flüssigkeitsaufnahme führen und stellt insbesondere bei alten Menschen ein großes Risiko für eine Mangelernährung und Dehydrierung dar (Morris 2006; Ramritu et al. 2000).

> Die größte Gefahr einer Dysphagie besteht in der Aspiration von fester Nahrung und Flüssigkeit in den Respirationstrakt und einer sich daraus entwickelnden Aspirationspneumonie, die nicht selten tödlich verlaufen kann (Mari et al. 1997; Tohara et al. 2003).

Beim Management von Schluckstörungen wird allgemein ein multidisziplinärer Ansatz empfohlen (College of Audiologist and Speech-Language Pathologists of Ontario 2000; Lugger 1994; Morris 2006; Ramritu et al. 2000; Scottish Intercollegiate Guidelines Network 2004). Als die Rolle der Pflege wird dabei vor allem die Überwachung therapeutischer Empfehlungen, z. B. geeignete Nahrungskonsistenz, sichere Nahrungszufuhr, Flüssigkeitsbilanzierung, stabile Körperhaltung, Gewichtskontrolle der Bewohner (College of Audiologist and Speech-Language Pathologists of Ontario 2000; Ramritu et al. 2000; Scottish Intercollegiate Guidelines Network 2004) sowie die Schulung, Information und Beratung von Kollegen, Hilfskräften und Angehörigen im Umgang mit Schluckstörungen beschrieben (College of Audiologist and Speech-Language Pathologists of Ontario 2000; Morris 2006; Ramritu et al. 2000).

Bei der Identifikation eines Dysphagierisikos nehmen Pflegende eine Schlüsselrolle ein (Morris 2006; Ramritu et al. 2000; Scottish Intercollegiate Guidelines Network 2004). Durch ihren engen Kontakt zu den Patienten und Bewohnern in Altenheimen sind es gerade professionell Pflegende, die gefährdete Menschen frühzeitig identifizieren können, um diese zur diagnostischen Abklärung an Experten, z. B. ärztliches und logopädisches Personal weiterzuleiten (Lugger 1994; Morris 2006; Ramritu et al. 2000; Scottish Intercollegiate Guidelines Network 2004).

Pflegende benötigen also Wissen und Erfahrung, um in diesen Situationen entsprechend handeln zu können (Scottish Intercollegiate Guidelines Network 2004). Darauf sind sie durch ihre Grundausbildung nicht genügend vorbereitet (Colodny 2001; Hansel & Heinemann 1996; Kayser-Jones & Pengilly 1999; McHale et al. 1998). Zudem haben Pflegekräfte kaum geeignete Hilfsmittel zur Hand, um gerade im stationären Altenpflegebereich gefährdete Gruppen zu identifizieren.

Es existieren bereits einige Instrumente, um mögliche Schluckstörungen zu erfassen. Die Mehrzahl der Instrumente wurde von Logopäden und Medizinern entwickelt, um als Alternative zu radiologischen Verfahren, Betroffene erkennen zu können. Darunter befinden sich der »Burke Dysphagia Screening Test (BDST)« (DePippo et al. 1993, 1994), das »Bedside Swallowing Assessment (BSA)« (Smithard et al. 1998; Smithard et al. 1996), der »Timed Test« (Hinds & Wiles 1998), das »Gugging Swallowing Screen (GUSS)« (Trapl et al. 2007) und das »Northwestern Dysphagia Patient Check Sheet« (Logemann et al. 1999).

Diese Verfahren erfassen sehr detailliert und aufwendig motorische Funktionen, die in Verbindung mit einer Dysphagie stehen. Dies erfordert spezifisches Fachwissen mit entsprechender Zusatzausbildung und Erfahrung mit Schluckstörungen, sodass sie für die Anwendung durch Pflegende ohne spezielle Vorkenntnisse ungeeignet erscheinen. Außerdem zeigen die meisten dieser Instrumente keine ausreichende Güte hinsichtlich ihrer Sensitivität und Spezifität. Beispielsweise hat das BDST eine Sensitivität von 88 %, aber eine Spezifität von nur 27 %.

Das modifizierte »Standardized Swallowing Assessment (SSA)« (Perry 2001a, 2001b; Westergren 2006) und »Westergren's Screening for Dysphagia (WSD)« (Westergren et al. 1999) sind Screeninginstrumente, die von Pflegewissenschaftlern entwickelt wurden. Für den Einsatz in der Pflege kann jedoch nur das SSA (Perry 2001a, 2001b; Westergren 2006) empfohlen werden, da es beim Einsatz durch Pflegende eine gute Sensitivität von 97% und Spezifität von 90% aufweist. Außerdem weist es eine gute Prädiktion auf, d. h. diejenigen, die als positiv erfasst sind, sind mit einer Wahrscheinlichkeit von 92% auch tatsächlich erkrankt. Mit einer Wahrscheinlichkeit von 96% haben Menschen, die als «nicht betroffen« identifiziert sind, auch tatsächlich keine Dysphagie. Das WSD (Westergren et al. 1999) kann für den praktischen Einsatz nicht empfohlen werden, da sich keine Angaben zu seiner Reliabilität und Validität finden lassen.

Allen hier erwähnten Instrumenten ist gemein, dass sie für den Einsatz im akutstationären Bereich und zumeist für den Gebrauch bei Menschen mit Schlaganfall in der Akutphase entwickelt wurden. Es finden sich keine Hinweise darauf, ob sich diese Instrumente auf alte Menschen im Setting der stationären Altenhilfe übertragen lassen.

Zwar wäre eine Übertragung denkbar, jedoch zeigt die Analyse, dass noch andere Kriterien (bspw. Einnahme von Psychopharmaka) gerade hinsichtlich der Dysphagiegefährdung bei alten Menschen eine Rolle spielen und berücksichtigt werden sollten.

Trotz der Kritik geben die Kriterien der hier gefundenen Instrumente viele Anregungen für die Entwicklung eines kurzen und praktikablen Screeninginstruments für die Pflegepraxis in der stationären Altenpflege.

Vor diesem Hintergrund entwickelten Studenten der Pflegewissenschaft in einem Projekt (EbNP) auf Basis der aktuellen Literatur ein Screeninginstrument: die PflePhagie-Skala.

4.3.2 Entwicklung des »Pflegescreening zur Identifizierung eines Dysphagierisikos (PflePhagie-Skala)«

Auf Basis einer nationalen und internationalen Literatursuche wurden die verschiedenen Bereiche für das Screeninginstrument identifiziert (Simon et al. im Druck).

> Die PflePhagie-Skala besteht aus den Bereichen
> »Selbsteinschätzung« (1 Item)
> »Mögliche Gefahren für eine Dysphagie« (5 Items)
> «Unspezifische Zeichen für eine Dysphagie« (3 Items)
> »Beobachtung des Schluckvorgangs« (9 Items)
> in dichotomer Ausprägung.

Alle Items sollen durch Befragung/Beobachtung der Bewohner, Befragung der Angehörigen bzw. des Pflegepersonals oder durch die Dokumentation beantwortet werden können. Können die Items der Dimension »Beobachtung des Schluckvorgangs« durch bereits bekannte Beobachtungen (z. B. beim Essenreichen) nicht beantwortet werden, stehen neun zusätzliche Items zur Verfügung, die mittels eines Wasserschlucktestes beantwortet werden sollen. Hier soll der Schluckvorgang nach relevanten Kriterien beurteilt werden.

Um die Benutzerfreundlichkeit des PflePhagie-Screening zu erhöhen, wurde ein Leitfaden für die Anwendung entwickelt, der die einzelnen Items genau erklärt.

4.3.3 Praktikabilität und Kriteriumsvalidität

In einer Pilotstudie wurden die Praktikabilität und Kriteriumsvalidität der Skala untersucht. In einer Gelegenheitsstichprobe wurden 57 Patienten/Bewohner – 38 Patienten in einer geriatrischen Reha-Einrichtung und 19 Bewohner in einem Altenpflegeheim – im Mai 2007 durch geschulte Pflegekräfte mit der PflePhagie-Skala eingeschätzt (siehe Tabelle 27).

Tabelle 27: Geschlecht und Alter der Teilnehmer.

Variable	Teilnehmer	
	mit diagnostizierter Dysphagie n = 24 (42 %)	ohne Dysphagie n = 33 (58 %)
Geschlecht:		
männlich	13	10
weiblich	11	23
Durchschnittsalter in Jahren (SD)[15]:	62,8 (18,19)	78.9 (5,19)

Einschlusskriterien für die Stichprobe waren geriatrische Patienten, deren informierte Zustimmung vorlag und die grundsätzlich fähig waren, oral Nahrung und Flüssigkeit aufzunehmen, auch wenn Nahrung teilweise über eine PEG-Sonde zugeführt wurde.

Vor der eigentlichen ersten Testung des Instruments wurde der Bogen einem ersten Pretest unterzogen, um ihn hinsichtlich seiner Inhalte, Verständlichkeit und Praktikabilität zu beurteilen. Hierfür wurde das PflePhagie-Screening Pflegekräften und einem Sprach- und Heilpädagogen zur Ansicht vorgelegt. Alle Experten bewerteten die PflePhagie-Skala als augenscheinlich verständliches und einfach anwendbares Hilfsmittel. Auf Empfehlung des Sprach- und Heilpädagogen wurde das Instrument noch um die Items »Schlechter Mund- und Zahnstatus« und »Reflektorisches Nachschlucken nach dem Husten« ergänzt.

Als Kriterium zur Validitätsuntersuchung galt eine vorab diagnostizierte Dysphagie, die in der medizinischen Dokumentation festgehalten war, oder die Feststellung des

---

[15] SD = Standardabweichung

Dysphagierisikos durch hausinternes logopädisches/sprach- und heilpädagogisches Personal. Hierfür wurden die Pflegenden der beteiligten Einrichtungen im Umgang mit dem Bogen geschult. Diese schätzten Patienten/Bewohner mit der Pfl.Phagie-Skala ein. Anschließend überprüfte die logopädische Abteilung das Ergebnis mittels eines eigenen klinischen Assessments.

Die Auswertung erfolgte deskriptiv mittels Berechnung der Odds Ratio für jedes Item; der Sensitivität und Spezifität und positiver und negativer prädiktiver Werte zur Ermittlung des besten Cut-off-Scores.

Die Untersuchung wurde von der Ethikkommission der Universität Witten/Herdecke genehmigt.

4.3.4 Möglichkeiten und Grenzen des Assessments für die pflegerische Praxis

Nach der Erhebungsphase wurden die beteiligten Pflegenden in einem moderierten Gruppengespräch zu Layout des Screening, Durchführbarkeit, Aufbau des Leitfadens und die Schulung, bzw. Begleitung durch die Studierenden vor Ort befragt.

Das Layout des Screening wurde von den Pflegenden als übersichtlich und leicht verständlich beschrieben. Die einzelnen Items seien auch ohne Leitfaden selbsterklärend. Die Erhebung mit dem Screeninginstrument wurde als relativ einfach und schnell durchführbar bewertet. Außerdem sei dies mühelos in den pflegerischen Tagesablauf zu integrieren. Die durchschnittliche Erhebungszeit lag dabei bei 6,7 Minuten (Minimum: 3 Minuten, Maximum: 10 Minuten).

Der optionale Schlucktest wurde selten durchgeführt, da sich die meisten Items durch Vorbeobachtungen, das Dokumentationssystem oder Befragung von Angehörigen und Kollegen beantworten ließen. Diejenigen, die den Schlucktest durchgeführt hatten, gaben an, dass es für sie relativ ungewohnt sei, einen Schlucktest selbst durchzuführen, dass es ein zeitliches und strukturelles Problem bezüglich der Durchführung gäbe. Die Pflegenden der geriatrischen Rehabilitationseinrichtung regten an, das Instrument bei der Anamnese evtl. über zwei Tage anzuwenden, da die Patienten dann etwas bekannter seien und besser eingeschätzt werden könnten.

Der Leitfaden zu dem Instrument wurde von den Pflegenden als gut strukturiert beschrieben und auch ohne besondere Schulung leicht verständlich. Zur Durchführung des Screenings sei der Leitfaden aber nicht zwingend erforderlich. Die Pflegenden fühlten sich im Umgang mit dem Screening gut geschult. Ein Problem für die Pflegenden bestand in der bis dahin noch nicht feststehenden Punktbewertung, da ihrer Meinung nach ein einzelnes positives Item noch kein Risiko anzeige.

Ein Risiko für eine Dysphagie wurde dann als gegeben interpretiert, wenn nur eines der Items positiv beantwortet war. Von den 57 Teilnehmern an der Untersuchung hatten 24 eine diagnostizierte Dysphagie. Davon wurden 19 durch das Screening als gefährdet eingestuft. Bei weiteren fünf Teilnehmern wurde ebenfalls ein Risiko identifiziert, aber keine Dysphagie-Diagnose festgestellt. Insgesamt hatten also 24 (42,1 %) der 57 Teilnehmenden ein Risiko für eine Dysphagie. Eine Übersicht über die Geschlechts- und Altersverteilung gibt Tabelle 27.

4.3.4.1 Kriteriumsvalidität

Die einzelnen Items der PflePhagie-Skala erreichen Odds-Ratios (OR) von 15,167 bis 36,250. Das bedeutet, dass Teilnehmer mit dem Kriterium »Beobachtung: Verschlucken bzw. Husten nach der Nahrungs- bzw. Flüssigkeitsaufnahme« und einer OR = 15,2 in dieser Stichprobe eine ca. 15-fach erhöhte Chance hatten, an einer Dysphagie zu leiden, im Vergleich zu den Teilnehmern, bei denen dieses Merkmal nicht aufgetreten ist. Das Gleiche gilt für das Kriterium der Selbsteinschätzung »Haben Sie Probleme beim Schlucken?«. Hier war die Chance, an einer Dysphagie erkrankt zu sein, nahezu 32-fach erhöht. Die einzelnen OR können der Tabelle 28 entnommen werden. Bei zwei Items aus dem Bereich «Unspezifische Zeichen für eine Dysphagie«, vier Items des Bereichs »Beobachtung des Schluckvorgangs« und für die Items des optionalen Schlucktests konnte keine Odds Ratio berechnet werden, da zu wenige Daten zur Verfügung standen, da die Beobachtungen nur selten gemacht werden konnten.

Tabelle 27: Odds Ratio ausgewählter Items der PflePhagie-Skala.

Item	Odds Ratio	95% Konfidenzintervall
Haben Sie Probleme beim Schlucken?	36,250	8,101–162,205
Neurologische Erkrankungen	16,077	3,213–80,453
Zustand nach oraler Intubation oder Tracheostoma	20,150	3,868–104,978
Instabile Kopf- oder Rumpfhaltung	31,000	5,878–163,497
Schlechter Mund und Zahnstatus	3,896	1,208–12,569
Einnahme von Psychopharmaka	12,833	2,461–66,920
Regurgitation	16,533	1,891–144,562
Beobachtung: Räuspern direkt nach der Nahrungs- bzw. Flüssigkeitsaufnahme	26,000	4,733–142,834
Beobachtung: Veränderungen der Stimme direkt nach der Nahrungs- bzw. Flüssigkeitsaufnahme	26,000	4,733–142,834
Beobachtung: Nahrung bzw. Flüssigkeit fällt bzw. fließt aus dem Mund	26,100	2,929–232,613
Beobachtung: Verschlucken bzw. Husten nach der Nahrungs- bzw. Flüssigkeitsaufnahme	15,167	3,658–62,887
Beobachtung: Eingeschränkte bzw. fehlende Zungenbewegung/-funktion	15,615	1,739–140,323

4.3.4.2 Punktscore

Auf Basis der OR wurde ein Punktscore festgelegt. In den Kategorien »Selbsteinschätzung«, »Mögliche Gefahren für eine Dysphagie« und »Unspezifische Zeichen für eine Dysphagie« sollte für jedes Item, das mit »Ja« (oder »Weiß nicht«) beantwortet wird, 1 Punkt vergeben werden. Da die ORs der Kategorie »Beobachtung des Schluckvorgangs« in der Gesamtzahl bessere Werte aufzeigten, als die der anderen Kategorien, schienen diese einen besseren prognostischen Wert zu haben. Daher wurde für diese Kategorie ein Punktwert von 2 für jedes Item, das mit »Ja« beantwortet werden konnte, festgelegt. Für alle Items, die mit »Nein« beantwortet werden, wurden keine Punkte vergeben.

4.3.4.3 Cut-off-Punktwert

Auf der Basis der beschriebenen Punktbewertung wurde mit Hilfe der ROC[16]-Kurve der beste Cut-off-Punktwert ermittelt. Dieser gibt an, ab wann ein Patient als gefährdet einzustufen ist. Die Kurve baut auf den Werten zu Sensitivität und Spezifität auf. Je größer die Fläche unter der Kurve ist, desto genauer unterscheidet der Cut-off-Wert zwischen gefährdeten und nicht gefährdeten Personen (s. Abbildung 17).

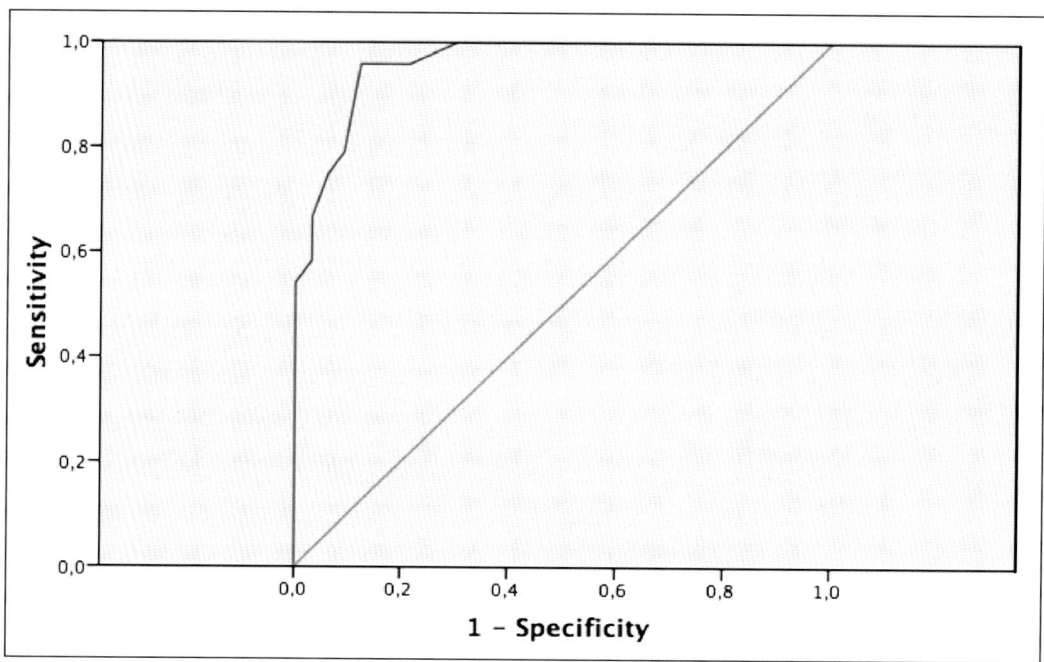

Abb. 17: ROC-Kurve zur Ermittlung des besten Cut-off-Wertes.

---

[16] Receiver Operating Characteristics

Der optimale Cut-off-Wert wurde bei 4 Punkten festgestellt. Der Flächenanteil unterhalb der in Abbildung 17 gezeigten ROC-Kurve beträgt 0,96 (95%-KI: 0,92–1,0) bzw. 96%. Die Sensitivität liegt dabei bei ~96%, Spezifität bei ~88%, positiver und negativer prädiktiver Wert bei 0,852 (85,2%) und 0,967 (96,7%). Bei einem Wert von >4 Punkten ist das Instrument in der Lage, 96% der tatsächlich Gefährdeten richtig als »gefährdet« einzustufen und bei einem Wert von <4 Punkten 88% der tatsächlich nicht Gefährdeten richtig als »nicht gefährdet« einzuschätzen. Dabei liegt die Wahrscheinlichkeit, dass als »gefährdet« identifizierte Personen auch tatsächlich an einer Dysphagie leiden, bei ~85%, und als »nicht gefährdet« erfasste Menschen auch tatsächlich keine Dysphagie haben, bei ~97%. Der Cut-off-Wert von 4 zeigt, dass ein einzelnes positives Item tatsächlich noch wenig über ein Risiko aussagen kann – wie bereits von den Pflegenden angemahnt.

4.3.5 Fazit

Die Auswertung der Ergebnisse zeigt insgesamt für die Items der Skala gute bis sehr gute ORs. Alle ORs, auch ihre Konfidenzintervalle, bleiben über 1, was in dieser Stichprobe darauf hinweist, dass jedes Item ein mögliches Risiko anzeigt. Außerdem weist die PflePhagie-Skala gute Werte bezüglich der Sensitivität, Spezifität und prädiktiven Werte auf. Die Testgenauigkeit gilt mit 0,96 als ausgezeichnet (vgl. Janssen & Laatz 2007, S. 697). Einschränkend muss hier erwähnt werden, dass es sich bei dieser Pilotstudie um eine Untersuchung mittels einer Gelegenheitsstichprobe mit kleinem Stichprobenumfang ohne Randomisierung handelt. Die Ergebnisse sind daher nur für die hier untersuchte Stichprobe gültig, ihre Übertragbarkeit muss noch untersucht werden. Außerdem können zur Validität des Außenkriteriums, der diagnostizierten Dysphagie, keine Aussagen gemacht werden. Es lagen keine Hinweise vor, wie eine vorab gestellte Diagnose »Dysphagie« gestellt wurde, bzw. wie valide das durchgeführte klinische Assessment durch den beteiligten Sprach- und Heilpädagogen war.

Dem Forscherteam waren die Teilnehmer der Studie nicht bekannt, es kann aber nicht ausgeschlossen werden, dass seitens der Pflegenden, welche die Erhebung durchgeführt hatten, Selektionseffekte in der Auswahl der Teilnehmer bestanden. Eine Übertragung der Ergebnisse auf andere Settings ist somit ebenfalls zu überprüfen.

Ferner können zur Validität und Praktikabilität des optionalen Schlucktests keine Aussagen gemacht werden, da dieser nur sehr selten durchgeführt wurde. Schließlich konnten aufgrund der geringen Stichprobengröße für einige Items keine Odds-Werte berechnet werden.

Die teilnehmenden Pflegenden bewerteten das Instrument und den dazugehörigen Leitfaden als einfach, verständlich und auch ohne Schulung durchführbar. Dennoch liegen über die Interrater- oder die Test-Retest-Reliabilität keine Informationen vor.

Auch kann innerhalb dieser Untersuchung nicht geklärt werden, ob anhand des Instruments Betroffene erfasst werden können, die ohne klinische Symptome Nahrungs-

oder Flüssigkeitsbestandteile in den Bronchialtrakt aspirieren (sog. stille Aspiration), da die Einschätzung mittels der PflePhagie-Skala auf klinisch beobachtbare Zeichen einer Aspiration ausgerichtet ist

Trotz der hier beschriebenen Kritik weisen die Ergebnisse auf eine erste Validität und Praktikabilität der Skala in der Praxis hin. Einiges spricht dafür, dass es gelungen ist, ein in seiner Durchführung sehr einfaches und schnelles Screeninginstrument zu entwickeln, das Pflegende bei der Risikoerfassung bezüglich Schluckstörungen unterstützt und ihnen hilft, damit angemessen umzugehen.

Bevor die PflePhagie-Skala in die Praxis implementiert werden kann, sollte die Kriteriumsvalidität sowie die Beobachterübereinstimmung (Interrater-Reliabilität) innerhalb einer größeren, randomisierten Stichprobe untersucht werden. Ein besonderer Fokus sollte dabei auch auf den optionalen Schlucktest gelegt werden, da hierzu bezüglich der Kriteriumsvalidiät und Praktikabilität keine Aussagen gemacht werden können.

Literatur

Barczi, S.R, Sullivan, P.A & Robbins, J. (2000). How should dysphagia care of older adults differ? Establishing optimal practice patterns. Seminars in Speech and Language 21, 347–361.

College of Audiologist and Speech-Language Pathologists of Ontario (2000) Preferred practice guideline for dysphagia, Ontario.

Colodny, N. (2001). Construction and validation of the mealtime and dysphagia questionnaire: an instrument designed to assess nursing staff reasons for noncompliance with SLP dysphagia and feeding recommendations. Dysphagia 16, 263–271.

DePippo, K.L., Holas, M.A. & Reding, M.J. (1993). The Burke dysphagia screening test: validation of its use in patients with stroke. Stroke 24, 173.

DePippo, K.L., Holas, M.A. & Reding, M.J. (1994). The Burke dysphagia screening test: validation of its use in patients with stroke. Archives of physical medicine and rehabilitation 75, 1284–1286.

Hansel, D.E. & Heinemann, D. (1996). Improving nursing practice with staff education: the challenges of dysphagia. Gastroenterology nursing 19, 201–206.

Hinds, N.P. & Wiles, C.M. (1998). Assessment of swallowing and referral to speech and language therapist in acute stroke. The Quarterly journal of medicine 91, 829–835.

Janssen, J. & Laatz, W. (2007). Statistische Datenanalyse mit SPSS für Windows, 5 edn. Springer, Heidelberg.

Kayser-Jones, J. & Pengilly, K. (1999). Dysphagia among nursing home residents. Geriatric nursing 20, 77–82; quiz 84.

Kikawada, M., Iwamoto, T. & Takasaki, M. (2005). Aspiration and infection in the elderly: epidemiology, diagnosis and management. Drugs & Aging 22, 115–130.

Logemann, J.A., Veis, S. & Colangelo, L. (1999). A screening procedure for oropharyngeal dysphagia. Dysphagia 14, 44–51.

Lugger, K.E. (1994). Dysphagia in the elderly stroke patient. The Journal of neuroscience nursing 26, 78–84.

Mari, F., Matei, M., Ceravolo, M.G., Pisani, A. & Montesi, A. (1997). Predictive value of clinical indices in detecting aspiration in patients with neurological disorders. Journal of Neurology, Neurosurgery, and Psychiatry 63:, 456–460.

McHale, J.M., Phipps, M.A., Horvath, K. & Schmelz, J. (1998). Expert nursing knowledge in the care of patients at risk of impaired swallowing. Image--the journal of nursing scholarship 30, 137–141.

Morris, H. (2006). Dysphagia in the elderly--a management challenge for nurses. British journal of nursing 15, 558–562.

Perry, L. (2001a). Screening swallowing function of patients with acute stroke. Part one: Identification, implementation and initial evaluation of a screening tool for use by nurses. Journal of clinical nursing 10, 463–473.

Perry, L. (2001b). Screening swallowing function of patients with acute stroke. Part two: Detailed evaluation of the tool used by nurses. Journal of clinical nursing 10, 474–481.

Prosiegel, M. (2002). Praxisleitfaden Dysphagie, Diagnostik und Therapie von Schluckstörungen. Hygieneplan, Bad Homburg.

Ramritu, P., Finlayson, K., Mitchell, A. & Croft, G. (2000). Identification and nursing management of dysphagia in individuals with neurological impairment: A systematic review. The Joanna Briggs Institute for Evidence Based Nursing and Midwifery, National Library of Australia.

Scottish Intercollegiate Guidelines Network (2004.) Management of patients with stroke: Identification and management of dysphagia. A national clinical guideline, Edinburgh.

Shanley, C. & O'Loughlin, G. (2000). Dysphagia among nursing home residents: an assessment and management protocol. Journal of gerontological nursing 26, 35–48.

Shin, T. (2001). Dysphagia in the elderly. Japan Medical Association Journal 44, 312–317.

Simon, M., Reuther, S., Schreier, M.M. & Bartholomeyczik, S. (im Druck). Screening-Verfahren zur Identifikation einer Dysphagie bei älteren Menschen – Ein systematischer Literaturüberblick Pflege, 22.

Sitoh, Y.Y., Lee, A., Phua, S.Y., Lieu, P.K. & Chan, S.P. (2000). Bedside assessment of swallowing: a useful screening tool for dysphagia in an acute geriatric ward. Singapore Medical Journal 41, 376–381.

Smithard, D.G., O'Neill, P.A., Park, C., England, R., Renwick, D.S., Wyatt, R., Morris, J. & Martin, D.F. (1998). Can bedside assessment reliably exclude aspiration following acute stroke? Age Ageing 27, 99–106.

Smithard, D.G., O'Neill, P.A., Parks, C. & Morris, J. (1996). Complications and outcome after acute stroke. Does dysphagia matter? Stroke 27, 1200–1204.

Tohara, H., Saitoh, E., Mays, K.A. & Kuhlemeier, K. (2003). Three tests for predicting aspiration without videofluorography. Dysphagia 18:, 126–134.

Trapl, M., Enderle, P., Nowotny, M., Teuschl, Y., Matz, K., Dachenhausen, A. & Brainin, M. (2007). Dysphagia bedside screening for acute-stroke patients: the Gugging Swallowing Screen. Stroke 38, 2948–2952.

Westergren, A. (2006). Detection of eating difficulties after stroke – A systematic review. International Nursing Review 53, 143–149.

Westergren, A., Hallberg, I.R. & Ohlsson, O. (1999). Nursing assessment of dysphagia among patients with stroke. Scandinavian journal of caring sciences 13, 274–282.

Wright, D. (2002). Medication administration in nursing homes. Nursing standard 16, 33–38.

5 Assessmentinstrumente für die Erfassung einzelner Pflegephänomene

5.1 Schmerzassessment bei Menschen mit Bewusstseinsbeeinträchtigungen
Irmela Gnass, Erika Sirsch

5.1.1 Einleitung

Die Entstehung des Assessmentinstruments zur Erfassung von Schmerzen begann im Jahre 2002 in den Bereichen der Neurologie und Neurochirurgie des Universitätsspitals Zürich (USZ) in der Schweiz. Pflegende in diesen Bereichen betreuen Menschen, die auf Grund ihrer Erkrankung an kognitiver Beeinträchtigung und/oder an wechselnden Bewusstseinszuständen leiden.

> In der Pflege von Menschen mit kognitiven Beeinträchtigungen kann es durch die unterschiedliche Art ihrer Äußerungen zu divergierenden Einschätzungen des Schmerzerlebens kommen. Aus diesem Grund benötigen Menschen, die in ihren Kommunikationsfähigkeiten eingeschränkt sind, z. B. auch durch eine Beatmungstherapie, besondere Aufmerksamkeit bei der Schmerzerfassung. Sie sind in der Regel darauf angewiesen, dass die Betreuenden ihren Zustand erkennen und dann auch adäquat reagieren (Buffum 2001; Hayes 1995; Puntillo 1990).

Die Pflegenden auf den Bettenstationen sowie auf der interdisziplinären Intensiv- (IPS) und Überwachungsstation (IDÜ) des USZ stellten zudem fest, dass Pflegethemen (-phänomene) zum Teil auf beiden Abteilungen parallel und unabhängig voneinander bearbeitet wurden. Um eine kontinuierliche abteilungsübergreifende Pflege zu gewährleisten, wurde das Thema Schmerz als Aufgabenstellung für die zukünftige gemeinsame Projektarbeit in der Projektgruppe gewählt. Die Projektgruppe bestand zunächst aus PflegeexpertInnen[17] und diplomierten Pflegefachpersonen (ThementrägerInnen[18]). Während der Diskussionen zum Thema Schmerz stellte sich schnell heraus, dass die Erfassung vom Schmerz auf den Abteilungen individuell verschieden und durch subjektive Einschätzungskriterien der Pflegenden geprägt war. Wollten Pflegende den Schmerz, insbesondere bei Menschen mit eingeschränkter Kommunikationsfähigkeit

---

[17] PflegeexpertInnen sind diplomierte Pflegefachpersonen mit der Zusatzqualifikation Höhere Fachschule II, sie konzipieren und realisieren in Absprache und Kooperation mit den Leitungen Pflege Entwicklungsprojekte in der Klinik und in der direkten Pflege
[18] Diplomierte Pflegefachpersonen mit der zusätzlichen Qualifikation der Höheren Fachschule I, die mit der Entwicklung und Implementierung von Pflegefachthemen beauftragt sind.

oder kognitiver Beeinträchtigung, erfassen, sind sie auf geeignete Schmerzerfassungsinstrumente zur Fremdeinschätzung angewiesen (Kunz 2002).

Selbsteinschätzungsinstrumente sind allerdings nicht zur Fremdeinschätzung geeignet. Eine systematische Fremdeinschätzung mit validierten Instrumenten, z. B. durch die betreuenden Angehörigen oder durch die professionell Pflegenden, ist bei dieser Personengruppe erforderlich. Aus dieser Problemlage heraus wurde ein Instrument entwickelt, das auf die spezielle Zielgruppe am USZ ausgerichtet war.

Das Instrument sollte zudem in ein einheitliches Schmerzmanagement eingebunden werden, um ein einheitliches Vorgehen abteilungsübergreifend sicherzustellen. In einer ersten Phase wurde im Jahr 2002 eine Literaturrecherche und -analyse im Rahmen der Projektgruppe am USZ durchgeführt. Zu jener Zeit fanden sich ausschliesslich Veröffentlichungen über Schmerzerfassungsinstrumente für Menschen mit kognitiven Beeinträchtigungen durch eine Demenzerkrankung und für nicht kommunikationsfähige Neugeborene. Für die Fremdeinschätzung von Schmerz bei Menschen in der Akutversorgung gab es in der Literatur keine Instrumente. Daher bewertete die Expertengruppe für die spezielle Patientengruppe am USZ keines der publizierten Schmerzerfassungsinstrumente als geeignet (Handel 2006).

Die Leitungen Pflege[19] des USZ erteilten für die Bereiche Neurochirurgie und Neurologie, jeweils für die Bettenstationen, als auch für die interdisziplinäre Intensiv- und Überwachungsstation den Projektauftrag zur Entwicklung eines reliablen und validen Schmerzerfassungsinstrumentes für diese spezifische Patientengruppe. Zur Instrumentenentwicklung war die aktive Zusammenarbeit zwischen Pflegepraxis und Pflegewissenschaft bereichsübergreifend erforderlich (Handel 2007). Daher erfolgte die wissenschaftliche Begleitung durch Mitarbeiterinnen aus dem Zentrum für Entwicklung und Forschung Pflege (ZEFP) am Universitätsspital Zürich (Handel 2006). Die Projektgruppe, nun bestehend aus PflegepraktikerInnen und -wissenschaftlerInnen, begann mit der Entwicklung eines Schmerzerfassungsinstrumentes, basierend auf den in der Literatur beschriebenen Verhaltensmerkmalen für Schmerz. In mehreren Testphasen wurden das Schmerzerfassungsinstrument, insbesondere die verwendeten Verhaltensmerkmale im Praxisfeld überprüft und anschliessend modifiziert (Handel 2006).

Der Entwicklungsprozess verlief über einen Zeitraum von drei Jahren, in dem es insgesamt 3 Testphasen, mit anschliessender Auswertung und Modifizierung der Verhaltensmerkmale, gab. Das Schmerzerfassungsinstrument erhielt den Namen Zurich Observational Pain Assessment for cognitive impaired patients (ZOPA©[20]). Die an der Entwicklung beteiligten Personen sind Elisabeth Handel, Alexandra Bernhart-Just, Irmela Gnass, Franziska Mathis-Jäggi, Wilma Müller-Sanders und Erika Sirsch.

---

[19] Die Leitungen Pflege sind direkt der Pflegedirektion unterstellt und nehmen fachbezogene Führungs- und Budgetverantwortung wahr.
[20] Das Copyright für das Instrument liegt beim USZ/ZEFP in Zürich.

5.1.2 Aufbau, Struktur, Inhalte und Voraussetzungen für die Nutzung des Assessments

Das Fremdeinschätzungsinstrument ZOPA© ist in Form einer Tabelle angelegt. In dieser sind nacheinander 13 Verhaltensmerkmale, die wiederum vier Kategorien zugeordnet sind, aufgelistet:
1. Lautäußerungen
2. Körpersprache
3. Gesichtsausdruck
4. Physiologische Indikatoren

Jedes einzelne Verhaltensmerkmal innerhalb dieser Kategorien ist definiert.

Das folgende Beispiel soll dies verdeutlich. In der Kategorie Körpersprache ist das Verhaltensmerkmale Ruhelosigkeit enthalten (siehe Tabelle 28). Um ein einheitliches Begriffsverständnis möglich zu machen, wurde das Verhaltensmerkmal Ruhelosigkeit wie folgt definiert: Häufiges Hin- und Herbewegen innerhalb oder außerhalb des Bettes.

Die Verhaltensmerkmale werden dichotom erfasst. Wenn ein Verhaltensmerkmal beobachtet wird, so gilt es als vorhanden und wird im Instrument erfasst. Das Instrument ZOPA© ist als Tabelle angelegt und das zu beobachtende Verhaltensmerkmal wird in der Tabelle angekreuzt. In Tabelle 28 ist je Kategorie ein Verhaltensmerkmal dargestellt. Wird nun das Verhaltensmerkmal Ruhelosigkeit um 11:00 Uhr beobachtet, so wird für die entsprechende Uhrzeit ein Kreuz gesetzt. Wenn sich bei einer erneuten Beobachtung des Patienten eine Stunde später keines der zuvor beobachteten Verhaltensmerkmale zeigt, wird in der Tabelle das Kreuz bei »Keine Anzeichen« gesetzt.

Tabelle 28: Ausschnitt vom Instrument ZOPA©
Die beobachteten Verhaltensmerkmale mit x eintragen
Name: Mustermann. Datum: 07.01.2009

Uhrzeit	11:00	12:00						
0. keine Anzeichen		X						
1. Lautäußerungen:								
Brummen								
2. Gesichtsausdruck:								
Tränenfluss								
3. Körpersprache								
Ruhelosigkeit	X							
4. Physiologische Indikatoren								
Atmung								

Auf den Abteilungen im Universitätsspital Zürich kann sowohl mit einem standardisierten Papierformular gearbeitet werden, als auch mit einer elektronischen Version. Auf den Projektstationen im Universitätsspital Zürich wurde es in das klinikeigene Krankenhausinformations- und Managementsystem eingepflegt. Eine frei verfügbare elektronische Version liegt derzeit nicht vor. In beiden Varianten werden nur die beobachteten (vorhandenen) Verhaltensmerkmale angekreuzt. In beiden Dokumentationsarten gibt es die Möglichkeit, die Variante »keine Verhaltensmerkmale« anzukreuzen.

Bei der Auswertung wird bereits bei Vorliegen eines einzigen beobachteten Verhaltensmerkmals davon ausgegangen, dass Schmerz vorliegt.

Das Instrument erhebt eindimensional, ob Schmerz vorhanden ist. Es nimmt keine Gewichtung der Verhaltensmerkmale vor. Auch wenn mehrere Verhaltensmerkmale beobachtet werden, ist dadurch eine Aussage zur Schmerzintensität nicht möglich. Es kann lediglich eine Aussage dazu gemacht werden, ob Verhaltensmerkmale, die Ausdruck von Schmerz bedeuten können, zu beobachten sind. Eine doppelte Anzahl von beobachteten Verhaltensmerkmalen heißt also nicht, doppelt soviel Schmerz.

Der Einsatz des ZOPA© auf den Abteilungen erfolgt im Rahmen eines implementierten Schmerzprotokolls.

Das Schmerzprotokoll fordert zusätzlich zum ZOPA© folgende Informationen:
- Patienten-Stammdaten
- Datum und Uhrzeit
- Pflegesituation während der Erfassung:
- In Ruhe
- Oder z. B. während pflegerischer Maßnahmen, wie:
- Bei der Mobilisation
- Bei der Ganzkörperwäsche
- Bei der Endotrachealen Absaugung
- Beim Verbandwechsel etc.

Um sicherzustellen, dass eine Veränderung der Verhaltensmerkmale auch bei pflegerischen oder medizinischen Maßnahmen erkannt wird, ist es wichtig, die jeweilige Situation zu erfassen und in der Interpretation der ZOPA©-Erhebungen zu berücksichtigen. Das heisst, dass die erfassten Verhaltensmerkmale in einem direkten Vergleich zu vorherigen Erfassungen mittels des ZOPA© beurteilt werden müssen. Einschätzungen durch das ZOPA© erlauben daher immer nur Vergleiche für einen Patienten. Einschätzungen der Verhaltensmerkmale bei unterschiedlichen Patientinnen können nicht miteinander verglichen werden. Um einen systematischen und einheitlichen Einsatz des Instrumentes zu erreichen, bedarf es einer Schulung. Neben den festgelegten Definitionen der Verhaltensmerkmale müssen Pflegende insbesondere zu den Leitsymptomen neurologischer Erkrankungen geschult werden.

Menschen, die auf den neurologischen und neurochirurgischen Abteilungen behandelt werden, zeigen eine sehr variable Symptomatik im Rahmen ihrer Erkrankung. Da in vielen Fällen eine Bewusstseinstörung vorliegt, ist eine Schmerzerfassung mittels einer Selbsteinschätzungsskala durch die Patientinnen nicht immer möglich. Pflegende müssen den Unterschied zwischen Symptomen, die der Krankheit oder jenen, die dem Schmerz geschuldet sind, erkennen. Hier sind insbesondere sich verändernde Symptomatiken im Rahmen der Erkrankungen, wie die Bewusstseinslage, die Desorientiertheit aber auch das Sprachvermögen zu erwähnen.

Der Selbstauskunft ist immer Vorrang zu geben. Doch muss geklärt werden, ab wann eine Selbstauskunft nicht mehr möglich ist, um dann mit dem ZOPA© die Schmerzeinschätzung als Fremdeinschätzung durchzuführen. Das heißt, neben der Schulung zur Erhebung durch das ZOPA© und seiner definierten Verhaltensmerkmalen müssen auch Strategien zur Entscheidungsfindung zwischen Selbst- und Fremdeinschätzung vermittelt werden.

Dabei muss insbesondere dem Aspekt Rechnung getragen werden, dass Patientinnen mit neurologischen Erkrankungen betreut werden. Diese weisen häufig Verhaltensmerkmale auf, die spezifisch z. B. bei einem Schlaganfall oder vegetativen Veränderungen auftreten, aber nicht zwangsläufig Schmerz bedeuten.

Die Mitarbeitenden im Pflegedienst des Universitätsspitals Zürich arbeiten mit einer Auflistung von Pflegediagnosen. Diese wurde aus der Pflegediagnosenklassifikation der NANDA[21], der ICNP[22] und sogenannten ZEFP-Diagnosen für die Situation im USZ zusammengestellt. Wird bei den Patientinnen eine der folgenden Pflegediagnosen gestellt, wird davon ausgegangen, dass eine Selbsteinschätzung nicht mehr zuverlässig möglich ist:

Pflegediagnosen

- Bewusstseinsveränderung
- gestörtes Kurzzeitgedächtnis
- Desorientierung
- Gestörtes Sprachverständnis

Wird eine der oben genannten Pflegediagnosen gestellt, erfolgt die Einschätzung von Schmerz über eine Fremdeinschätzung mittels ZOPA©. Die Entscheidung zur Fremdeinschätzung von Schmerz kann aber auch durch die pflegerische Expertise begründet sein, ohne dass eine der dargestellten Diagnose gestellt wird.

---

[21] NANDA = North American Nursing Diagnosis Association (Doenges & Moorhouse 2002)
[22] ICNP = International Classification Nursing Practice (Hinz et al. 2003)

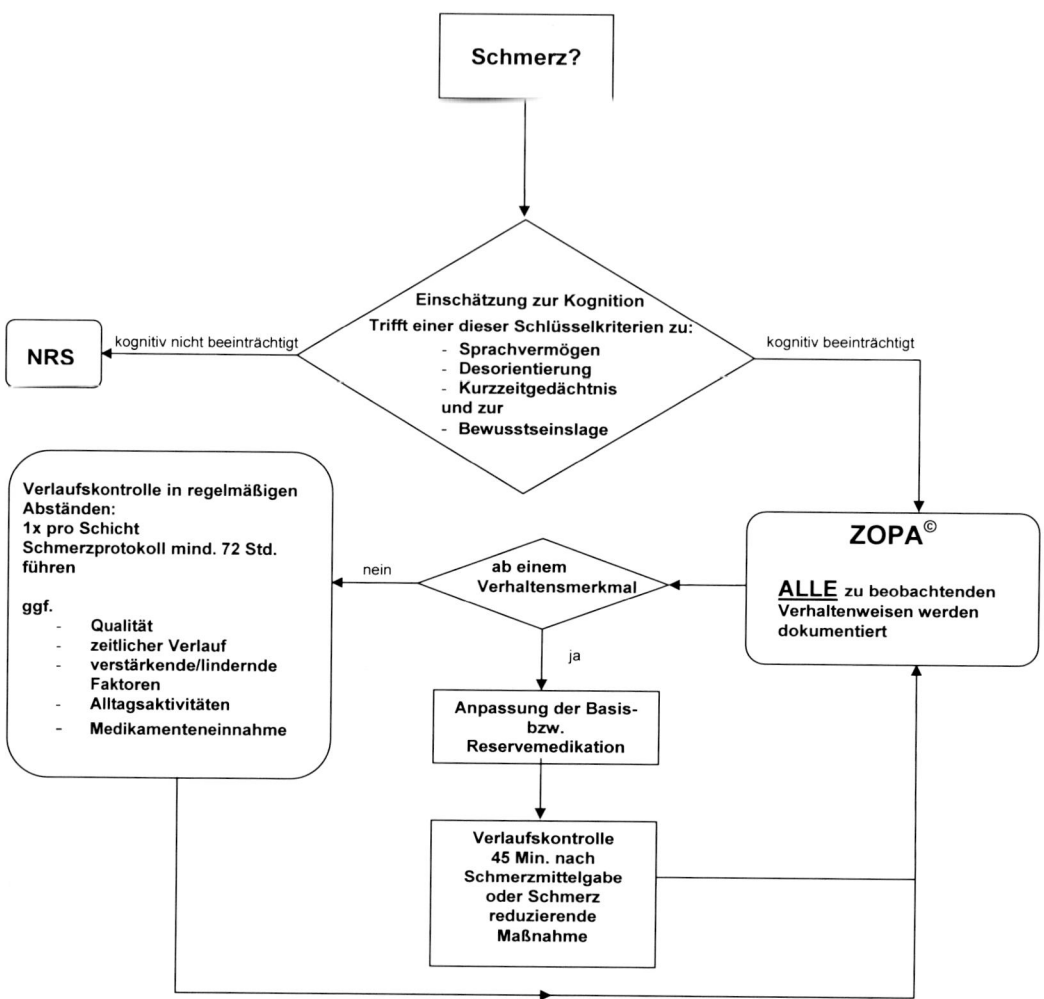

Abb. 18: Algorithmus.

Eine weitere Entscheidungshilfe für eine Fremdeinschätzung von Schmerz kann durch die Nutzung von vorgeschalteten Assessments zur Einschätzung der Kognition (MMSE[23]), zum Bewusstsein (GCS[24]) oder zur Sedierungstiefe (RASS[25]) erfolgen.

Im Expertenstandard Schmerzmanagement in der Pflege (Deutsches Netzwerk für Qualitätssicherung in der Pflege 2005) wird die Selbsteinschätzung als erste Wahl zur Erfassung von Schmerz benannt. Eine solche Selbsteinschätzung ist allerdings bei

---

[23] Der MMST nach Folstein ist ein psychometrischer Test zur Erfassung kognitiver Störungen mit einer Punktzahl zwischen minimal 0 und maximal 30 Punkten
[24] GKS = Glasgow Koma Skala, Instrument zur Möglichkeit zur quantitativen Beurteilung der Bewusstseinslage
[25] RASS = Richmond Agitation-Sedation Scale, Instrument zur quantitativen Beurteilung der Sedierungstiefe

bewusstseinsbeeinträchtigten Menschen, je nach Ausprägung, nicht möglich. Daher wird für die Schmerzerfassung im Rahmen des Schmerzmanagements das Instrument ZOPA© als Fremdeinschätzungsinstrument im UniversitätsSpital Zürich eingesetzt.

5.1.3 Wissenschaftliche Güte, Praktikabilität und Evaluation

Die Entwicklung des Instrumentes begann, wie bereits beschrieben, im Jahr 2002 mit der Bildung der Projektgruppe zur Entwicklung eines eigenen Schmerzerfassungsinstrumentes. Auf der Basis der Literaturrecherche hatte sich gezeigt, dass es für Menschen mit Bewusstseinsveränderungen in der Akutversorgung der Abteilungen Neurologie und Neurochirurgie kein geeignetes Fremdeinschätzungsinstrument zur Schmerzerfassung zur Verfügung stand.

In zwei Testphasen wurde das Instrument durch die Mitarbeitenden der Projektgruppe modifiziert. Die zusammengestellten Verhaltensmerkmale wurden von den Pflegenden auf den Abteilungen eingesetzt. Die Rückmeldungen über die Erfahrungen im Einsatz wurden in der zweiten Testphase berücksichtigt. In einer dritten Testphase wurde die Überprüfung des Instrumentes auf Inhaltsvalidität durch wissenschaftliche Mitarbeiterinnen des ZEFP als ausreichend beschrieben.

2004 schloss sich die Testung auf Interrater-Reliabilität durch die wissenschaftlichen Mitarbeiter des ZEFP an (Handel 2006). Die Testung war auf den Bereichen der Intensivstation und -überwachung des USZ durchgeführt worden. Das Instrument wies einen Kappa-Wert von 0,6 auf, was einer »moderaten Übereinstimmung« entspricht. (Landis & Koch 1977). Nach dieser dritten Testphase wurde das Instrument ZOPA© auf den Bereichen Neurologie, Neurochirurgie sowie deren Intensivüberwachungsstationen und Intensivabteilungen des USZ implementiert.

In der Implementierungsphase erhielten die Pflegenden aller Bereiche Schulungen zur Schmerzerfassung und zum Schmerzmanagement durch eine Pflegeexpertin. Ebenfalls erfolgte die wöchentliche Begleitung in Form von thematischen Teamgesprächen. Eine direkte Begleitung der Pflegenden in der täglichen Pflege erfolgte durch die sogenannten »Thementräger«. Die Implementierung des ZOPA© wurde 2006 durch eine formative Evaluation durch das ZEFP am USZ überprüft. Die formative Evaluation wurde als Evaluationsmaßnahme gewählt, um deren Ergebnisse direkt in die Optimierung des Prozesses zurückfließen zu lassen. Sie sollte die Entwicklung der Implementierung begleiten und wurde auch unter dem Aspekt der Qualitätssicherung eingesetzt.

Auf den Bereichen Neurologie, Neurochirurgie sowie deren Intensivüberwachungsstation und Intensivabteilung wurden Face-to-Face Interviews mit Pflegenden und Gruppeninterviews gemacht. Daneben erfolgte eine Stichtagsuntersuchung der Dokumentationen aller zum Stichtag anwesenden Patientinnen (Handel 2006). Die Ergebnisse dieser Evaluation zeigten, dass Patienten häufiger und systematischer nach Schmerz befragt wurde, bzw. Schmerz eingeschätzt wurde, als vor dem Einsatz des Fremdeinschätzungsinstrumentes ZOPA©. Auch wurde der Schmerz durch Pflegende, bei vergleichbaren Patientensituationen, häufiger diagnostiziert als vor der Implementierung. In ärztlichen Visiten wurde über die Pflegediagnose Schmerz bei bewusstseinsveränderten und kognitiv beeinträchtigten PatientInnen vermehrt diskutiert und schmerzreduzierende Maßnahmen durch Pflegende angeregt (Handel 2006). Allerdings war die Praktikabilität des Instrumentes, zu dem Zeitpunkt enthielt es noch 32 Verhaltensmerkmale, nicht zufriedenstellend.

2006/2007 erfolgte eine weitere wissenschaftliche Überprüfung des Instrumentes. Diese Datenanalyse zu Häufigkeit und Kombination der beobachteten Verhaltensmerkmale wurde anhand von 557 Erhebungen, bei denen mindestens ein Verhaltensmerkmal dokumentiert wurde, vorgenommen. Es zeigte sich, dass bei 88,8 % der Erhebungen fünf oder weniger als fünf Verhaltensmerkmale pro Erhebung dokumentiert wurden (Gnass & Sirsch 2007). Die Nutzung der Verhaltensmerkmale des ZOPA© beschränkte sich also nur auf eine geringe Anzahl der insgesamt 32 möglichen.

Es wurden darüber hinaus Kombinationen von Verhaltensmerkmalen identifiziert, die sich spezifisch für Patientinnen mit und ohne Beatmungstherapie darstellten. So konnte Aufschluss darüber gewonnen werden, ob diese hohe Anzahl von 32 Verhaltensmerkmalen erforderlich war. Des Weiteren wurde die Testung der Konstruktvalidität durchgeführt. Dabei wurde folgende Hypothese überprüft: Es gibt eine Verringerung der ZOPA©-Verhaltensmerkmale nach dem Einsatz von schmerzreduzierenden Maßnahmen bei Patienten mit erfassten Schmerzen mittels ZOPA©.

Über einen dreimonatigen Zeitraum wurde auf den neurologischen und neurochirurgischen Bettenstationen und der Intensiv- und Überwachungsstation das ZOPA© zur Schmerzerfassung eingesetzt. Das Instrument war auf den Abteilungen implementiert und wurde in der Routine der pflegerischen Versorgung regelhaft genutzt. Die Dokumentation über diesen Zeitraum wurde den beiden Fragestellungen folgend ausgewertet.

Die Testung auf Konstruktvalidität ergab in 73,5 % der Erhebungen, dass die beobachteten Verhaltensmerkmale nach einer eingeleiteten schmerzreduzierenden Maßnahme nicht mehr zu beobachten waren (»keine Anzeichen«). Diese Verringerung auf keine Verhaltensmerkmale zeigte sich hochsignifikant ($p = >0.001$), auch wenn unterschiedliche Therapieformen (WHO Stufen/NMT[26]) und Pflegesituationen (Ruhe/Aktivitäten) berücksichtigt wurden. Diese Ergebnisse zeigten, dass die Häufigkeit der verwendeten Verhaltensmerkmale und die Auswahl der Verhaltensmerkmale zur Erfassung von Schmerz in dieser spezifischen Population geeignet sind. Nach der Analyse wurde das Instrument ZOPA© dann von seinen ursprünglich 32 Verhaltensmerkmalen auf 13 reduziert (Gnass & Sirsch 2007).

---

[26] NTM = Nicht medikamentöse Maßnamhen

Nach dieser Untersuchung bildete das auf 13 Verhaltensmerkmale verkürzte Instrument für den getesteten Bereich die relevanten Verhaltensmerkmale zur Erkennung von Schmerz ab. Untersuchungen zur Sensitivität und Spezifität stehen allerdings aus. Es kann aber davon ausgegangen werden, dass das ZOPA© eine hohe Sensitivität hat, da es beim Vorliegen von lediglich einem Verhaltensmerkmal von Schmerz ausgeht. Einige Verhaltensmerkmale sind nicht ausschließlich auf Schmerz zurückzuführen. So können sich Schwitzen oder Blutdruckveränderungen sehr wohl auch bei anderen Diagnosen oder vegetativen Veränderungen zeigen.

Das Instrument ist zurzeit lediglich in den spezialisierten Bereichen, in denen es entwickelt wurde, getestet worden. Dadurch besteht die Gefahr, dass die Ergebnisse dem Hawthorne-Effekt unterliegen. Das bedeutet, dass die Ergebnisse der Untersuchung durch das Wissen der Pflegenden um die wissenschaftliche Testung möglicherweise beeinflusst waren (Polit & Hungler 1999). Da das Instrument nach der Testung auf Validität gekürzt wurde, und um den Einfluss von externen Faktoren berücksichtigen zu können, muss für den weiteren Einsatz auf anderen Bereichen in der Akutversorgung, z. B. Chirurgie oder Internistische Abteilung, eine erneute Prüfung der Reliabilität und Validität erfolgen. Diese weiteren Untersuchungen der Gütekriterien sind geplant, Ergebnisse stehen zurzeit allerdings noch aus.

In der reduzierten Form, mit 13 Verhaltensmerkmalen, wird ZOPA© zurzeit bereits im Universitätsspital Zürich auf den Bettenstationen und Intensiv- und Überwachungsstationen der Neurologie und Neurochirurgie genutzt.

5.1.4 Möglichkeiten und Grenzen des Assessments für die pflegerische Praxis

Bereits im Evaluationsbericht wurde die Entscheidung, wann ein Fremdeinschätzungsinstrument einzusetzen ist, von den Pflegenden als schwierig und nicht eindeutig definiert beschrieben (Handel 2006).

Die erste Hürde für Pflegende ist mit der Entscheidung für eine Selbst- oder Fremdeinschätzung zu nehmen. Es ist oft nicht eindeutig, wann die Selbsteinschätzung noch möglich ist und ab wann eine Fremdeinschätzung zu wählen ist.

Für Menschen mit Demenz beschreibt Kunz (2003), dass die Selbsteinschätzung mittels der NRS bereits bei einem MMSE (Mini Mental State Examination) von <15 nicht mehr zuverlässig möglich ist. Bei einer starken Beeinträchtigung, mit einem MMSE-Wert <10, ist auch eine verbale Selbstauskunft nicht mehr möglich (Basler et al. 1997). Das Postulat im Expertenstandard Schmerzmanagement in der Pflege, »Schmerz ist das, was die Person, die ihn erfährt, über ihn angibt; er ist vorhanden, wenn sie sagt, dass er da ist«, greift bei Menschen mit kognitiven Beeinträchtigungen demnach zu kurz (DNQP 2005).

Unterschiedliche Bewusstseinslagen der Betroffenen erschweren die Einschätzung der Kognition und der Kommunikationsfähigkeit ebenso – und damit die Einschätzung von Schmerz (Gnass & Sirsch 2007). Das Bewusstsein kann zudem bei neurologisch Erkrankten oft instabil sein. Besonders in der Intensivpflege zeigt sich, dass sich die Situation, in der der Schmerz erfasst wird, innerhalb kurzer Zeit verändern kann. Das bedeutet für Pflegende, vor der Entscheidung für eine Selbst- oder Fremdeinschätzung von Schmerz, ein kurzes Screening der Kognition, der Sprachfähigkeit und der Bewusstseinslage durchzuführen (siehe Abbildung 19).

Das ZOPA© wird seit November 2005 in der Neurologie und der Neurochirurgie des Universitätsspitals Zürich regelhaft eingesetzt. Zur Implementierung wurde durch die Mitarbeitenden des ZEFP und des Universitätsspitals Zürich (USZ) ein Leitfaden zum Schmerzprotokoll entwickelt. Das Herzstück dieses Leitfadens ist die Darstellung eines Ablaufs, in dem die Entscheidung zur Schmerzeinschätzung mittels Selbst- oder Fremdeinschätzungsinstrument abgebildet ist und die daraus resultierenden Maßnahmen.

Es zeigte sich bereits in den Ergebnissen der formativen Evaluation, dass es nicht ausreicht, Schmerzen einmalig durch eine Fremdeinschätzung zu erfassen. Es muss immer auch eine Verfahrensregelung zum weiteren Umgang mit den beobachteten Verhaltensmerkmalen geben.

Die Darstellung des Verlaufes und die Wirkungsweise der Schmerz reduzierenden Interventionen sind bei der Selbst- und der Fremdeinschätzung erforderlich. Ist die Einschätzung der beobachteten Verhaltensmerkmale auf eine einmalige Erfassung beschränkt, lässt sich der Verlauf der Schmerzeinschätzung nicht nachvollziehen. Ebenso ist es dann nicht möglich, Aussagen über die Wirkweise der Schmerz reduzierenden Interventionen zu machen.

Kommt das Fremdeinschätzungsinstrument ZOPA© zum Einsatz, dient es der einheitlichen Beobachtung und Dokumentation von Verhaltensmerkmalen in Situationen, in denen Pflegende bei Patientinnen Schmerz als Ursache für die Verhaltensweise annehmen. Das Fremdeinschätzungsinstrument ZOPA© unterstützt die strukturierte Beobachtung zu einer systematischen Schmerzerfassung. Es muss an eine hohe pflegerische Expertise gekoppelt sein. Die Verhaltensmerkmale bedürfen der Interpretation, da die Bewusstseinsveränderungen als auch die Symptomatik bei neurologisch und neurochirurgisch Erkrankten sehr wechselhaft sein können. Pflegende haben mit dem Instrument aber eine Möglichkeit, auch beim wechselnden Gesundheitszustand, Anzeichen für Schmerzen zu erfassen.

Das ZOPA© ersetzt nicht die pflegerische Expertise, sondern dient eher als Hilfsmittel für die strukturierte Beobachtung. Die Fachexpertise von Pflegenden fördert einen ständigen sensiblen Vergleich der Verhaltensmerkmale des Patienten mit jenem im ZOPA©.

> Mittels eines Fremdeinschätzungsinstrumentes, auch des ZOPA©, kann es keine Einschätzung der Schmerzintensität geben. Die Beobachtung weist vielmehr auf Verhaltensmerkmale hin, die durch Schmerz verändert sein können und dadurch erst auftreten.

Es ist unbedingt erforderlich, dass diese Verhaltensmerkmale durch Pflegende, MedizinerInnen oder andere an der Behandlung beteiligte Personen interpretiert werden.

Ein Manko ist ebenfalls, das das ZOPA© nicht zwischen akutem und chronischem Schmerz differenziert und für sich in Anspruch nimmt, beides zu erfassen.

5.1.5 Fazit

Der Ansatz bei der Entwicklung des Instrumentes war, bei Patientinnen eine kontinuierliche Einschätzung ihrer Schmerzen in der Versorgungseinrichtung Krankenhaus zu gewährleisten. Dies bedeutete, Verhaltensmerkmale, die Patientinnen in unterschiedlichen Krankheitsstadien äußerten, in einem Instrument zur Fremdeinschätzung von Schmerz zu vereinen. Dies sollte gleichermaßen für Patientinnen gelten, die eine Bewusstseinsveränderung im Rahmen einer Beatmungstherapie erleben.

Bei der Schulung und der Einarbeitung neuer Mitarbeiter ist die Vermittlung von Kenntnissen über neurologische Leitsymptome und deren Einfluss auf das Schmerzassessment erforderlich. Insbesondere wenn davon ausgegangen wird, dass Schmerz ab einem dokumentierten Verhaltensmerkmal vorliegt. Das heisst, besonders bei Patientinnen mit neurologischen Erkrankungen, ist eine hohe fachliche Expertise der Pflegenden erforderlich.

Schmerzerfassung als Fremdeinschätzung erfolgt durch die Beobachtung von Verhaltensweisen, die sich bei jedem Individuum verschieden äußert. Diese Beobachtungen müssen im Verlauf einer individuellen Erkrankung betrachtet werden, da sich bei der Schmerzäußerung individuelle spezifische Muster zeigen können. Alle Beobachtungen mit dem ZOPA© sollten von den Pflegenden im Verlauf einer Erkrankung und bei jedem Patienten einzeln betrachtet werden.

Werden die Verhaltensmerkmale im Trend betrachtet, können sich für jedes Individuum spezifische Muster der Merkmale aufzeigen. Das Wissen um diese Muster kann allerdings jede weitere Beobachtung vereinfachen. Abgleiche der individuellen Verhaltensmerkmale zwischen unterschiedlichen Patientinnen sind hingegen nicht sinnvoll.

Die beschriebenen Unsicherheiten, ab wann bestimmte Verhaltensmerkmale auf Schmerz hinweisen könnten, kann durch eine Abfolge von Beobachtungen fokussiert und systematisch erfasst werden (Fischer et al. 2007). Beispielsweise könnte bei aufgetretener Unruhe eines Patienten zunächst überprüft werden, ob es nicht körperliche

Bedürfnisse gibt. So kann der verlegte Atemweg, Durst oder der abgeklemmte Blasenkatheter die Ursache für die Unruhe darstellen. Diese körperlichen Bedürfnisse sollten zunächst befriedigt werden. Wenn danach, wie zum Beispiel nach einer erfolgten endotrachealer Absaugung, die Verhaltensmerkmale weiterhin zu beobachten sind, erfolgt eine weitere Abklärung.

Es gilt zu prüfen, ob z. B. die veränderte Umgebung (z.B ungewohnter Lärm, unangenehme Gerüche oder Störungen auf der Station) diese Unruhe auslöst. Bestehen die zu beobachtenden Verhaltensmerkmale dann immer noch weiter, könnte die nächste Maßnahme eine nicht medikamentöse schmerzreduzierende Intervention wie Umlagern oder eine Wärme/Kälteanwendung sein. Bestehen die Verhaltensmerkmale dann noch weiter, ist die nächste Stufe in Absprache mit der behandelnden Ärztin eine medikamentöse schmerzreduzierende Maßnahme. Führt auch das nicht zum Erfolg, ist ggf. die weitere Medikation in Absprache mit der behandelnden Ärztin anzupassen und evtl. eine Fallbesprechung einzuberufen.

Die Nutzung des Instrumentes ZOPA© bedeutet zwar für die Patientinnen, dass der Schmerz erfasst wird. Eine Reduzierung von Schmerzen und somit eine Verbesserung der Situation der Patientin ist mit der ausschließlichen Beobachtung nicht zwangsläufig verbunden. Es muss immer ein Abgleich der beobachteten Verhaltensmerkmale mit den getroffenen Schmerz reduzierenden Maßnahmen stattfinden. Das Einschätzungsinstrument ZOPA© wird von den Pflegenden auf den Betten- sowie den Intensivstationen der Neurologie und der Neurochirurgie des Universitätsspitals Zürich dabei als hilfreiches Instrument zur Erfassung von Schmerz erlebt.

Das Instrument ZOPA© kann zur systematischen Fremdeinschätzung von Schmerz auf den Allgemeinstationen und den Intensivstationen mit Fachbereichen der Neurologie und Neurochirurgie eingesetzt werden. Die bisher hohe Anzahl der Auswertungen auf den Intensivstationen, also bei Patientinnen mit Bewusstseinsveränderungen – organisch oder medikamentös bedingt – lässt die Vermutung zu, dass sich das Instrument auch auf den anderen Fachbereichen (Innere Medizin, Allgemeine Chirurgie) für die Erfassung von Schmerzen bei Patienten mit wechselnden Bewusstseinslagen eignen könnte. Eine erneute Testung auf einer neurologischen, chirurgischen Station ist bereits in Planung. Die Testung auf die anderen Bereiche auszuweiten ist angedacht.

Literatur

Alon, E. (Hrsg.). (2007). Clinical Aspects of Chronic Pain Management. Pfizer AG Zürich.
Basler, H.D., Hüger, D., Kunz, R., Lukas, A., Nikolaus, T. & Schuler, M.S.(2006). Beurteilung von Schmerzen bei Demenz (BESD); Untersuchung zur Validität eines Verfahrens zur Beobachtung des Schmerzverhaltes. Der Schmerz, www.springerlink.com Onlineveröffentlichung, Zugriff 19.07.2006.
Behrens, J. & Langer, G. (2004). Evidence-based Nursing. Bern: Hans Huber Verlag.
Buffum, M. D. M., C.H., Sands, L. & Brod, M. (2001). A Pilot Study of the Relationship between Discomfort and Agitation in Patients with Dementia. Geriatic Nursing, 22, 2.

Deutsches Netzwerk für Qualitätsentwicklung in der Pflege (DNQP) (2005). Expertenstandard Schmerzmanagement in der Pflege Fachhochschule Osnabrück http://www.dnqp.de Zugriff 30.08.2007.

Feldt, K. (2000). The Checklist of Nonverbal Pain Indicators (CNPI). Pain Management Nursing, Vol 1, No 1, 13–22.

Fischer, T. (2007). Hilfsmittel für die Beobachtung, aber kein Ersatz für Fachlichkeit. Instrumente für die Schmerzeinschätzung bei Personen mit schwerer Demenz. Pflege Zeitschrift 2007, 6: 308–311.

Fischer, T. Spahn, C. & Kovach, C. (2007). Die «Serial Trial Intervention» (STI). Pflegezeitschrift, 7, 370–373.

Folstein, M., Folstein, S. & McHugh, P. (1975). »Mini-Mental State« – a practical method for grading the cognitive state of patients for the clinician. J Psychiatric Res 12: 189–198.

Gnass, I. & Sirsch, E. (2007). Schmerzerfassung bei kognitiv beeinträchtigten Menschen. Die Testung des Schmerzeinschätzungsinstrumentes ZOPA©. unveröffentlichte Masterarbeit: http://wga.dmz.uni-wh.de/pflege/html/default/hmxr-79tdag.de.html.

Gehring, M. & Watson, R. (1999). Chronic pain in older people. Nursing practice Pain 10/ Vol. 11 No. 7.

Hall-Lord, M., Larsson, G. & Steen, B. (1998). Pain and distress among elderly intensive care unit patients: comparison of patients` experience and nurses assessments. Heart Lung, 27 (2), 123–.132.

Handel, E. (2006). Evaluationsbericht zur Implementierung der Schmerz-Assessmentinstrumente im Neurobereich, Ergebnisse der Evaluation auf den Bettenstationen Neurologie, Neurochirurgie, IDÜ und IPS. Unveröffentlichter Bericht Universitätsspital Zürich, Zentrum für Entwicklung und Forschung Pflege.

Handel, E. (2007). Schmerzassessment für Patientinnen und Patienten mit kognitiven Beeinträchtigungen.http://www.pflegedienst.unispital.ch/LehreUndForschung/schmerzassessmentinstrument/Seiten/default.aspx.

Hayes, R. (1995). Painassessment in the elderly. Britisch Journal of nursing Vol. 4, No 20, 1199–1204.

Herr, K., Bjoro, K. & Decker, S. (2006a). Tools for assessment of pain in Nonverbal older adults with dementia: A state-of-the-science review. Journal of Pain and Symptom Management, 31, 170–192.

Herr, K., Coyne, P., Key, T., Manworren, R., MCCaffery, M., Merkels, S., Pelosi-Kelly, J. & Wild, L. (2006b). Pain Assessment n the nonverbal Patient: Position Statement with Clinical Practice Recommendations. Pain Management Nursing, 7 (2), 44–52.

Jeitziner, M.M. & Schwendimann, R. (2006). Schmerzerfassung bei sedierten und maschinell beatmeten Patientinnen und Patientinnen. Pflege, (19) 12: 335–344.

Kaasalainen, Sh., Middelton J., Knezacek, S., Hardley T., Stewart, N., Ch. & Robinsion, L. (1998). Pain & Cognitive Status in the Instutionalized Elderly. Journal of Gerontological Nursing August, 24–31.

Kochvach, C.R., Griffie, J., Muchka, S.,; Noonan, P.E. & Weissman, D.E. (2000). Nurses Perception of pain Assessment and Treatment in the cognitively impaired Elderly. Clinical Nurse Specialist Vol. 14 No. 5.

Krulewitsch, H. et al. (2000). Assessment of pain in cognitively impaired older adults: a comparison of pain assessment tools and their use by nonprofessional caregivers. Journal of the American Geriatrics Society 48 (12). 1607– 1611

Kunz, R. (2003). Schmerzerfassung bei Patientinnen mit Demenzerkrankungen. Geriatrie Journal Juni, 14–21.

McCaffery, M., Beebe, A. & Latham, J. (1997). Schmerz. Ein Handbuch für die Pflegepraxis. Ullstein und Mosby.

Payer, J., Bru, O., Bosson, J., Lagrasta, A., Novel, E. & Deschaux, I. (2001). Assessing pain in critically ill sedated patients by using a behavioural pain scale. Crit Care Med, 29 (12), 2258–2263.

Pasero, C. (2003). Pain in the critically ill Patient. Journal of PeriAnesthesia Nursing, 18, 422–425.

Punitillo, K. (1990). Pain experiences of intensive care units patients. Heart Lung, 19 (5), 526–533.

Punitllo, K., Miaskowski, C., Kehrle, K., Stannard D., Gleeson, S. & Nye (1997). Relationship between behavioural and physiological indicators of pain, critical care patients self reports of pain, an opioid administration. Critical Care Medicine, 25, 1159–1166.

Punitllo, K., Stannard, D., Miaskowski, C., Kehrle, K. &Gleeson, S. (2002). Use of a pain assessment and intervention notation (P.A.I.N.) tool in critical care nursing practice: Nurses'evaluation. Heart Lung, 31 (4), 303–314

Teasdale, G. & Jenett, B. (1974). Assessment of coma and impaired consciousness: a practical scale. Lancet, 7, 81–84.

Waltz, C.F., Strickland, O.L. & Lenz, E.R. (2005). Measurement in Nursing and Health Research. Springer Publishing Company, 3. Ausgabe.

Young, J., Siffleet, J., Nikoletti, S. & Shaw, T. (2006). Use of a Behavioural Pain Scale to assess pain in ventilated, unconscious and/or sedated patients. Intensive & Critical Care Nursing, 22, 32–9.

Zwakhalen, S., Hamers, J., Abu-Saad, H. & Berger, M. (2006). Pain in elderly people with severe dementia: A systematic review of behavioural pain assessment tools. BMC Geriatrics 6:3.

5.2 Kontinenzprofile

Sabine Rotzoll, Daniela Hayder

5.2.1 Einleitung

In Deutschland leben Schätzungen zufolge vier bis acht Millionen Menschen mit einer Harninkontinenz. Aufgrund der Tabuisierung des Problems fehlen genaue Angaben über die tatsächliche Anzahl der Betroffenen. In jüngerem Lebensalter sind vor allem Frauen betroffen, mit zunehmendem Alter und der Abnahme körperlicher und geistiger Fähigkeiten steigt dann das Risiko einer Harninkontinenz sowohl für Männer als auch für Frauen rapide an (Hunskaar et al. 2002, Stenzelius et al. 2004).

Die Aufgaben der professionellen Pflege liegen sowohl in der Aufklärung und Beratung über Problematiken der Harninkontinenz und der Prävention, als auch in der Unterstützung der Selbsthilfepotenziale bei Menschen mit Harninkontinenz (Hayder 2006).

Im Jahr 2005 wurde vom Deutschen Netzwerk für Qualitätsentwicklung in der Pflege der Nationale Expertenstandard »Förderung der Harnkontinenz in der Pflege« erarbeitet (DNQP 2007). Dazu wurden internationale und nationale Forschungsergebnisse zum Thema Inkontinenz und Kontinenzförderung zusammengetragen und ausgewertet. Die Ergebnisse der Literaturstudie wurden in einer unabhängigen Expertengruppe diskutiert. Diese Gruppe, die sich aus pflegepraktischen und pflegewissenschaftlichen Experten zusammensetzte, erarbeitete u. a. die Kontinenzprofile. Dabei handelt es sich um ein Instrument, das Pflegenden bei der Beschreibung der Ausgangssituation, beim Festlegen der Ziele und bei der Auswahl der kontinenzfördernden Maßnahmen eine Hilfsstellung gibt (Hayder et al. 2008).

Geprägt wurde die Entwicklung der Kontinenzprofile durch die Arbeiten von Fonda (1990) und Palmer et al. (1997). Weiterführend von einer rein dichotomen Einschätzung (Inkontinenz liegt vor/liegt nicht vor) wurden Ergebniskriterien entwickelt, die den Status Kontinenz und Inkontinenz nach Abhängigkeit bzw. Unabhängigkeit von Hilfspersonen beurteilen. Palmer et al. (1997) stellten die folgenden drei Termini vor:
1. »Independent continence – the person is continent without assistance«: Unabhängige Kontinenz – die Person ist ohne Hilfe kontinent
2. »Dependent continence – the person is continent solely through the efforts of the caregiver«: Abhängige Kontinenz – Die Person ist nur durch die Unterstützung Pflegender kontinent
3. »Social continence – the person does not respond to toileting and assistance with toileting and is therefore kept clean and dry by the caregiver with the use of aids such as divices, catheters, and appropriate absorbent products.«: Soziale Kontinenz – Die Person kann die Toilette auch mit Hilfe nicht angemessen nutzen und ist durch die Unterstützung Pflegender und Hilfsmitteln wie Toilettenhilfen, Katheter oder aufsaugender Produkte sauber und trocken.

Den Mitgliedern der Expertengruppe erschien vor allem der Begriff der »sozialen Kontinenz« als nicht trennscharf bzw. aussagekräftig genug. Man stelle sich einen jungen querschnittsgelähmten Patienten vor, der sich selbstständig katheterisiert und einen demenziell erkrankten Herren, der sein aufsaugendes Hilfsmittel nicht mehr selbst wechseln kann. Beide Männer wären lt. Definition von Palmer et al. (1997) sozial kontinent, doch ihre Abhängigkeit z. B. von personeller Unterstützung stellt sich sehr unterschiedlich dar.

Die Experten waren sich einig, dass eine differenziertere Einschätzung erfolgen müsste, denn eine erfolgreiche Kontinenzförderung kann nur aufgrund einer genauen Einschätzung der Fähigkeiten und Abhängigkeiten gelingen, die dann auch wieder im Detail hinsichtlich des (Miss-)Erfolgs kontinenzfördernder Maßnahmen evaluiert werden kann.

> Es wurden sechs Kontinenzprofile entwickelt, die es Pflegenden ermöglichen sollen, mit geringem Zeitaufwand den Grad der Abhängigkeit von personeller und/oder materieller Hilfe bei Personen mit Inkontinenz zu bestimmen.

5.2.2 Struktur und Inhalte

Das Instrument Kontinenzprofile besteht aus sechs einzelnen Kontinenzprofilen, die aufgrund ihrer Wertigkeit in einer festen Reihenfolge stehen (siehe Tabelle 30). Jedes Kontinenzprofil wird in seinen Merkmalen beschrieben. Dadurch lassen sich die unterschiedlichen Kontinenzprofile voneinander abgrenzen. Die Merkmale beziehen sich auf das Vorhandensein eines Harnverlusts, die Inanspruchnahme von personeller Hilfe und die Verwendung von Hilfsmitteln. Anhand von Beispielen werden die Profile im Expertenstandard »Förderung der Harnkontinenz in der Pflege« (DNQP 2007) veranschaulicht.

Das erste Kontinenzprofil heißt »Kontinenz«. Es wird dadurch gekennzeichnet, dass kein unwillkürlicher Harnverlust vorliegt und somit auch keine personelle Hilfe und auch keine Hilfsmittel in Anspruch genommen werden.

Bei der »Unabhängig erreichten Kontinenz« liegt ebenfalls kein unwillkürlicher Harnverlust vor und es ist auch keine personelle Hilfe nötig. Das Profil der »Unabhängig erreichten Kontinenz« unterscheidet sich von dem Profil »Kontinenz« dadurch, dass die Person selbstständig Maßnahmen durchführt, um einen unwillkürlichen Harnverlust zu vermeiden. Diese Merkmale spiegeln sich im Namen. Eine Kontinenz wird unabhängig erreicht. Die von der Person ergriffenen Maßnahmen können vielfältig sein. Als Beispiel werden im Instrument die eigenständige Medikamenteneinnahme, der selbstständige Gebrauch von mobilen Toilettenhilfen, der intermittierende Selbst-Katheterismus oder die Durchführung von Trainingsmaßnahmen wie beispielsweise das Blasentraining genannt. Auch ein selbstständig durchgeführtes Beckenbodentraining oder ein Toilettentraining stellen mögliche Maßnahmen dar.

Es folgt das Kontinenzprofil »Abhängig erreichte Kontinenz«. Wie bei den Kontinenzprofilen »Kontinenz« und »Unabhängig erreichte Kontinenz«, liegt auch bei diesem Profil kein unwillkürlicher Harnverlust vor. Die Kontinenz wird bei diesem Profil durch die Inanspruchnahme von personeller Hilfe erreicht. Der Name spiegelt die Merkmale wider. Eine Kontinenz wird abhängig (von personeller Hilfe) erreicht. Als Beispiele für dieses Profil werden die Inanspruchnahme von personeller Hilfe bei festgelegten oder individuellen Toilettengängen oder die Durchführung von Fremd-Katheterismus genannt.

Die folgenden drei Kontinenzprofile unterscheiden sich von den bisher beschriebenen Profilen, bei denen jeweils eine Kontinenz vorliegt, durch das Vorhandensein einer Inkontinenz.

Die »Unabhängig kompensierte Inkontinenz« ist durch einen unwillkürlichen Harnverlust und durch einen selbstständigen Umgang mit Hilfsmitteln charakterisiert. Personelle Unterstützung wird, wie der Name signalisiert, in diesem Kontinenzprofil nicht benötigt. Die Inkontinenz wird unabhängig kompensiert. Als Beispiel wird der selbstständige Umgang bei einem Harnverlust mit aufsaugenden Hilfsmitteln, Kondomurinalen oder Blasenverweilkathetern aufgeführt.

Eine »Abhängig kompensierte Inkontinenz« liegt vor, wenn, wie bei der »unabhängig kompensierten Inkontinenz«, ein unwillkürlicher Harnverlust vorkommt, doch mit diesem Harnverlust nicht selbstständig umgegangen werden kann und personelle Hilfe notwendig ist. Auch diese Charakteristika prägen den Namen. Die Inkontinenz wird abhängig (von personeller Hilfe) kompensiert. Beispielsweise werden das Wechseln von aufsaugenden Hilfsmitteln oder der Umgang mit Blasenverweilkathetern von anderen Personen vorgenommen.

Das letzte Kontinenzprofil ist die »Nicht kompensierte Inkontinenz«. Auch bei diesem Profil liegt, wie bei der »unabhängig kompensierten Inkontinenz« und der »abhängig kompensierten Inkontinenz«, ein unwillkürlicher Urinverlust vor. Jedoch nimmt die Person keinerlei personelle Unterstützung, therapeutische Maßnahmen oder Hilfe im Bereich der Kompensation in Anspruch. Wieder verweist der Name des Kontinenzprofils auf die zugrunde liegenden Merkmale. Die Inkontinenz wird nicht kompensiert. Als Beispiele werden aufgeführt, dass eine Person nicht über ihre Inkontinenz sprechen möchte und deshalb keine personelle Hilfe oder Hilfsmittel in Anspruch nimmt beziehungsweise diese wegen kognitiver Erkrankungen nicht akzeptiert.

Tabelle 29: Die Kontinenzprofile (DNQP 2007).

Profil	Merkmal	Beispiel
Kontinenz	Kein unwillkürlicher Harnverlust. Keine personelle Hilfe notwendig. Keine Hilfsmittel.	
Unabhängig erreichte Kontinenz	Kein unwillkürlicher Harnverlust. Keine personelle Unterstützung notwendig. Selbstständige Durchführung von Maßnahmen.	z. B. Patienten und Bewohner, die durch eigenständige Medikamenteneinnahme, eigenständigen Gebrauch von mobilen Toilettenhilfen, intermittierenden Selbst-Katheterismus oder Durchführung von Trainingsmaßnahmen (z. B. Blasentraining) keinen unwillkürlichen Urinverlust haben.
Abhängig erreichte Kontinenz	Kein unwillkürlicher Harnverlust. Personelle Unterstützung bei der Durchführung von Maßnahmen notwendig.	z. B. Patienten und Bewohner mit begleiteten Toilettengängen zu individuellen/festgelegten Zeiten oder bei denen ein Fremd-Katheterismus durchgeführt wird.
Unabhängig kompensierte Inkontinenz	Unwillkürlicher Harnverlust. Keine personelle Unterstützung bei der Versorgung mit Hilfsmitteln.	Es kommt zu einem unwillkürlichen Harnverlust, aber der Umgang mit Inkontinenzhilfsmitteln (aufsaugenden Hilfsmitteln, Kondomurinal, Blasenverweilkatheter) erfolgt selbstständig.
Abhängig kompensierte Inkontinenz	Unwillkürlicher Harnverlust. Personelle Unterstützung bei der Inkontinenzversorgung ist notwendig.	Kompensierende Maßnahmen werden von einer anderen Person übernommen.

Profil	Merkmal	Beispiel
Nicht kompensierte Inkontinenz	Unwillkürlicher Harnverlust. Personelle Unterstützung und therapeutische bzw. Versorgungsmaßnahmen werden nicht in Anspruch genommen.	Dieses Profil trifft beispielsweise auf Betroffene zu, die nicht über ihre Inkontinenz sprechen wollen und deshalb keine personelle Hilfe oder Hilfsmittel in Anspruch nehmen bzw. aufgrund kognitiver Erkrankungen nicht akzeptieren.

Die Kontinenzprofile lassen sich in einem Stufenmodell veranschaulichen (siehe Abbildung 19). Anhand des Stufenmodells wird verdeutlicht, dass das größtmögliche Maß an Kontinenz anzustreben ist. Den Idealfall stellt das Kontinenzprofil »Kontinenz« dar.

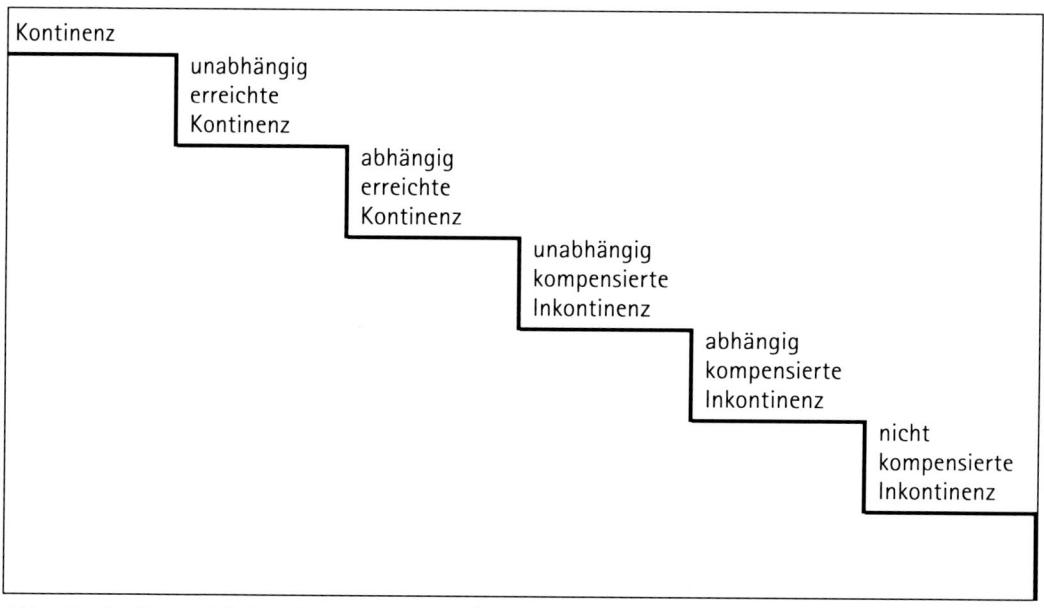

Abb. 19: Stufenmodell der Kontinenzprofile. (Hayder et al. 2008, S. 72)

5.2.3 Bestimmung des Kontinenzprofils

Für die Bestimmung des Kontinenzprofils brauchen nur drei Fragen beantwortet zu werden.
1. Ist die Person kontinent oder inkontinent?
2. Werden kontinenzfördernde Maßnahmen durchgeführt bzw. Hilfsmittel in Anspruch genommen oder nicht?
3. Geht die Person selbstständig oder unselbstständig mit ihrer (In-) Kontinenzsituation um?

Soll für eine Person ein Kontinenzprofil festgelegt werden, wird sich zunächst der ersten Frage, ob die Person kontinent oder inkontinent ist, also ob sie einen unwillkürlichen Harnverlust hat oder nicht, zugewandt.

Erleidet sie keinen unwillkürlichen Harnverlust, kommt nur eines der ersten drei Kontinenzprofile in Betracht, da die letzten drei Profile durch eine Inkontinenz charakterisiert sind.

Bei der zweiten Frage wird nach der Inanspruchnahme von Hilfsmitteln beziehungsweise Maßnahmen gefragt, die die Person einsetzt. Würde die Person keinerlei Maßnahmen durchführen oder Hilfsmittel benutzen, hätte sie das Kontinenzprofil »Kontinenz«. Führt die Person selbstständig Beckenbodentraining durch oder geht sie selbstständig mit dem mobilen Toilettenstuhl um, liegt eindeutig eine »Unabhängig erreichte Kontinenz« vor.

Die dritte Frage ist, ob die Person selbstständig ihre Kontinenz erreicht oder dafür personelle Hilfe benötigt. Benötigt sie keine personelle Hilfe, kann das Profil »Abhängig erreichte Kontinenz« ausgeschlossen werden, weil diese durch die personelle Unterstützung gekennzeichnet ist. Es bleiben nur noch die Profile »Kontinenz« und »Unabhängig erreichte Kontinenz« übrig.

Zurück zur ersten Frage, ob eine Kontinenz oder Inkontinenz vorliegt. Hätte die Person unwillkürliche Harnverluste, würde nur eines der unteren drei Kontinenzprofile in Frage kommen. Die oberen drei könnten durch die erste Frage gleich ausgeschlossen werden.

Die zweite Frage geht wieder auf die Inanspruchnahme von Hilfsmitteln ein. Werden Hilfsmittel verweigert und abgelehnt, liegt das Kontinenzprofil »Nicht kompensierte Inkontinenz« vor. Benötigt die Person Hilfsmittel, stünden die Kontinenzprofile »Unabhängig kompensierte Inkontinenz« und »Abhängig kompensierte Inkontinenz« zur Auswahl.

Die dritte Frage geht nun der Selbstständigkeit bei dem Umgang mit dem Hilfsmittel nach. Geht die Person selbstständig mit der Inkontinenz um oder nimmt sie personelle Unterstützung in Anspruch? Bekommt die Person Unterstützung beim Umgang mit ihrer Inkontinenz, müsste das Kontinenzprofil »Abhängig kompensierte Inkontinenz« gewählt werden. Geht sie hingegen selbstständig mit den Inkontinenzhilfsmitteln um, liegt das Kontinenzprofil »Unabhängig kompensierte Inkontinenz« vor.

5.2.4 Einschätzungsintervall

Das Kontinenzprofil soll die aktuelle Kontinenzsituation einer Person darstellen. Daher sollten maximal die letzten 14 Tage als Grundlage für die Einschätzung in Betracht gezogen werden (Hayder et al. 2008). Einen starren Zeitabstand, wann eine Neueinschätzung des Kontinenzprofils vorgenommen werden sollte, ist im Expertenstandard nicht verzeichnet. Die Expertengruppe empfiehlt, immer dann eine erneute Einschätzung vorzunehmen, wenn sich der Gesundheitszustand der Person so ändert, dass er einem anderen Kontinenzprofil zugeordnet werden kann beziehungsweise markante Veränderungen innerhalb eines Profils zu erkennen sind. Markante Veränderungen könnten beispielsweise beim Grad der Abhängigkeit von personeller Unterstützung oder bei der Art und Menge der Inanspruchnahme von Inkontinenzhilfsmitteln auftreten.

5.2.5 Vorkommen der einzelnen Kontinenzprofile

Das Vorkommen der einzelnen Kontinenzprofile ist je nach Setting unterschiedlich. In den Einrichtungen, die an der modellhaften Implementierung des Expertenstandards teilnahmen, war beispielsweise das Kontinenzprofil »Abhängig kompensierte Inkontinenz« vor der Einführung des Expertenstandards in ambulanten Pflegediensten mit 36 %, in Krankenhäusern mit 44 % und in stationären Altenhilfeeinrichtungen mit 60 % vertreten. Die Grundlage der Prävalenzwerte für die stationären Altenhilfeeinrichtungen bildeten dabei die Einschätzungen von 328 Bewohnern (DNQP 2007).

Die Prävalenzwerte in der Studie von Rotzoll, die bisher unveröffentlicht ist und in den folgenden Kapiteln etwas genauer beschrieben wird, wurden anhand der Einschätzungen von 391 Bewohnern ermittelt. Die Prävalenzwerte beziehen sich genauso wie die Werte vom Expertenstandard auf einen Zeitpunkt vor der Einführung des Expertenstandards. Das hohe Vorkommen der »Abhängig kompensierten Inkontinenz« in

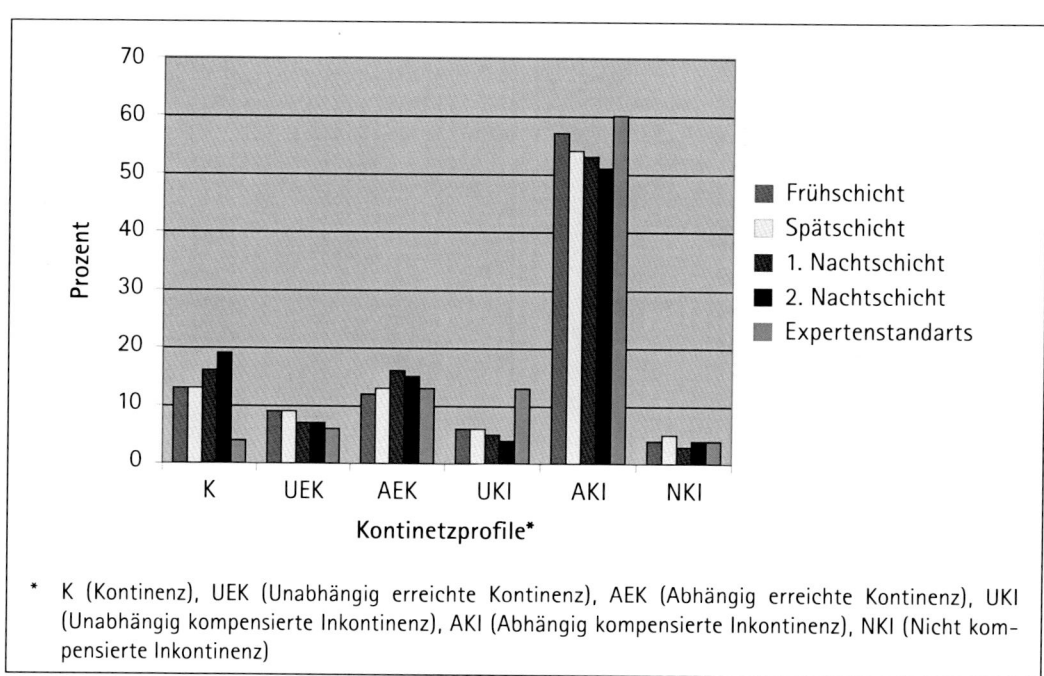

Abb. 20: Vorkommen der Kontinenzprofile in den Erhebungszeiträumen.

der stationären Altenhilfe kann bestätigt werden. In der Studie von Rotzoll (2009) wurde eine Prävalenz des Kontinenzprofils »Abhängig kompensierte Inkontinenz« zwischen 51 % und 57 % ermittelt (Abbildung 21). Die Prävalenz anderer Kontinenzprofile ist wesentlich geringer, alle liegen unter 20 %. Das höhere Vorkommen der Kontinenzprofile, die das Merkmal einer Kontinenz aufweisen, kommt in der Studie von Rotzoll eventuell aufgrund der Unterscheidung zwischen einem Kontinenzprofil für den Tag und einem Kontinenzprofil für die Nacht zustande. Eine Kontinenz, die vielleicht am Tag erreicht wurde, wird dabei von einer Inkontinenz in der Nacht bei der Kontinenzprofil-Bestimmung nicht überschattet.

5.2.6 Gütekriterien und Praxistauglichkeit der Kontinenzprofile

Die Studie wurde im Rahmen einer Qualifikationsarbeit vorgenommen (Rotzoll 2009). Das Instrument Kontinenzprofile wurde 2006 veröffentlicht. Bisher liegen zur Güte des Instruments in Bezug auf eine Überprüfung der Validität keine Untersuchungen vor. Die hier beschriebene Studie überprüft die Interrater-Reliabilität der Kontinenzprofile. An ihr waren fünf Altenheime beteiligt, wovon eine Einrichtung speziell für Menschen mit Demenz ausgelegt ist. Insgesamt wurden 1726 Einschätzungen von 118 Pflegekräften bei 472 Bewohnern in der Auswertung berücksichtigt.

Von diesen Bewohnern waren 82 % weiblich und 18 % männlich. Der jüngste Teilnehmer ist 54 Jahre und der älteste 103 Jahre alt. Der Mittelwert liegt bei 85 Jahren und der Median bei 86 Jahren.

Es wurde unter anderem der Frage nach einem möglichen Tag-/Nachtunterschied bei den Kontinenzprofilen nachgegangen. Daher sollte jeder Bewohner insgesamt viermal eingeschätzt werden. Für die Interrater-Relilabilitätsprüfung der Kontinenzprofile am Tag wurde die Einschätzung der Frühschicht mit den Einschätzungen der Spätschicht verglichen. Für die Interrater-Reliabilitätsprüfung der Kontinenzprofile in der Nacht wurden die Einschätzungen einer Nachtschicht den Einschätzungen einer späteren, folgenden Nachtschicht gegenübergestellt. Von 436 Bewohnern liegen die doppelten Einschätzungen am Tag und von 427 Bewohnern die doppelten Einschätzungen in der Nacht vor.

5.2.6.1 Interrater-Reliabilität der Kontinenzprofile

Für die Berechnung der Interrater-Reliabilität stellt der Kappa-Koeffizient nach Cohen für kategorielle Daten den Goldstandard dar (Grouven et al. 2007). Daher wurde für die Berechnung der Interrater-Reliabilität der einzelnen Kontinenzprofile der ungewichtete Kappa-Koeffizient verwendet.

Der Kappa-Koeffizient berücksichtigt die Übereinstimmungen, die rein zufällig, beispielsweise durch raten, zustande kommen können. Die Kappa-Werte unterliegen jedoch der Tendenz, mit einer zunehmenden Anzahl von Kategorien abzunehmen

(Mayer et al. 2004, Grouven et al. 2007). Die Kontinenzprofile weisen 6 Kategorien auf. Daher ist davon auszugehen, dass die Ergebnisse der abnehmenden Tendenz des Kappa-Wertes unterliegen. Bei der Betrachtung der Abbildung 21 wird deutlich, dass das Kontinenzprofil »abhängig kompensierte Inkontinenz« mit Abstand am häufigsten auftritt. Aufgrund der ungleichmäßigen Verteilung der einzelnen Kontinenzprofile ist mit dem Auftreten des ersten Paradox des Kappa-Koeffizienten zu rechnen. Das 1. Paradox des Kappa-Koeffizienten ruft eine zusätzlich Minderung des Kappa-Werts hervor (Mayer et al. 2004, Grouven et al. 2007).

Die Einschätzungen – bezogen auf das einzelne Kontinenzprofil – wurden mit allen anderen Einschätzungen, die dafür kumuliert wurden, verglichen (siehe Tabelle 30). Auf diese Weise entstehen aus dem ordinalen Datenniveau dichotome Daten. Die prozentuale Übereinstimmung der einzelnen Kontinenzprofile (Tabelle 31, Beispielrechnung, Tabelle 31 und 32) bezieht sich somit auf die Übereinstimmungen des jeweiligen Profils und alle kumulierten Einschätzungen der anderen Profile im Verhältnis zu den Nichtübereinstimmungen des jeweiligen Profils.

Tabelle 30: Kreuztabelle für das Kontinenzprofil »Kontinenz«.

		Einschätzungen der Spätschicht	Kontinenz liegt vor		
Einschätzungen der Frühschicht			Ja	Nein	Gesamt
Kontinenz liegt vor	Ja	37	17	54
	Nein	18	364	382
	Gesamt	55	381	436

Beispielrechnung:
Prozentuale Übereinstimmung 37 + 364 = 401, 401 : 436 = 0,9197 → ≈ 92 %

Bei der Berechnung der Interrater-Reliabilität des gesamten Instruments, wurde der gewichtete, quadratische Kappa-Koeffizient gewählt, weil die Kontinenzprofile ein ordinales Datenniveau aufweisen. Zudem sollte eine Nicht-Übereinstimmung umso schwerwiegender bewertet werden, je weiter sie vom »richtigen« Profil entfernt ist. Für eine bessere Beurteilbarkeit der Kappa-Werte wurden zusätzlich die prozentualen Übereinstimmungen berechnet.

Bei der Betrachtung der Tabelle 31 zeigt sich, dass in der Tag-Einschätzung bei jedem einzelnen Kontinenzprofil eine hohe prozentuale Übereinstimmung zwischen 80 % und 95 % vorliegt.

Diese positiven Ergebnisse spiegeln sich jedoch nicht im Kappa-Wert der verschiedenen Kontinenzprofile wider. Hier ist von einem geringeren Kappa-Wert aufgrund der Anzahl der Kategorien und des 1. Paradox auszugehen. Nur ein Kontinenzprofil weist eine gute, zwei weisen eine mittelmäßige und drei Kontinenzprofile eine leichte Stärke der Übereinstimmung auf (Landis & Koch 1977). Die prozentuale Übereinstimmung aller Kontinenzprofil-Einschätzungen am Tag liegt bei 66 % und der gewichtete quadratische Kappa-Wert bei K = 0.74. Die Interrater-Reliabilität für die Tag-Einschätzungen ist nach der prozentualen Übereinstimmung und dem gewichteten quadratischen Kappa-Koeffizienten als gut zu beurteilen.

Tabelle 31: Interrater-Reliabilität zwischen der Früh- und Spätschicht.

Kontinenzprofil	Prozentuale Übereinstimmung	Ungewichteter Kappa-Koeffizient	95 % Konfidenzintervall
Kontinenz	92 %	0.63	0.52–0.74
Unabhängig erreichte Kontinenz	89 %	0.26	0.12–0.41
Abhängig erreichte Kontinenz	83 %	0.24	0.11–0.36
Unabhängig kompensierte Inkontinenz	93 %	0.33	0.15–0.51
Abhängig kompensierte Inkontinenz	80 %	0.59	0.52–0.67
Nicht kompensierte Inkontinenz	95 %	0.41	0.20–0.61
Gesamt	66 %	0.74*	0.66–0.83

* Gewichteter, quadratischer Kappa-Koeffizient

Bei der Nachteinschätzung liegen die prozentualen Übereinstimmungen der einzelnen Kontinenzprofile zwischen 85 % und 96 % und können als sehr gut bezeichnet werden (siehe Tabelle 32). Die ungewichteten Kappa-Werte der einzelnen Kontinenzprofile fallen unterschiedlicher als die der Tag-Einschätzungen aus. Sie reichen von einer sehr schwachen bis zu einer sehr guten Stärke. Ein Kontinenzprofil weist einen sehr guten Zusammenhang, ein Kontinenzprofil einen guten, zwei Kontinenzprofile weisen einen mittelmäßigen, ein Kontinenzprofil einen leichten und ein Kontinenzprofil einen schwachen Zusammenhang auf. Alle Kontinenzprofile der beiden Nachtschicht-Einschätzungen zusammen haben eine prozentuale Übereinstimmung von 75 % und einen gewichteten, quadratischen Kappa-Koeffizienten von K = 0.79. Somit liegt für die Nachteinschätzungen eine gute Interrater-Reliabilität vor.

Tabelle 32: Interrater-Reliabilität zwischen der 1. und 2. Nachtschicht.

Kontinenzprofil	Prozentuale Übereinstimmung	Ungewichteter Kappa-Koeffizient	95 % Konfidenzintervall
Kontinenz	94 %	0.81	0.73–0.88
Unabhängig erreichte Kontinenz	95 %	0.59	0.43–0.75
Abhängig erreichte Kontinenz	87 %	0.51	0.40–0.62
Unabhängig kompensierte Inkontinenz	94 %	0.20	0.005–0.39
Abhängig kompensierte Inkontinenz	85 %	0.69	0.62–0.76
Nicht kompensierte Inkontinenz	96 %	0.29	0.05–0.52
Gesamt	75 %	0.79*	0.70–0.88

* Gewichteter, quadratischer Kappa-Koeffizient

Aus den Ergebnissen der Vergleiche der Einschätzungen lässt sich unter – Berücksichtigung der abnehmenden Tendenz des Kappa-Werts bei zunehmender Anzahl der Kategorien und des 1. Paradox für das Instrument der Kontinenzprofile – eine mittelmäßige bis gute Interrater-Reliabilität ableiten (Tabelle 31 und 32).

5.2.6.2 Qualifikation der Kontinenzprofil-Einschätzenden

Welche Qualifikation der Kontinenzprofil-Anwender aufweisen muss, wird im Expertenstandard und in der Literatur nicht ausdrücklich diskutiert. Dies mag daran liegen, dass sich der Expertenstandard an Pflegefachkräfte richtet. Unklar bleibt, ob ausschließlich Pflegefachkräfte oder auch Pflegehilfskräfte beziehungsweise angelernte Kräfte eine Kontinenzprofil-Einschätzung vornehmen können. Um unter anderem diese Frage ansatzweise zu klären, erhob Rotzoll die Qualifikationen der Kontinenzprofil-Anwender bei der Überprüfung der Interrater-Reliabilität der Kontinenzprofile und unterschied dabei zwischen Pflegefachkräften und Pflegehilfskräften.

Der Anteil der Pflegefachkräfte, die die Kontinenzprofileinschätzungen vornehmen, ist in den 4 Erhebungszeiträumen unterschiedlich. In der Frühschicht beträgt er 73 %, in der Spätschicht 66 %, in der 1. Nachtschicht 57 % und in der 2. Nachtschicht 77 %. Getrennt nach den Einschätzungen für den Tag und die Nacht wurde die Interrater-Reliabilität für Raterpaare, die beide Pflegefachkräfte waren und für Raterpaare, die unterschiedliche Qualifikationen aufwiesen, erhoben. Einschätzungen von zwei Pflegehilfskräften lagen für den Tag von lediglich 35 Fällen und für die Einschätzungen der Nacht von 46 Fällen vor. Aufgrund der geringen Fallzahlen wurden die Ergebnisse dieser beiden Gruppen nicht berücksichtigt. Tabelle 33 verdeutlicht, dass in den Nachteinschätzungen generell höhere Übereinstimmungswerte erreicht wurden. Das Verhältnis zwischen den Raterpaaren mit gleicher und ungleicher Qualifikation ist in den zwei Einschätzungszeiträumen annähernd gleich. Das Raterpaar mit einer ungleichen Qualifikation erzielt sowohl am Tag als auch in der Nacht höhere Übereinstimmungswerte.

Tabelle 33: Interrater-Reliabilität in Abhängigkeit der Qualifikation der Rater.

	Tag-Einschätzung Beide Rater Fachkräfte	Tag-Einschätzung Ungleiche Qualifikation der Rater	Nacht-Einschätzung Beide Rater Fachkräfte	Nacht-Einschätzung Ungleiche Qualifikation der Rater
n (Bewohner)	202	199	190	191
Prozentuale Übereinstimmung	62 %	71 %	70 %	80 %
Gewichteter, quadratischer Kappa-Koeffizient	0.78	0.70	0.69	0.84
95 % Konfidenzintervall	0.71–0.85	0.51–0.89	0.51–0.87	0.71–0.96

Aus den Ergebnissen lässt sich ableiten, dass die Interrater-Reliabilität nicht abnimmt, wenn die Kontinenzprofil-Einschätzung von Pflegehilfskräften beziehungsweise ungelernten Kräften vorgenommen wird (Tabelle 33).

5.2.6.3 Tag-/Nachtunterschiede

Das Kontinenzprofil kann generell für jede Person festgelegt werden, von der die benötigten Informationen vorliegen. Im Expertenstandard »Förderung der Harnkontinenz in der Pflege« wird darauf hingewiesen, dass es notwendig sein kann, eine Person mit zwei Kontinenzprofilen zu beschreiben. Bei der Vergabe von zwei Kontinenzprofilen für eine Person wird zwischen einem Kontinenzprofil für den Tag und einem Kontinenzprofil für die Nacht unterschieden. Durch zwei Kontinenzprofile kann eine Abweichung der Kontinenzsituation zwischen dem Tag und der Nacht besser abgebildet werden. Auch Hayder et al. (2008) und Ruppert et al. (2008) empfehlen die Vergabe von zwei Kontinenzprofilen, wenn ein Tag-/Nachtunterschied beim Kontinenzstatus vorliegt. Für eine generelle Vergabe eines Tag- und eines Nacht-Kontinenzprofils gibt es bisher keine Anhaltspunkte. Müller (2006) konnte mit ihrer Untersuchung an 28 Bewohnern bei der Vergabe von 2 Kontinenzprofilen pro Bewohner nur geringe Unterschiede feststellen.

In der Untersuchung von Rotzoll (2009) wurden für die Überprüfung des Tag-/Nachtunterschieds nur die Einschätzungen von Bewohnern verwendet, die eine Übereinstimmung der Kontinenzprofile sowohl am Tag als auch in der Nacht aufweisen. Dadurch werden Fehleinschätzungen ausgeschlossen und eine mögliche Abweichung zwischen der Kontinenzsituation am Tag und in der Nacht kann deutlicher werden. Von 192 Bewohnern wurden die Kontinenzprofil-Einschätzungen für den Tag mit den Kontinenzprofil-Einschätzungen für die Nacht verglichen (siehe Tabelle 35). Der gewichtete quadratische Kappa-Koeffizient wird hier als Zusammenhangsmaß genutzt, um der Frage nachzugehen, wie wahrscheinlich Unterschiede der Kontinenzprofile am Tag gegenüber der Nacht sind. Ein sehr hoher Kappa-Wert würde für die Verwendung eines Kontinenzprofils für eine Person sprechen. Sehr niedrige Kappa-Werte wären ein Hinweis dafür, dass generell zwei Kontinenzprofile für eine Person, also ein Kontinenzprofil für den Tag und ein Kontinenzprofil für die Nacht, vergeben werden sollten.

Die prozentuale Übereinstimmung liegt bei 82 % und der gewichtete quadratische Kappa-Koeffizient bei K = 0.86. Diese Übereinstimmungswerte können als gut, beziehungsweise sehr gut bewertet werden (Landis & Koch 1977).

Tabelle 34: Übereinstimmungen der Tag- und Nachteinschätzungen.

	Übereinstimmung der Tag- und Nachteinschätzungen
N (Bewohner)	192
Prozentuale Übereinstimmung	82%
Gewichteter, quadratischer Kappa-Koeffizient	0.86
95% Konfidenzintervall	0.79–0.93

Die gefundenen Ergebnisse sprechen dafür, dass die Vergabe von 2 Kontinenzprofilen nicht notwendig ist, um die Kontinenzsituation der Bewohner realistisch abzubilden. Die Ergebnisse bestätigen zusätzlich die Empfehlung von Hayder et al. (2008) und Ruppert et al. (2008), bei Bedarf eine Person mit einem Kontinenzprofil für den Tag und einem Kontinenzprofil für die Nacht einzuschätzen (Tabelle 34).

Es ist bei den Ergebnissen zum Tag-/Nachtunterschied zu beachten, dass die Untersuchung in Altenheimen durchgeführt wurde und die Reichweite der Ergebnisse auf dieses Setting begrenzt ist.

5.2.7 Möglichkeiten und Grenzen der Kontinenzprofile in der pflegerischen Praxis

Die Praktikabilität des Instruments wird im Implementierungsteil des Expertenstandard »Förderung der Harnkontinenz in der Pflege« hervorgehoben (DNQP 2007). Demnach ist es durch die längerfristige Anwendung der Kontinenzprofile möglich, Auswirkungen pflegerischer Maßnahmen darzustellen. Aussagen zur Handhabbarkeit des Instruments sind bisher noch nicht veröffentlicht.

Im Expertenstandard und in den Veröffentlichungen der Experten wurde bisher nicht auf die Frage eingegangen, wann der Tag aufhört und die Nacht anfängt und umgekehrt. So können einschätzende Personen zu verschiedenen Kontinenzprofilen kommen, weil sie sich auf unterschiedliche Zeitabschnitte als Grundlage ihrer Einschätzung beziehen. Bei der einen Person beginnt die Nacht mit dem zu Bett bringen um 19:00 Uhr und die andere Person definiert den Beginn der Nacht durch den Dienstbeginn der Nachtwache um 22:00 Uhr. Bisher entscheiden die Pflegeteams im gemeinsamen Diskurs selbst über die Tag-/Nachtabgrenzung. Dieses Vorgehen scheint für die individuelle Kontinenzprofil-Einschätzung am geeignetsten, jedoch beinhaltet es auch mögliche Abweichungen in der interdisziplinären Anwendung. Wie mit dieser Abgrenzungsproblematik umgegangen werden soll, muss weiter diskutiert werden.

Die Einschätzung der Kontinenzprofile gestaltet sich bei Menschen mit Demenz etwas schwieriger. Nicht selten urinieren Menschen mit Demenz in Blumenübertopfe, Mülleimer und ähnliche Gefäße. Dabei entledigen sie sich bewusst des Urins. Jedoch stellt ein Mülleimer laut Definition der Kontinenz keinen geeigneten Ort für die Blasenentleerung dar. Demnach müsste die Person als inkontinent eingestuft werden. Als kontinent würde die Person jedoch dann gelten, wenn der Mülleimer als geeigneter Ort, z. B. weil er einem Nachttopf ähnelt, angesehen werden würde (Hayder et al. 2008). Auf die Problematik bei der Einschätzung von Menschen mit Demenz wird im Expertenstandard nicht näher eingegangen. Anhand von Fallbeispielen zeigen die Experten (Hayder et al. 2008, Ruppert et al. 2008), wie eine Einschätzung vorgenommen werden kann.

Ruppert und Kolleginnen (2008) schildern das Problem einer instabilen Kontinenzsituation. In einem solchen Fall zeigt eine Person je nach Tagesform ein unterschiedliches Verhalten, das zu verschiedenen Kontinenzprofilen führen würde. Empfohlen wird bei der Problematik der instabilen Kontinenzsituation, dass das Kontinenzprofil gewählt werden soll, welches sich in den vergangenen 14 Tagen vorwiegend zeigte. Damit jedoch das weniger häufige Profil nicht ausgeblendet und die instabile Kontinenzsituation verdeutlicht wird, sollte dem vorwiegenden Kontinenzprofil in der Dokumentation der Zusatz »überwiegend« beigefügt werden (Ruppert et al. 2008).

5.2.8 Fazit

Die Kontinenzprofile bieten die Möglichkeit, den Kontinenzstatus anhand des Urinverlustes, der Durchführung kontinenzfördernder Maßnahmen, dem Hilfsmitteleinsatz und der personellen Hilfestellung zu beschreiben. Pflegerische Maßnahmen können auf diese Weise geplant und evaluiert werden.

Um die Kontinenzsituation eines Bewohners am Tag und in der Nacht realistisch abzubilden, reicht die Vergabe eines Kontinenzprofils aus. Bei Bedarf können zwei Kontinenzprofile für eine Person vergeben werden. Eine Abgrenzung zwischen den Einschätzungszeiträumen des Tages und der Nacht wurde in der Literatur bisher noch nicht diskutiert. Die Interrater-Reliabilität nimmt nicht ab, wenn die Kontinenzprofil-Einschätzung von Pflegehilfskräften beziehungsweise ungelernten Kräften vorgenommen wird. Schwierig kann sich die Einschätzung der Kontinenzsituation durch die Kontinenzprofile bei Menschen mit Demenz gestalten.

Nach einer genauen Betrachtung der vorliegenden Situation des Menschen mit Demenz ist es meistens dennoch möglich, ein Kontinenzprofil zu vergeben. Bei einer instabilen Kontinenzsituation wird von Experten empfohlen, das Kontinenzprofil zu wählen, das am häufigsten innerhalb der letzten 14 Tage auftrat und es mit dem Zusatz »überwiegend« zu versehen. Die Kontinenzprofile stellen ein leicht anzuwendendes Instrument mit einer guten Interrater-Reliabilität dar.

Literatur

Bundesministerium für Familie, Senioren, Frauen und Jugend (2006). Identifizierung von Entbürokratisierungspotenzialen in Einrichtungen der stationären Altenpflege in Deutschland. Abschlussbericht.

Deutsches Netzwerk für Qualitätsentwicklung in der Pflege (DNQP) (Hrsg) (2007). Expertenstandard Förderung der Harnkontinenz in der Pflege. Entwicklung – Konsentierung – Implementierung. Osnabrück.

Fonda D. (1990). Improving management of urinary inocontinence in geriatric centres and nursing homes. Australian Clin Rev. 10: 66–71.

Grouven U., Bender R., Ziegler A. & Lange S. (2007). Der Kappa-Koeffizient. Deutsche Medizinische Wochenschrift. 132: e65–e68.

Hayder D., Kuno E. & Müller M. (2008). Kontinenz – Inkontinenz – Kontinenzförderung. Praxishandbuch für Pflegende. Bern: Hans Huber..

Hayder D. (2006). »Hilfen bei Harninkontinenz – Teil I«, Die Schwester Der Pfleger, 45 (9), 34–38.

Hunskaar S., Burgio, K., Diokno, A.C., Herzog, A.R., Hjälmas, K. & Lapitan, M.C. (2002). Epidemiology and natural history of urinary incontinence in women. In: Abrams, P., Cardozo, L., Khoury, S. & Wein, A. Incontinence. 2nd International Consultation on Incontinence Paris, July 1–3. 2nd Edition. Health Publication Ltd., Plymouth, UK: 167–201.

Landis, J.R., Koch, G.G. (1977). The measurement of observer agreement for categorical data. Biometrics, 33: 159–174.

Mayer, H., Nonn, C., Osterbrink, J., Evers, G.C.M. (2004). Qualitätskriterien von Assessmentinstrumenten – Cohen's Kappa als Maß der Interrater-Reliabilität (Teil1). Pflege.17: 36–46.

Müller, M. (2006). Die Einschätzung des Kontinenzstatus von Pflegeheimbewohnerinnen. Diplomarbeit. Evangelische Fachhochschule Darmstadt. Fachbereich Pflege- und Gesundheitswissenschaften. Unveröffentlicht.

Palmer, M.H., Czarapata, B.J., Wells, T.J. & Newman, D.K. (1997). Urinary outcomes in older adults: research and clinical perspectices. Urologic nursing 17 (1): 2–9.

Rotzoll, S. (2009). Die Interrater-Reliabilität der Kontinenzprofile zur Einschätzung der Abhängigkeit von personeller und oder materieller Hilfe bei Harninkontinenz. Eine empirische Untersuchung im stationären Altenpflegebereich. Masterarbeit. Universität Witten/Herdecke. Institut für Pflegewissenschaft. 2009. Unveröffentlicht

Ruppert, N., Boguth, K., Kuno, E., Meyer, E. (2008). Kontinenz mit Profil Altenpflege 33 (10): E3–E6.

Stenzelius, K., Mattiasson, A., Hallberg I.R. & Westergren A. (2004). Symptoms of urinary and feacal incontinence among men and women 75+ in relations to health complaints and quality of life. Neurourology and Urodynamics 23 (3): 211–222.

5.3 Assessment des Sturzrisikos älterer Menschen: das STRATIFY-Instrument

Gabriele Meyer, Sascha Köpke

5.3.1 Einleitung

Stürze gehören zu den Risiken, die die aufrechte Fortbewegung mit sich bringt. Selbstverständlich treten Stürze nicht nur im höheren Lebensalter auf. Das Risiko zu stürzen steigt jedoch mit zunehmendem Alter.

> Das eigentliche Gesundheitsproblem stellen – abgesehen von schwerer quantifizierbaren und in der Literatur durchaus widersprüchlich diskutierten psychologischen Sturzfolgen wie Sturzangst – die sturzbedingten Verletzungen dar. Auch hier liegt ein Unterschied zwischen den Altersgruppen vor.

Einer älteren populationsbezogenen Erhebung aus den Niederlanden zufolge (Van Weel et al. 1995) erleiden jüngere Männer deutlich mehr sturzbedingte Verletzungen als ältere Männer und Frauen. Doch kommen bei jüngeren Männern eher leichtere Verletzungen wie Verrenkungen und Schürfwunden vor, aber seltener Knochenbrüche und praktisch nie die bei älteren Menschen häufig folgenreiche Oberschenkelhalsfraktur (siehe Tabelle 35). Langzeitfolgen sind bei jüngeren Menschen im Gegensatz zu Stürzen bei älteren Menschen in der Regel gering oder nicht gegeben.

Tabelle 35: Anzahl und Geschlechterverteilung sturzbedingter Verletzungen.*

	Verletzungen bei 1000 Stürzen in einem Jahr			
	15- bis 24-jährige		75- bis 84-jährige	
	Männer	Frauen	Männer	Frauen
Verletzungen gesamt	343	171	228	249
Knochenbrüche gesamt	20	5	24	39
Oberschenkelhalsbrüche	0	0	4	5
Handgelenksbrüche	3	1	1	11
Verrenkungen	79	43	10	19
Kleinere Verletzungen (z. B. Prellungen, Schürfwunden)	228	109	154	148

* Nach van Weel C et al. (30).

Zwischen den Pflegesettings lassen sich große Unterschiede in der Anzahl der Stürze und der sturzbedingten Verletzungen abbilden. Von 100 im eigenen Haushalt lebenden Menschen im Alter von 65 Jahren und älter stürzen innerhalb eines Jahres ungefähr 33 (Tinetti 2003), 3 bis 7 von 100 haben mit einer schweren sturzbedingten Verletzung zu rechnen (Rubenstein et al. 2002). Ältere Menschen im Betreuten Wohnen und besonders Bewohner[27] von Alten- und Pflegeheimen haben ein besonders hohes Sturzrisiko. Zahlreiche epidemiologische Studien haben übereinstimmend gezeigt, dass von 100 Alten- und Pflegeheimbewohnern etwa 50 innerhalb eines Jahres stürzen und sich etwa 10 sturzbedingt verletzen (Rubenstein 2006). Auch Patienten in stationärer Krankenhausbehandlung haben ein erhöhtes Risiko zu stürzen. Für Hochrisikobereiche, wie geriatrische Abteilungen in Krankenhäusern und Rehabilitationskliniken, werden Raten von 10–30 pro 100 Patienten berichtet (Heinze et al. 2002, Perell et al. 2001).

5.3.2 Sturzrisikofaktoren

Eine Vielzahl von Risikofaktoren für Stürze in verschiedenen Populationen wird diskutiert. Für ältere Menschen gelten z. B. Stürze in der Vorgeschichte, Gleichgewichts- und Gangprobleme, geringe Muskelkraft, Sehstörungen, funktionelle Einschränkungen, Depression und die Einnahme psychotroper Medikamente als wichtigste Faktoren. Kombinationen mehrerer Faktoren können das Risiko erhöhen (Rubenstein et al. 2002). Für unterschiedliche Populationen stehen verschiedene Faktoren im Vordergrund.

Eine Übersichtsarbeit (Ganz et al. 2007) zeigt, dass für ältere Menschen, die im eigenen Haushalt leben, Stürze in der Vorgeschichte sowie Gang- und Gleichgewichtsprobleme die wichtigsten Vorhersageparameter für Stürze sind. Darüber hinaus werden Sehstörungen, psychotrope Medikation, Grad der Mobilität, Kognition, Umgebungsfaktoren und riskante Aktivitäten als Risikofaktoren diskutiert (Ganz et al. 2007, King et al. 1995). Bei Bewohnern von Alten- und Pflegeheimen stehen darüber hinaus ebenfalls Harninkontinenz und herausfordernde Verhaltensweisen im Vordergrund (Kiely et al. 1998). Im Krankenhaus wurden neben dem akuten Krankheitsgeschehen Gangunsicherheit, Muskelschwäche in den Beinen, Harninkontinenz, Hilfebedarf beim Toilettengang und herausfordernde Verhaltensweisen als Risikofaktoren identifiziert (Oliver et al. 2004).

5.3.3 Methodische Anforderungen an standardisierte Instrumente zur Einschätzung des Sturzrisikos

Auf Basis der Risikofaktorforschung wurden in den letzten Jahren zahlreiche Assessmentinstrumente zur standardisierten Einschätzung der Sturzgefährdung entwickelt (Haines et al. 2007, Perell et al. 2001, Scott et al. 2007). Sie intendieren, Personen mit hoher Sturzgefährdung einem wirksamen sturzpräventiven Programm zuzuführen und Personen mit geringer Gefährdung nicht unnötig mit Interventionen zu behelligen.

---

[27] Zur besseren Lesbarkeit wurde die männliche Form gewählt.

Grundanforderung für die Qualitätsbewertung eines Instrumentes und damit dessen Wertes für die pflegerische Versorgung ist der Nachweis seiner inhaltlichen Gültigkeit und Genauigkeit. Wyatt & Altman (1995) haben die Anforderungen definiert, die erfüllt sein müssen, damit ein Instrument der Entscheidungsfindung in der medizinischen oder pflegerischen Versorgungspraxis dienlich erscheint.

Demnach sind es zwei Bereiche, die entscheidend für die Beurteilung prognostischer und diagnostischer Instrumente sind: die klinische Glaubwürdigkeit und die Eignung des Instruments bei der klinischen Entscheidungsfindung.

Die klinische Glaubwürdigkeit beschreibt, dass unabhängig davon, wie genau ein Instrument ist, die Anwender von der Bedeutung des Einsatzes überzeugt sein müssen. Das Instrument muss offensichtlich relevante Bereiche adressieren, z. B. nach Stürzen in der Vorgeschichte fragen. Außerdem soll es einfach durchführbar sein und seine Anwender müssen in der Lage sein, ohne großen Aufwand und mit großer Sicherheit die erforderlichen Informationen zu erhalten. Schließlich soll das Ergebnis einfach zu bestimmen sein. Der Wert des Instruments bei der Entscheidungsfindung im klinischen Alltag ergibt sich aus der Genauigkeit des Instruments, der Übertragbarkeit in andere Bereiche und dem klinischen Nutzen (Wyatt 1995).

Gluud & Gluud (2005) fordern darüber hinaus Kriterien der »Evidenz-basierten Diagnostik«. Ein Instrument, dessen inhaltliche Gültigkeit und Zuverlässigkeit festgestellt wurde, muss demzufolge anschließend in einer randomisiert-kontrollierten Studie (RCT) untersucht werden, um Aussagen über Nutzen und Schaden seines praktischen Einsatzes zu ermöglichen. Nur dieses methodische Vorgehen erlaubt die Beurteilung des Nutzens der komplexen Intervention bestehend aus diagnostischen und therapeutischen Anteilen (Gluud et al. 2005). Das Instrument sollte erst zum Einsatz kommen, wenn sein klinischer Nutzen und seine klinische Sicherheit belegt sind.

In diesem Beitrag sichten wir exemplarisch die Untersuchungen zum STRATIFY-Instrument. Zur Beurteilung der Glaubwürdigkeit werden die Kriterien von Myers (2003) herangezogen. Hierzu zählen:
1. Die »Verblindung« des Ergebnisses des Assessments gegenüber den Untersuchern, die die Güte des Instrumentes beurteilen, mit dem Ziel, diese vor Voreingenommenheit und Fehlinterpretationen zu schützen.
2. Die Wahrscheinlichkeit eines vorliegenden Behandlungsparadoxons. Diese kann bei Studien gegeben sein, die mangels eines Goldstandards im Bereich der Sturzassessmentinstrumente die Vorhersagefähigkeit eines Instrumentes am Ergebnisparameter »Sturz« bzw. »Person mit mindestens einem Sturzereignis« bestimmen.

Die Genauigkeit des Assessements wird dann bestimmt, indem die anhand der Assessmentbefunde als sturzgefährdet und die als nicht Sturz-gefährdet identifizierten Personen anschließend über einen definierten Zeitraum beobachtet werden. In der Beobachtungszeit wird dokumentiert, ob die Personen tatsächlich stürzen oder nicht. In dieser Beobachtungszeit werden jedoch möglicherweise auch sturzpräventive Maßnahmen angeboten, die ihrerseits Stürze verhindern können. Das Assessment wird

dann vielleicht als unzureichend beurteilt, obwohl es sich um ein Paradoxon handelt: nicht das Assessment ist unzureichend, sondern die präventive Maßnahme hat den Vergleichsparameter »Sturz«, an dem die Güte des Assessments beurteilt wird, verhindert.
3. Die Beschreibung und Diskussion des möglichen Einflusses der verabreichten bzw. durchgeführten Präventionsmaßnahmen.
4. Die Diskussion potentieller Verzerrungen (Bias), die das Ergebnis der Studie systematisch verzerrt haben könnten, sowie
5. konkrete Daten zur Abschätzung des Ausmaßes dieser Verzerrung.
6. Die Bestimmung der Genauigkeit des Instrumentes am Ergebnisparameter »Person mit mindestens einem Sturzereignis« und nicht an dem fehleranfälligen Ergebnisparameter »Anzahl der Sturzereignisse«.

Die Genauigkeit des Instruments (Tabelle 39) wurde anhand der allgemein kommunizierten Ergebnismaße erfasst (Knottnerus et al. 2002, Riddle et al. 1999):
- Sensitivität und Spezifität,
- Vorhersagewerte (positiver und negativer prädiktiver Wert),
- Wahrscheinlichkeitsverhältnisse (Likelihood ratios),
- diagnostische Odds ratio (numerische Darstellung des Verhältnisses von positiver und negativer Likelihood ratio in einer Zahl),
- Vorhersagegenauigkeit (Verhältnis von vorhergesagten und tatsächlich zu verzeichnenden Personen mit einem Sturzereignis).

Die Übertragbarkeit bzw. Generalisierbarkeit eines Testinstruments wurde in Anlehnung an die von Justice et al. (1999) vorgeschlagene Hierarchie reflektiert. Diese beinhaltet die Validierung eines Instrumentes zu verschiedenen Zeitpunkten und an unterschiedlichen Orten, bei unterschiedlichen Populationen sowie mit verschiedenen Methoden und Beobachtungszeiten. Auch wenn für ein Instrument nachgewiesen wurde, dass es mit großer Genauigkeit zwischen Sturz-Gefährdeten und nicht Sturz-Gefährdeten unterscheiden kann, ist dieses Instrument unbrauchbar, wenn es diese Fähigkeiten nur in einer bestimmten Zielgruppe besitzt.

Damit ein Instrument auf andere Personengruppen übertragen werden kann, muss in weiteren Studien der Nachweis der Übertragbarkeit erbracht werden. Die Hierarchie der »externen Validität« nach Justice et al. (1999) soll das Ausmaß der Übertragbarkeit bzw. Generalisierbarkeit von Vorhersageinstrumenten bestimmen. Der höchste Grad der Generalisierbarkeit macht die wiederholte Validierung eines Instruments mit verschiedenen Methoden zu verschiedenen Zeitpunkten an unterschiedlichen Orten und in mehreren Settings erforderlich (Justice et al. 1999). Letztlich erfordert die Überprüfung des Nutzens eines Instruments die Untersuchung in einem RCT.

5.3.4 Entwicklung, Aufbau und Inhalte des STRATIFY-Instruments

Im Folgenden werden die bislang vorliegenden Publikationen zum sogenannten STRATIFY (St Thomas's risk assesssment tool in falling elderly inpatients) gesichtet. Das Instrument wurde ursprünglich für den Gebrauch in Krankenhäusern entwickelt und wird auch in Deutschland eingesetzt, so z. B. in modifizierter Form im GEMIDAS Benchmarking Projekt mit geriatrischen Fachkliniken (Borchelt et al. 2006).

Das Assessment fragt fünf Risikofaktoren ab (Oliver et al. 1997): Sturz, der zur Einweisung ins Krankenhaus führte oder Sturz seit der Einweisung; Agitation; Sehbeeinträchtigung, häufige Toilettengänge; Transfer und Mobilität. Wenn in einem Bereich eine Beeinträchtigung vorliegt, wird ein Punkt vergeben, der Gesamtwert liegt demnach zwischen 0 (kein Risiko) und 5 (maximales Risiko).

Das Instrument ist in Anlehnung an die Darstellung in der Originalarbeit von Oliver et al. (1997) in der Tabelle 36 dargestellt.

Tabelle 36: STRATIFY nach Oliver et al. (18).

	Yes = 1	No = 0
Did the patient present to hospital with a fall or has he or she fallen on the ward since admission?		
Do you think the patient is ...		
Agitated?		
Visually impaired to the extent that everyday function is affected?		
In need of especially frequent toileting?		
Transfer and mobility score of 3 or 4?*		
	Total score	

* Transfer score: 0 = unable, 1 = major help needed (one or two people, physical aids), 2 = minor help (verbal or physical), 3 = independent; Mobility score: 0 = immobile, 1 = independent with aid of wheelchair, 2 = walks with help of one person, 3 = independent.

Die Autoren hatten zur Entwicklung und Validation des Instruments eine 3–Phasen-Studie durchgeführt. In der ersten Phase wurden im Rahmen einer Fall-Kontrollstudie aus 21 möglichen Risikofaktoren fünf signifikant mit Sturzereignissen assoziierten Faktoren isoliert, die im Folgenden im Entwicklungsetting prospektiv als STRATIFY- Instrument evaluiert wurden. In der dritten Phase wurde das Assessmentinstrument in einem externen Setting, einem zweiten Krankenhaus mit jedoch ähnlicher Patientengruppe, der weiteren Evaluation unterzogen (Oliver et al. 1997).

Anhand einer Suche in PubMed mit den Suchbegriffen »STRATIFY«, »St Thomas Risk Assessment Tool in Falling Elderly Inpatients«, »accidental falls« sowie anhand der Sichtung der Referenzlisten der identifizierten Studien konnten im September 2008 elf Publikationen eingeschlossen werden.

Nach der Entwicklungs- und ersten Validierungsstudie von Oliver et al. (1997) wurden bis September 2008 zehn weitere Studien publiziert. In allen war das Instrument prospektiv untersucht und mit dem Ergebnisparameter »Person mit mindestens einem Sturzereignis« verglichen worden und alle enthielten die Angaben zur Berechnung der prädiktiven und diskriminatorischen Eigenschaften (siehe Tabelle 38). Der STRATIFY wurde demnach sowohl zeitlich (von 1997–2008) als auch örtlich (Großbritannien, USA, Kanada, Holland, Belgien, China) übertragen. Das Instrument wurde in mehreren Studien modifiziert: Milisen et al. (2007) und Smith et al. (2006) änderten die Frage nach Stürzen in der Vergangenheit in Bezug auf den abgefragten Zeitraum. Wijnia et al. (2006) fragten nach der Einschätzung der Mobilität und verzichteten auf die vorgesehene Verwendung des speziellen Mobilitätsscores.

Papanaioannou et al. (2004) entwickelten auf Basis des Instruments eine modifizierte gewichtete Version. Im Gegensatz zu den üblicherweise verwandten Schwellenwerten von 2 oder 3 wählten Milisen et al. (2007) einen Wert von 1. Der Zeitpunkt und die Frequenz der Erhebung variiert zwischen den Studien. Das Instrument wurde in verschiedenen Settings untersucht: im Krankenhausbereich auf internistischen und geriatrisch-rehabilitativen Stationen, in der Häuslichkeit und im Alten- und Pflegeheim. Die untersuchten Nachbeobachtungszeiträume reichen von vier Tagen (Jester et al. 2005) bis zu drei Monaten (Smith et al. 2006, Wijnia et al. 2006). Im Krankhaus wurden die Patienten in der Regel bis zur Entlassung beobachtet.

5.3.5 Wissenschaftliche Evaluation des STRATIFY-Instruments

5.3.5.1 Glaubwürdigkeit

Die Ergebnisse sind in der Tabelle 37 aufgeführt. Die Kriterien zur Glaubwürdigkeit werden in den Studien nur zum Teil erfüllt. In sieben der Studien wurde über eine Verblindung des Pflegepersonal und/oder der Patienten gegenüber dem Ergebnis des Assessments berichtet. Ein Behandlungsparadox kann in keiner Studie ausgeschlossen werden. Die verabreichten Präventionsmaßnahmen werden in nur vier Studien explizit dargelegt. In der Mehrzahl der Studien werden immerhin potentiell verzerrende Faktoren diskutiert, empirische Daten zu deren Abschätzung stehen jedoch mehrheitlich aus. Zehn Studien analysieren den Endpunkt »Person mit mindestens einem Sturzereignis«. Nur die beiden Studien, die in der Publikation zur Entwicklung des STRATIFY (Oliver et al. 1997) berichtet werden, wählen den unangemessenen Endpunkt »Sturzereignisse«.

Tabelle 37: Glaubwürdigkeit der 12* gesichteten Studien zum STRATIFY.

Kriterium der Glaubwürdigkeit	Ja	Möglich	Nein	Unklar**
Verblindung	7		4	1
Behandlungsparadox	1	11		
Beschreibung benutzter Präventionsmaßnahmen	4		2	6
Diskussion potenziell verzerrender Faktoren	7		5	
Daten zur Abschätzung des Ausmaßes der Verzerrung	2		10	
Ergebnisparameter »Person mit mindestens einem Sturzereignis«	10		2	

* Die Publikation von Oliver et al. (18) geht als zwei Studien in die Darstellung ein, da hier zwei Validierungsstudien in London und Kent berichtet werden.
** Nicht oder unklar berichtet.

5.3.5.2 Genauigkeit

In der Tabelle 38 sind die prädiktiven und diskriminatorischen Eigenschaften des STRATIFY in den identifizierten Publikationen angeführt.

Zum Teil wurden unterschiedliche Schwellenwerte benutzt (>1, >2 oder >3 Punkte von 5 erreichbaren) und andere Modifikationen des Instrumentes vorgenommen. Dieses Vorgehen ist einerseits zu begrüßen, da es gilt, die Methode und das Vorgehen an spezielle Gegebenheiten anzupassen. Die oben beschriebene Hierarchie der Übertragbarkeit schließt die Untersuchung mit unterschiedlichem methodischem Vorgehen daher als ein Kriterium ein. Dennoch wird gleichzeitig die Vergleichbarkeit und Reproduzierbarkeit eingeschränkt. Wir haben dieses Problem in einer früheren Publikation am Beispiel des »Tinetti-Tests« exemplarisch dargestellt (Köpke et al. 2006). In den den Entwicklungsstudien (Oliver et al. 1997) nachfolgenden Publikationen zum STRATIFY werden z. T. vollkommen unbefriedigende Sensitivitäten und/oder Spezifitäten berichtet.

Bezüglich der prädiktiven Werte zeigt sich, dass die negativen Vorhersagewerte in der Regel deutlich höher sind als die positiven. Das bedeutet, dass man sich eher auf ein negatives als auf ein positives Testergebnis verlassen kann. Auch die Vorhersagegenauigkeit ist nicht zufrieden stellend. In 12 der 17 ausgewerteten Analysen (aus elf Publikationen) wird das Risiko um mehr als das Zweifache über- oder unterschätzt (Vorhersagegenauigkeit <0,5 oder >2). In der Regel überschätzte das Instrument hierbei das Risiko.

Die letzte Spalte der Tabelle 38 zeigt die »Diagnostic Odds Ratios« (DORs) als Indikator für die diskriminatorischen Fähigkeiten des STRATIFY in den eingeschlossenen Studien. Aus der Mehrzahl der Studien lässt sich eine niedrige DOR berechnen. In einer Studie wird eine DOR von weniger als 1 erreicht, was auf eine Genauigkeit unter dem Zufallsniveau verweist.

Tabelle 38: Genauigkeit des STRATIFY in den 17 Analysen der elf eingeschlossenen Publikationen.

Publikation	Setting	Land	n	Sensitivität	Spezifität	PPW	NPW	LR +	LR −	Kalibration	DOR
Oliver et al. 1997, cut off >2 Pkt.	KH	GB/London	217	0,69	0,96	0,8	0,93	18,6	0,3	0,8	62
Oliver et al. 1997, cut off >3 Pkt.	KH	GB/London	217	0,93	0,88	0,62	0,98	7,6	0,08	1,5	95
Oliver et al. 1997, cut off >2 Pkt.	KH	GB/Kent	331	0,54	0,88	0,49	0,9	4,4	0,5	1,1	8,8
Oliver et al. 1997, cut off >3 Pkt.	KH	GB/Kent	331	0,92	0,68	0,4	0,98	2,9	0,1	2,4	29
Coker & Oliver 2003, cut off >2 Pkt.	GR	CDN	432	0,66	0,47	0,3	0,8	1,2	0,73	2,2	1,6
Coker & Oliver 2003 cut off >3 Pkt.	GR	CDN	432	0,36	0,85	0,45	0,8	2,4	0,76	0,8	3,1
Papaioannou et al. 2004, cut off >2 Pkt.	KH	CDN	620	0,62	0,71	0,11	0,97	2,2	0,56	5,6	4
Papaioannou et al. 2004, cut off >3 Pkt.	KH	CDN	620	0,91	0,49	0,1	0,99	1,8	0,18	9,6	10
Jester et al. 2005	KH	GB	60	0,5	0,24	0,02	0,93	0,7	2,1	22,5	0,31
Vassalo et al. 2005	KH	GB	135	0,68	0,66	0,28	0,92	2,0	0,48	2,4	4,2
Haines et al. 2006	KH	AUS	122	0,77	0,51	0,3	0,89	1,6	0,45	2,5	3,6
Smith et al. 2006	H	GB	234	0,16	0,86	0,38	0,67	1,1	0,98	0,4	1,1
Wijnia et al. 2006	APH	NL	120	0,5	0,76	0,47	0,78	2,1	0,66	1,1	3,2
Milisen et al. 2007	KH	B	2568	0,9	0,59	0,11	0,99	2,2	0,17	8,2	12,9
Kim et al. 2007 cut off >2 Pkt.	KH	VR	5489	0,55	0,75	0,02	0,99	2,2	0,6	22,8	3,7
Kim et al. 2007, cut off >3 Pkt.	KH	VR	5489	0,25	0,91	0,03	0,99	2,8	0,8	8,3	3,5
Vassalo et al. 2008	GR	GB	200	0,82	0,34	0,3	0,85	1,2	0,5	2,8	2,4

Abkürzungen: APH = Alten- und Pflegeheim; DOR = Diagnostische Odds Ratio; GR = Geriatrische Rehabilitation; H = Häuslichkeit, in der eigenen Wohnung lebend; KH = Krankenhaus; LR = Likelihood Ratio; NPW = Negativ Prädiktiver Wert; PPW = Positiv Prädiktiver Wert.

Der STRATIFY erreicht die von Justice et al. (1999) definierte höchste Stufe der Generalisierbarkeit bzw. externen Validität. Das Instrument ist über einen längeren Zeitraum in verschiedenen Settings mit unterschiedlichen Methoden über unterschiedliche Beobachtungszeiten untersucht worden. Allerdings setzt die Hierarchie der externen Validität von Vorhersageinstrumenten die wiederholte »erfolgreiche« Validierung der Instrumente voraus. Voraussetzung für die Generalisierbarkeit ist demnach eine über verschiedene Settings, Methoden und Messzeiträume hinweg zufrieden stellende Vorhersagefähigkeit. Diese Forderung ist für den STRATIFY jedoch keineswegs gegeben. So finden sich nach einer DOR von 62 und 95 in der Entwicklungsstudie (Oliver et al. 1997) bei späteren Untersuchungen DORs zwischen 0,3 (Jester et al. 2005) und 12,9 (Milisen et al. 2007). Angesichts der wenig überzeugenden Vorhersagefähigkeiten fällt es demnach schwer, von einem generalisierbaren Instrument zu sprechen.

Der STRATIFY wurde bisher nicht in einem RCT auf seinen Nutzen und seine Sicherheit bzw. seine Unbedenklichkeit untersucht.

5.3.6 Fazit

Das exemplarisch gesichtete STRATIFY-Assessmentinstrument wurde über einen Zeitraum von mehr als zehn Jahren in mehreren Studien auf seine Fähigkeit, Sturzgefährdete zu identifizieren, untersucht. Auch die erst kürzlich erschienenen Studien (Kim et al. 2007, Vassallo et al. 2008) erfüllen nicht alle Kriterien, die an diagnostische Genauigkeitsstudien gestellt werden. Die Genauigkeit des STRATIFY ist unbefriedigend und sein klinischer Nutzen ist unklar, da bislang nicht untersucht.

Das Ergebnis der hier vorliegenden Analyse ist keinesfalls eine Ausnahme. Auch für den Tinetti-Test, der ebenfalls seit vielen Jahren in etlichen Studien getestet wurde und einen weiten Verbreitungsgrad hat, können ähnliche Aussagen getroffen werden (Köpke et al. 2006).

In einer systematischen Übersichtsarbeit haben wir kürzlich die Studien zu 28 pflegerischen Sturzassessmentinstrumenten analysiert (Köpke et al. im Druck). Die methodische Qualität der Arbeiten war durchgehend limitiert. Sechs der eingeschlossenen Studien verglichen die strukturierte pflegerische bzw. klinische Einschätzung mit der Einschätzung durch ein Instrument. Eine Überlegenheit der einen über die andere Methode konnte nicht gezeigt werden. In der kürzlich von Vassallo et al. (2008) publizierten Studie erwies sich die klinische Beobachtung und klinische Einschätzung als überlegen in der Identifizierung Sturz-gefährdeter Patienten verglichen mit der Benutzung der Sturzrisikoskalen STRATIFY und Downton Index. Jedoch wurde für alle drei Verfahren eine sehr limitierte diagnostische Genauigkeit festgestellt.

Keines der gesichteten Instrumente war auf seinen klinischen Nutzen und seine klinische Sicherheit untersucht, d. h. nicht einmal war untersucht worden, ob die Benutzung eines Assessments zur Einschätzung des Sturzrisikos tatsächlich zur Verbesserung der Ergebnisse geführt hat, zu einem Vorteil für die Patienten oder Bewohner.

Anders ausgedrückt: Inwieweit die eigentlich Intention der Instrumente überhaupt realisiert werden kann, nämlich Stürze und sturzbedingte Verletzungen zu vermeiden, ist nicht bekannt.

Ein eigenes, kürzlich abgeschlossenes RCT hat keinen Beleg für einen klinischen Nutzen des Einsatzes einer Sturzrisikoskala im Vergleich zur alleinigen pflegerischen Einschätzung erbracht (Köpke et al. 2008). Aus klinischer Sicht kann somit keine Empfehlung für die Benutzung des STRATIFY oder eines vergleichbaren Instrumentes getroffen werden.

Mit dieser Schlussfolgerung befinden wir uns nunmehr in guter Gesellschaft mit dem Wissenschaftler, der einst den STRATIFY entwickelte (Oliver et al. 2008). In seinem kürzlich publizierten Editorial fragt David Oliver (2008) in Bezug auf Assessmentinstrumente zur Einschätzung des Sturzrisikos im Krankenhaus: »Time to put them to bed?«

Literatur

Borchelt, M., Loos, S., Fleischhauer, C., Schiffhorst, G. & Poser, D. (2006). Benchmarking und Best Practice: Modellprojekt Gemidas-QM. Geriatrie Journal, 5, 33–37.
Coker, E. & Oliver, D. (2003) Evaluation of the STRATIFY falls prediction tool on a geriatric unit. Outcomes Management, 7, 8–16.
Ganz, D., Bao, Y., Shekelle, P. & Rubenstein, L. (2007). Will my patient fall? Journal of the American Medical Association, 297, 77–86.
Gluud, C. & Gluud, L. (2005). Evidence based diagnostics. British Medical Journal, 330, 724–726.
Haines, T., Hill, K., Walsh, W. & Osborne, R. (2007). Design-related bias in hospital fall risk screening tool predictive accuracy evaluations: systematic review and meta-analysis. The Journals of Gerontology. Series A, Biological Sciences and Medical Sciences, 62, 664–672.
Heinze, C., Lahmann, N. & Dassen, T. (2002). Sturzhäufigkeit in deutschen Kliniken. Gesundheitswesen, 64, 598–601.
Jester, R., Wade, S. & Henderson, K. (2005). A pilot investigation of the efficacy of falls risk assessment tools and prevention strategies in an elderly hip fracture population. Journal of Orthopaedic Nursing, 9, 27–34.
Justice, A., Covinsky, K. & Berlin, J. (1999). Assessing the generalizability of prognostic information. Annals of Internal Medicine, 130, 515–524.
Kiely, D., Kiel, D., Burrows, A. & Lipsitz, L. (1998). Identifying nursing home residents at risk of falling. Journal of the American Geriatrics Society, 46, 551–555.
Kim, E.A., Mordiffi, S.Z., Bee, W.H., Devi, K. & Evans, D. (2007). Evaluation of three fall-risk assessment tools in an acute care setting. Journal of Advanced Nursing, 60, 427–435.
King, M. & Tinetti, M. (1995). Falls in community-dwelling older persons. Journal of the American Geriatrics Society, 43, 1146–1154.
Knottnerus, J., van Weel, C. & Muris, J. (2002). Evaluation of diagnostic procedures. British Medical Journal, 324, 477–480.
Köpke, S. & Meyer, G. (2006). The Tinetti test – Babylon in geriatric assessment. Zeitschrift für Gerontologie und Geriatrie, 39, 288–291.

Köpke, S. & Meyer, G. (2008). Vorhersage des Sturzrisikos – Instrumenten-basierte Einschätzung im Vergleich zur pflegerischen Einschätzung, in: Schaeffer, D., Behrens, J., Görres, S. (Hrsg.). Optimierung und Evidenzbasierung pflegerischen Handelns. Ergebnisse und Herausforderungen der Pflegeforschung. Juventa, Weinheim, 290–307.

Köpke, S. & Meyer, G. (im Druck) Sturzassessment in der Pflege. Haben Instrumente zur Einschätzung der Sturzgefährdung einen zusätzlichen Nutzen gegenüber der pflegerischen Einschätzung? In: Reuschenbach, B., Mahler, C. (Hrsg.). Handbuch pflegebezogener Assessment-Methoden. Hans Huber, Bern, Göttingen, Toronto, Seattle.

Milisen, K., Staelens, N., Schwendimann, R., De Paepe, L., Verhaeghe, J., Braes, T., Boonen, S., Pelemans, W., Kressig, R. & Dejaeger, E. (2007). Fall prediction in inpatients by bedside nurses using the St. Thomas's Risk Assessment Tool in Falling Elderly Inpatients (STRATIFY) instrument: a multicenter study. Journal of the American Geriatrics Society, 55, 725–733.

Myers, H. (2003). Hospital fall risk assessment tools: a critique of the literature. International Journal of Nursing Practice, 9, 223–35.

Oliver, D., Britton, M., Seed, P., Martin, F. & Hopper, A. (1997). Development and evaluation of evidence based risk assessment tool (STRATIFY) to predict which elderly inpatients will fall: case-control and cohort studies. British Medical Journal, 315, 1049–1053.

Oliver, D. & Masud, T. (2004). Preventing falls and injuries in care homes. Age and Ageing. 33, 532–535.

Oliver, D. (2008). Falls risk-prediction tools for hospital inpatients. Time to put them to bed? Age and Ageing, 37, 248–250.

Oliver, D., Papaioannou, A., Giangregorio, L., Thabane, L., Reizgys, K. & Foster, G. A. (2008). A systematic review and meta-analysis of studies using the STRATIFY tool for prediction of falls in hospital patients: how well does it work? Age and Ageing, 37, 621–627.

Papaioannou, A., Parkinson, W., Cook, R., Ferko, N., Coker, E. & Adachi, J. (2004). Prediction of falls using a risk assessment tool in the acute care setting. BMC Medicine, 2, 1–7.

Perell, K., Nelson, A., Goldman, R., Luther, S., Prieto-Lewis, N., Rubenstein, L. (2001). Fall risk assessment measures: an analytic review. The Journals of Gerontology. Series A, Biological Sciences and Medical Sciences, 56, M761–766.

Renteln-Kruse, W. & Krause T. (2004). Sturzereignisse geriatrischer stationärer Patienten. Zeitschrift für Gerontologie und Geriatrie, 37, 9–14.

Riddle, D. & Stratford, P. (1999). Interpreting validity indexes for diagnostic tests: an illustration using the Berg balance test. Physiotherapy, 79, 939–948.

Rubenstein, L. (2006). Falls in older people: epidemiology, risk factors and strategies for prevention. Age and Ageing, 35 (Suppl 2), ii37–ii41.

Rubenstein, L. & Josephson, K. (2002). The epidemiology of falls and syncope. Clinics in Geriatric Medicine, 18, 141–158.

Scott, V., Votova, K., Scanlan, A. & Close, J. (2007). Multifactorial and functional mobility assessment tools for fall risk among older adults in community, home-support, long-term and acute care settings. Age and Ageing, 36, 130–139.

Smith, J., Forster, A. & Young, J. (2006). Use of the ›STRATIFY‹ falls risk assessment in patients recovering from acute stroke. Age and Ageing, 35, 138–143.

Tinetti, M. (2003). Clinical practice: preventing falls in elderly persons. New England Journal of Medicine, 348, 42–49.

Van Weel, C., Vermeulen, H. & van den Bosch, W. (1995). Falls, a community care perspective. Lancet, 345, 1549–1551.

Vassallo, M., Poynter, L., Sharma, J.C., Kwan, J. & Allen, S.C. (2008). Fall risk-assessment tools compared with clinical judgment: an evaluation in a rehabilitation ward. Age and Ageing, 37, 277–281.

Vassallo, M., Stockdale, R., Sharma, J., Briggs, R. & Allen, S. (2005). A comparative study of the use of four fall risk assessment tools on acute medical wards. Journal of the American Geriatrics Society, 53, 1034–1038.

Wijnia, J., Ooms, M. & van Balen, R. (2006). Validity of the STRATIFY risk score of falls in nursing homes. Preventive Medicine, 42, 154–157.

Wyatt, J. & Altman, D. (1995). Prognostic models: clinically useful or quickly forgotten? British Medical Journal, 311, 539–541.

6 Der Versuch einer Ordnung von Instrumentenarten

Michael Isfort

6.1 Einleitung

Instrumente, wie sie in diesem Buch zusammengestellt wurden, sind das Ergebnis von Versuchen, aus einer potenziell unbegrenzten Anzahl möglicher Informationen über einen Patienten jene herauszufiltern und zu ordnen, die zu einer systematischen Einschätzung bestimmter Merkmale oder sogar zur Gruppenbildung verwendet werden können.

Einzelinformationen und die Kenntnis individueller Einstellungen, wie sie beispielsweise für eine Biografiearbeit oder aber bei umfassenden Anamnesen erhoben werden, sind in ihrem Aussagegehalt spezifisch und individuell. Aus den Einzelinformationen können keine generellen abgeleitet werden. Ihr Nutzen besteht in der individuellen Fallsteuerung und Therapie eines Patienten. Die gewonnenen Informationen sind Ausgangspunkte für persönliche Beratung und Pflege.

Möchte man aber allgemeine Aussagen, z. B. über eine Zunahme der Pflegebedürftigkeit bei Krankenhauspatienten in den vergangenen Jahren, machen, so sind die Einzelfälle weniger wichtig. Es zählt die statistische Ausweisung der Summe aller Patienten, die mit ähnlichen Merkmalen und Ausprägungen Hinweise auf einen hohen vorliegenden Pflegebedarf oder auf geringere Fähigkeitseinschränkungen hatten. Hier stellt sich die Frage, mit welchem Instrument welche Dimensionen von Pflegebedürftigkeit gemessen werden kann und wie die Messungen in Bewertungen und die gesammelten Bewertungen schließlich zu Gruppen zusammengeführt werden können.

> Grundlage einer Gruppenbildung ist dabei die Annahme, dass es Merkmale gibt, die nicht individuell, sondern personenübergreifend vorhanden sind, die ähnlich bewertet und in einer gemeinsamen Gruppe beschrieben werden können.

Gruppierte Informationen werden benötigt, um Bericht zu erstatten, zu steuern, zu finanzieren und zu planen. Solche Formen der gruppierten Informationen werden international in Form von Patientenklassifikationen oder kurz PCS (Patient Classification Systems) ausgedrückt.

6.2 Entwicklung von Patientenklassifikationssystemen (PCS)

Historisch betrachtet kann die Entwicklung von Patientenklassifikationen bis in die 1950er Jahre zurückverfolgt werden. Fagerström beschreibt als einen der ersten Versuche die Bemühungen im Walter Reed Army Hospital in Washington D.C. (Fagerström & Engberg 1998). Hier wurden Patienten in vier Schweregrade oder Kategorien eingeteilt: »intense«, »moderate«, »minimal« und »supporting care«. Mit einer solchen frühen Patientenklassifikation wurden sehr grob unterschiedliche pflegerische Unterstützungsklassen beschrieben.

Betrachtet man es genau, so stellt man jedoch fest, dass es sich bei dem Wort »Patientenklassifikation« um einen Sammelbegriff für höchst unterschiedliche Systeme der Einteilung und Einschätzung von Patienten handelt.

> Eine Definition bezüglich wesentlicher Merkmale eines Patientenklassifikationssystems gibt Fischer (1997): »Ein Patientenklassifikationssystem (PCS) ist eine systematische Ordnung von Patientenkategorien mit Bezeichnungen und Definitionen. Die Definitionen stellen den Bezug zu den Kategorisierungskriterien her (z. B. Diagnosen, Prozeduren und Alter).«

Es müssen also eindeutige (definierte) Kriterien vorliegen, die zur Zuordnung in eine Kategorie führen. Damit muss bei einer guten Patientenklassifikation die Möglichkeit bestehen, dass die Information unabhängig vom Einschätzenden zu einer bestimmten Kategorie führt. Das bedeutet, die Kategorienbildung funktioniert letztlich personenunabhängig. Sie ist somit wenig störanfällig gegen persönliche Meinungen. Dazu müssen die definierenden Kriterien sehr klar und eindeutig beschrieben sein. Nur so können sinnvoll gruppierte und abstrakte Kennzahlen gewonnen und verglichen werden.

Eine einheitliche Verwendung des Begriffs der Patientenklassifikation liegt jedoch trotz dieser Definition nicht vor, weil mit Patientenklassifikationen sehr unterschiedliche Gruppenbildungen angestrebt werden, die jeweils andere Aussagen tätigen und daher auch andere Daten als Ausgangsbasis verwenden.

Ziele einer Gruppenbildung und damit Patientenklassifikation können sein:
- die Kosten des Patientenfalls (Diagnosis Related Group/Episode Treatment Group),
- der klinische Schweregrad/die Stadien einer Erkrankung (Disease Staging/T/N/M/CDC-Klassen),
- die klinisch-medizinisch-pflegerische Behandlungsintensität (Therapeutic Intervention Scoring System/Patient Intensity for Nursing Index/Nine Equivalent of nursing Manpower use Score),

- das zu erwartende Behandlungsergebnis (Nursing Outcomes Classification/Acute Physiology And Chronic Health Evaluation III/Mortality Probability Model),
- der Grad einer Fähigkeitseinschränkung (Functional Independence Measure/Pflegeabhängigkeitsskala/Barthel-Index),
- die Menge und Art der erbrachten pflegerischen Leistungen (Leistungserfassung in der Pflege/DocuMix/Nursing Activity Score),
- die Menge und Art der Pflegeanlässe (NANDA-Pflegediagnosen/European nursing Pathways/International Classification for Nursing Practice),
- die Belastung auf Seiten der Gesundheitsarbeiter (PICLEL-Behavior Rating).

Es stehen unterhalb dieses Komplexitätsgrades noch eine Vielzahl von einzelnen Instrumenten (Assessmentinstrumenten) und Verfahren zur Verfügung (Halek 2003), die jeweils einzelne Risiken (Stürze, Thrombosen, Suizidrisiko etc.) oder Sachverhalte (Zahnstatus, Zustand der Schleimhaut der Mundhöhle, Wundstadien etc.) beim Patienten erfassen und eindeutig beschreiben. Mit diesen Assessments werden Einzelrisiken abgebildet und es werden epidemiologische Daten hinsichtlich Prävalenz und Inzidenz von Ereignissen gewonnen.

Beispiele für diese einzelnen Risikoassessments wäre die Braden-Skala zur Einschätzung des Risikos, eine Dekubitalulzeration zu erleiden (Kottner et al. 2008). Zu erwähnen sind auch die in diesem Buch diskutierten Instrumente, die eine Mangelernährung oder mangelnde Nährstoffversorgung eines Patienten ermitteln sollen (Schreier 2007). Daneben liegen auch Instrumente und Verfahren in der Pflege vor, die primär zum Ziel haben, beratungsrelevante Aspekte komplexer Problemlagen zutage zu führen. Hier kann z. B. das BIZA-D genannt werden, ein Instrument zur Erfassung der Angehörigenbelastung von Demenzerkrankten (Zank et al. 2008).

Es existieren darüber hinaus auch weitere komplexere Instrumente, die umfassend Problembereiche der allgemeinen Versorgung ermitteln und als Grundlage für klinische Entscheidungen oder für einzelne pflegerische Planungen der weiteren Versorgung dienen. Solche Instrumente sind beispielsweise das CANE (The Camberwell Assessment of Need for Elder people). Zu diesen Verfahren existieren gute Übersichten (Australien Institute for primary Care (AIPC) 2004; Wingenfeld et al. 2007). Instrumente der Einschätzung dieser Art wurden in diesem Buch ebenso berücksichtigt wie Instrumente, die tatsächlich eine Patientenklassifikation ermöglichen.

In den vergangenen Jahren sind vielfach Anstrengungen unternommen worden, um Instrumente und Verfahren für eine Patientenklassifikation zu entwickeln. Die in Deutschland entscheidende ist sicher die Entwicklung der diagnosenbezogenen Fallgruppen in der Medizin, die die Grundlage des Finanzierungssystems der Krankenhäuser darstellen (G-DRGs). Aber nicht alle Verfahren haben als Ziel, in eine Patientenklassifikation und damit eine verdichtete und zugleich abstraktere Form der Datenpräsentation einzumünden.

6.2.1 Schwierigkeiten bei der Verwendung von Patientenklassifikationssystemen (PCS)

An dieser Stelle sei auf einige Probleme bei der Anwendung von Patientenklassifikationen hingewiesen: So existiert zum Beispiel eine undeutliche sprachliche Abgrenzung im Pflegebereich bezüglich der Nutzung der Begrifflichkeit »Klassifikation«.

Die als »Pflegeklassifikationen« bezeichneten komplexen Verfahren der Benennung von Teilbereichen des Pflegeprozesses (z. B. NANDA-Pflegediagnosen), (Berger 2008), International Classification for Nursing Practice (ICNP), (Tackenberg 2007), European Nursing Pathways (ENP), (Wieteck 2004)) sind ihrer Ausrichtung nach eher sprachliche Beschreibungen (Terminologien) als standardisierte Instrumente, die zwangsläufig zu einer stabilen Patientenklassifikation führen. Es sollen individuelle Probleme und Interventionen im Rahmen des Pflegeprozessmodells abgebildet werden. In aller Regel fehlen die personenunabhängigen Zuordnungsregeln bzw. sind die Kriterien nicht so scharf abgegrenzt, dass sie unabhängig vom Einschätzenden funktionieren. Das zeigt sich im Endeffekt daran, dass z. B. unterschiedliche Pflegende bei gleichen Patienten zu jeweils unterschiedlichen Pflegediagnosen kommen können und nicht selten auch kommen (Müller-Staub 2007).

Mit diesem in der Literatur beschriebenen Potenzial zur Ungenauigkeit eignen sich die komplexen Pflegeklassifikationsbeschreibungen jedoch nicht so gut, um eine stabile Patientenklassifikation zu begründen. Teilbereiche dieser Verfahren können zu einer Klassifizierung (z. B. durch hinterlegte Zeitwerte einer Intervention) führen.

> Im Kern sollen die »Pflegeklassifikationen« eher zur Beschreibung der Pflege und somit zu einer gemeinsamen Verständigung über Pflege beitragen.

Dieses Problem der Genauigkeit kann und sollte jedoch nicht nur auf die pflegerischen Patientenklassifikationen beschränkt werden. So stellt sich auch bei ärztlichen Diagnosen aus der ICD-10 oder dem psychiatrischen DSM-IV die Frage, wie eindeutig und personenunabhängig hier zugeordnet wird und werden kann. Diskussionen z. B. um die Häufigkeit fehlerhafter Diagnosen bei älteren Menschen mit demenziellen Erkrankungen verdeutlichen dies. Je schwieriger und komplexer der zu ermittelnde Sachverhalt und je uneindeutiger oder komplexer die Kriterien sind, desto schwieriger ist auch die Zuordnung und desto vorsichtiger muss am Ende mit aggregierten Daten umgegangen werden.

Bei einer personenunabhängigen Zuordnung und Gruppierung sind daher Instrumente, die bestimmte einzelne Fähigkeiten in unterschiedlichen Ausprägungsgraden beschreiben (kann Treppensteigen, kann nur auf der Ebene laufen), genauer. Werden die Ausprägungen in solchen Systemen bewertet und summiert, erfolgt nicht selten eine Gruppenbildung auf der Basis eines Summenscores. Die Daten können verglichen werden. Doch auch hier ist Vorsicht geboten bei der Summierung von Werten, denn methodisch werden dabei nicht selten unterschiedliche Dimensionen gleich gewichtet addiert (Bartholomeyczik 2007). Damit wird aber implizit vorausgesetzt, dass alle erhobenen Dimensionen die gleiche Einflussstärke auf das zu klassifizierende Ergebnis haben und demnach auch gleich bedeutend sein müssten. Dies wird jedoch selten überprüft. Bekannt ist hingegen z. B., dass kognitive Einbußen und fehlende Mobilität auf Pflegeabhängigkeit einen weitaus größeren Einfluss haben als z. B. die Fähigkeit, allein Nahrung zu sich zu nehmen oder andere Lebensaktivitäten (Soeken et al. 1991; Arling et al. 2003). Mit diesen und ähnlichen Schwierigkeiten in der Differenzierung beschäftigen sich aber derzeit noch zu wenige Studien.

Eine weitere Schwierigkeit taucht auf, wenn man sich Modelle anschaut, die zum Ziel haben eine Patientenklassifikation mit Aussagen bezüglich des pflegerischen Aufwandes (meist gemessen in Zeit) zu konstruieren. Untersuchungen, in denen gleiche Patienten mit unterschiedlichen Patientenklassifikationen eingestuft wurden, führten meist zu unterschiedlichen Ergebnissen (O'Brien-Pallas et al. 1989; O'Brien-Pallas et al. 1992). Hier stellt sich die Frage nach der Validität.

6.2.2 Eine Typologie von Patientenklassifikationssystemen (PCS)

Im Rahmen dieses Buches soll eine Typologie vorgestellt werden, die eine wesentliche Ergänzung zu bisherigen Ordnungssystemen von Instrumenten darstellt und diese vielleicht sogar ablösen kann. So vielfältig die Versuche sind, Patientenklassifikationssysteme zu entwickeln, so einfach ist bislang die Einteilung. Sie werden in der Literatur meist nur in zwei Arten unterschieden: Prototypenmodell und Faktorenmodelle (Giovannetti 1979).

> **Prototypenmodelle** gehen dabei von Merkmalsbeschreibungen aus, die ein Patient typischerweise in einer bestimmten Kategorie aufweist. Faktorenmodelle gehen dagegen von beschriebenen Leistungen aus, die für einen Patienten erbracht werden.
>
> **Faktorenmodelle** werden in der Pflege häufiger verwendet als Prototypenmodelle. Gewichtete Leistungen (auf der Basis von beschriebenen Hilfeleistungen in den ADL-orientierten Scores (Z. B. Arling 1987)) oder auch Einzelleistungserfassungen (LEP) (Brügger 2001) können dieser Gruppe zugeordnet werden.

Die unterschiedlichen Strömungen und unterschiedlichen Instrumente systematisch zusammenzufassen, erscheint bislang eher problematisch. Baumberger kommt, Thompson und Diers folgend, zu dem Schluss: »Eine Klassifikation der Messinstrumente wird durch eine beinahe grenzenlose Anzahl an Vorgehensweisen verkompliziert, mit denen die Messinstrumente konstruiert und zusammengetragen worden sind.« (Baumberger 2001)

Die an dieser Stelle vorgestellte Typologie beschränkt sich in ihrer Aussagemöglichkeit auf Verfahren und Instrumente, die einen Bezug zum pflegerischen Aufwand herstellen oder herstellen sollen.

Reine Risikoassessments sind hier ebenso wenig zuzuordnen wie Verfahren, die beratungsrelevante Aspekte komplexer Problemlagen ermitteln sollen.

> Patientenklassifikationssysteme, wie sie hinsichtlich der Bemessung von Pflegepersonal verwendet werden, lassen sich wie folgt definieren: »Pflegeleistungsbezogene Patientenklassifikationssysteme (PCS) sind personenunabhängige Gruppenbildungen, die auf der Basis von eindeutigen Zuordnungsregeln tätigkeits- oder patientenbezogene Merkmale unter dem spezifischen Fokus einer ökonomischen Bewertung der Pflege zusammenführen.« (Isfort 2008)

Die Klassen in der Typologie stellen keinen evolutionären Entwicklungsweg dar. Jedoch wird damit eine Zunahme des Komplexitätsgrads zum Ausdruck gebracht. So ist die Klasse 1 in der Typologie weniger komplex als die Klasse 4. Andererseits ist auch die Konstruktion, das heißt, die »Entwicklung und Herstellung« eines solchen Systems mit zunehmendem Komplexitätsgrad anspruchsvoller.

Mit der Zunahme der Komplexität steigt aber zugleich auch die Erklärungsmöglichkeit an. Die Klassen symbolisieren also die unterschiedliche Erklärungsreichweite, die mit dem PCS erzielt werden kann. Die Untergruppen zeigen die unterschiedliche Komplexität in der Entwicklung auf. Vor dem beschriebenen Hintergrund handelt es sich um ein komplexitäts- und erklärungsdifferenzierendes Klassenmodell.

Die Frage nach der Qualität in der Konstruktion eines einzelnen Verfahrens kann nicht auf der Basis der Zuordnung zu einer Klasse geschehen. Hier bedarf es der genauen Analyse und Sichtung des Instrumentes selbst und der Analyse der Güte der Konstruktion zugrunde liegenden Studien. Die Klassen sind also nicht zu verwechseln mit Qualitätsbeschreibungen. Auch kann nicht per se von einem größeren Nutzen eines Verfahrens aus einer höheren Klasse ausgegangen werden. Die Frage nach dem Einsatz eines Verfahrens klärt sich ausschließlich über die Frage, welche Erklärungsbreite die Daten haben sollen und welche Ausgangsfrage beantwortet werden soll.

Tabelle 39: Typologien von PCS.

Klasse	Typenbezeichnung	Zentrale Merkmale
1a	Kennzahlen ohne Leistungsbezug	Es werden keine Aussagen zu Leistungen gemacht, sondern allgemeine Kennzahlen und Relationen verwendet
1b	Kennzahlen mit Intensitätsbezug	Es werden Aussagen zu unterschiedlichen Intensitäten (medizinisch/pflegerisch) oder Fähigkeitseinschätzungen bei Patienten gemacht.
2a	PCS mit Leistungsbezug rechnerisch oder experimentell	Es werden einzelnen Leistungen oder Kennzeichengruppen Normwerte zugeordnet oder es werden einzelne Leistungszeiten gemessen
2b	PCS mit begründetem Leistungsbezug	Es werden die rechnerisch gegebenen oder experimentell ermittelten Zeiten durch Zustandsbeschreibungen begründet oder Kombinationen aus beidem verwendet
3a	PCS mit Fallbezug über Leistungsdifferenzierung	Der gesamte Fallaufwand wird durch unterschiedliche Leistungsbündel erklärt
3b	PCS mit Fallbezug über Zustands- oder Kombinationsdifferenzierung	Der Fallaufwand wird durch zustandsbezogene oder durch leistungs- und merkmalskombinatorische Systeme erklärt
4	PCS mit Qualitätsbezug	Fallbezogene Leistungsprofile werden mit Ergebnissen in Verbindung gebracht

Im Folgenden werden die einzelnen Klassen in ihrer Bedeutung beschrieben und inhaltlich erläutert.

Klasse 1a: Kennzahlen ohne Leistungsbezug

Kennzahlen ohne Leistungsbezug sind Daten, wie sie z. B. in allgemeinen Statistiken zum groben Vergleich von Versorgungsstrukturen unterschiedlicher Länder verwendet werden. Relationszahlen (Patientenzahl pro Pflegekraft, Bettenzahl pro Pflegekraft, Fluktuationsraten, Ärzte pro Einwohnerzahl, Ärzte pro Quadratkilometer oder Fachkraftquoten) sind typische Beispiele für Daten dieser Klasse. Mit ihnen kann jedoch weder eine Aussage über das tatsächliche Leistungsgeschehen der Mitarbeiter in einer Institution getroffen werden, noch lässt sich von ihnen eine Notwendigkeit, Qualität oder Angemessenheit einer Personalmenge ableiten. Personalbemessung kann somit nicht auf der Basis dieser Daten erfolgen. Dies ist bedeutsam, denn Diskussionen über feste Quoten sind auch in Deutschland immer wieder im Gange. Die Festlegung ist jedoch rein politischer Art und kann inhaltlich nicht empirisch begründet oder ermittelt werden.

Klasse 1b: Kennzahlen mit Intensitätsbezug

Patientenklassifikationssysteme mit Intensitätsbezug fokussieren typischerweise den Patienten und unterteilen ihn in Schweregrade oder Abhängigkeitsgruppen. Klassen der Pflegeintensität (bspw. Patient Intensity for nursing Index) (Prescott 1991), der Patientenfähigkeiten (bspw. Barthel-Index) (Lübke 2001) oder Pflegeabhängigkeitsskala) sind typisch. Wird pflegerischer Aufwand abgebildet, so erfolgt dies auf der Ebene der Einschätzungen (z. B. »high care«, »intermediate care«, »low care« oder ähnlichen Gruppenbildungen). Es kann auch in dieser Klasse noch zur Verwendung von Index- und Relationszahlen kommen. Beispiele für Kennzahlen mit Intensitätsbezug sind im Intensivpflegebereich die Berechnung von Patientenpunkten pro Pflegekraft, die mit dem Therapeutic Intervention Scoring System (TISS) (Cullen 1974) erhoben werden. Eine Personalbemessung lässt sich auch auf der Basis dieser Kennzahlen nicht vornehmen, weil sie keinen Bezug zum gemessenen und tatsächlichen Aufwand herstellen.

Klasse 2a: Patientenklassifikationssystem mit Leistungsbezug

Ab der Klasse 2 werden konkrete Leistungsdaten berücksichtigt und damit im Rahmen der Patientenklassifikation Aussagen zum Leistungsgeschehen möglich. In einem Patientenklassifikationssystem der Klasse 2a werden Leistungszeiten über gemessene Einzeltätigkeiten ermittelt oder über ausgewählte Tätigkeitslisten. So werden z. B. einer Auswahl von beschriebenen Tätigkeiten standardisierte Zeiten (Normwerte) zugeordnet. Diese basieren auf Erfahrungen von Experten, Vergleichen mit anderen Pflegeleistungen oder auf Aushandlungen und somit Konsensprozessen. Ein Beispiel für ein solches Verfahren ist die Pflegeversicherung mit ihrem System der Pflegestufen. Auf der Basis addierter Einzelleistungszeiten in unterschiedlichen Lebensaktivitäten werden Zeitgruppen ermittelt und es erfolgt eine Personalbemessung durch Addition der Zeitwerte. Ein anderes Verfahren der Klasse 2a ist die in Deutschland weiterhin angewendete Pflege-Personalregelung (PPR) (Schöning 1995). Gemeinsam ist diesen Verfahren, dass nur einzelne ausgewählte Tätigkeiten betrachtet werden und zu einer Gruppierung führen.

Diesen Systemen stehen andere, ebenfalls auf normativen Werten beruhende, einzelleistungsbezogene Verfahren mit hohem Detaillierungsgrad gegenüber. Das in Deutschland bekannteste Verfahren dieser Art ist das schweizerische System für die Leistungserfassung in der Pflege (LEP). Angewandt wird in Deutschland auch das DocuMix-System (Lanz 2001), das auf der Erhebung von Einzelleistungen auf der Basis von Ist-Zeiten beruht. Die mit diesen Verfahren gewonnenen differenzierten Leistungsdaten ermöglichen jedoch keine Begründung der Tätigkeiten und lassen damit auch nicht zu, Qualitätsfragen zu klären oder Aussagen über die Angemessenheit der zusammengetragenen Leistungsdaten zu machen.

Klasse 2b: Patientenklassifikationssysteme mit begründetem Leistungsbezug

Ein System aus der Klasse 2b weist über den reinen Leistungsbezug hinaus noch Merkmale auf, die eine Leistung begründen oder verstehbar machen. Somit kann eine Plausibilitätsprüfung der durchgeführten Leistungen in Betracht gezogen werden. Das geschieht durch die Kombination der Leistungsbeschreibungen mit Beschreibungen, die auf patientenbezogenen Merkmalen beruhen. Das sind zum Beispiel Aspekte hinsichtlich seiner Fähigkeiten oder Vorlieben etc. Ein Beispiel für ein System der Klasse 2b ist das Resident Assessment Instrument (RAI). In einem Initialassessment (MDS) werden zahlreiche bewohnerbezogene Zustandsdaten erhoben (Begründung). Im Berechnungsteil (RUG III) werden tagesbezogene Kosten auf der Basis von Leistungskomplexen genutzt und dem Patienten zugeordnet. Die erhobenen Zustandsdaten dienen hier jedoch nur auszugsweise als Ausgangspunkt einer Zuordnung.

Ein weiteres Beispiel für ein System dieser Klasse ist das PLAISIR-Verfahren in der Altenpflege (Plaisir = Planification informatisée des Soins Infirmiers Requis) (Berthou 2002), das in einigen deutschen, aber vor allem auch in schweizerischen Einrichtungen eingesetzt wird oder wurde. In einem umfassenden Erhebungsbogen werden patienten- bzw. bewohnerbezogene Merkmale erfasst. Ausgangspunkt des anschließenden Berechnungsverfahrens sind jedoch die erbrachten Leistungen und deren aufgetretene Häufigkeit. Die Leistungen sind dabei mit normativen Zeitwerten hinterlegt und die erhobenen Patientenmerkmale dienen einem »Reviewer«, der die Angaben auswertet, als Möglichkeit für eine Plausibilitätsüberprüfung.

Klasse 3a: Patientenklassifikationssysteme mit Fallbezug über Leistungsdifferenzierung

Die Klasse 3 markiert einen qualitativen Sprung in der Entwicklung, denn sie baut auf einem grundsätzlich anderen Erhebungsmodell auf. Es werden nicht mehr einzelne Leistungen betrachtet oder der tagesbezogene Aufwand bemessen, sondern der Aufwand eines gesamten Falls. Fallbezug heißt, dass Leistungsdaten des gesamten Versorgungsprozesses eines Patienten berücksichtigt und differenziert werden. Fallbezug heißt nicht, dass einzelne Tagespauschalen addiert werden, denn die Schwankungen zwischen den Tagen können beträchtlich sein. Bei Systemen der Klasse 3a wird der Gesamtaufwand an Zeit für den Fall ausschließlich anhand des unterschiedlichen Auftretens von Leistungen erklärt. Es sind also empirisch gemessene Leistungsmuster vorhanden, die zu einer anderen Gruppenordnung führen. So kann zum Beispiel ein Patient, der gelagert und dem häufig Essen angereicht wurde, ein anderer Fall sein als ein Patient, der nur mobilisiert wurde und der keine der anderen Leistungen erhalten hat. Die Zusammenhänge zum Zeitaufwand werden bei Verfahren aus dieser Klasse nicht mehr angenommen oder argumentativ vertreten, sondern müssen gemessen und überprüfbar sein. Sie werden auf der Ebene von Fallgruppen beschrieben. Grundsätzlich können die gemessenen Fallzeiten bei dieser Klasse zwar nach ihrer Entstehung differenziert, jedoch nicht begründet werden.

Klasse 3b: Patientenklassifikationssysteme mit Fallbezug über Zustands- oder Kombinationsdifferenzierung

Eine noch höhere Stufe der Komplexität stellen Systeme der Klasse 3b dar. Grundlage aller Fallgruppenbeschreibung sind auch hier die gesamte Fallzeit und nicht mehr Minuten für einzelne Tage oder einzelne Leistungen. In PCS der Klasse 3b werden die Fallzeiten nicht mehr nur alleinig anhand der aufgetretenen Leistungsmuster der Leistungserbringer erklärt, sondern es werden die aufgewandten Fallzeiten ausschließlich oder zusätzlich anhand eines definierten Patientenzustandes beschrieben. Es sind also Kombinationen zwischen einzelnen Zustandsvariablen (kognitiv eingeschränkt) und Leistungsdaten vorstellbar (Hilfestellung bei Nahrungsaufnahme, Lagerung etc.) Für eine Konstruktion im Pflegebereich kommen als Zustandsvariablen verschiedene Merkmale (Variablen) in Betracht. Denkbar wären z. B. Daten aus Erhebungen der Pflegeabhängigkeit oder einzelne sehr stabile Pflegediagnosebeschreibungen. In der Pflege gibt es derzeit kein vorliegendes Patientenklassifikationssystem der Klasse 3b. Sie sind jedoch das aktuelle gesundheitsökonomische Maß der Dinge. Ein Beispiel für ein merkmalskombinatorisches Klassifikationssystem der Klasse 3b sind die Diagnosis Related Groups (G-DRGs), die sowohl patientenbezogene Merkmale (Diagnosen) als auch leistungsbezogene Aussagen (Prozeduren) berücksichtigen, um den Aufwand, ausgedrückt in Kosten, zu beschreiben und aufzuklären.

Klasse 4: Patientenklassifikationssysteme mit Qualitätsbezug

Die konsequente Weiterentwicklung und höchste Stufe in dieser Typologie ist die Klasse 4. Diese geht von einem ergebnisorientierten Ansatz aus und kombiniert den leistungsbezogenen Fallbezug mit Qualitätsbeschreibungen. Der Erklärungsgrad von Patientenklassifikationssystemen der Klasse 3 hat schließlich da seine Grenze, wo gefragt wird, ob die aufgewendete Zeit auch der entspricht, die notwendig war oder gewesen wäre. Eine Unter- oder Überversorgung muss ausgeschlossen werden. Dies kann jedoch nicht ohne Daten hinsichtlich erzielter Ergebnisse oder eingehaltener Qualitätsstandards erreicht werden Es muss auch eine Dimension der Qualität enthalten, um Aussagen hinsichtlich der Effektivität und damit der Angemessenheit der aufgewandten Fallzeit zu erlauben. Die Entwicklung von PCS der Klasse vier ist eine Aufgabe der Zukunft.

6.3 Ausgewählte Patientenklassifikationssysteme

In der Tabelle 40 sind exemplarisch hierzulande eingesetzte Patientenklassifikationssysteme unterschiedlicher Klassen beschrieben, ihrer jeweiligen Klasse zugeordnet und nach dem Entstehungszeitraum geordnet. Darunter sind auch Instrumente beschrieben, die in diesem Buch vorgestellt werden.

Tabelle 40: Beispiele für PCS nach Klassen geordnet.

Name	Klasse	Ergebnisgröße	Haupteinsatzgebiet	Jahr
Barthel-Index (Lübke 2001)	1b	Intensität/ Patientenfähigkeit	Universell/ eher Geriatrie	1965
Therapeutic Intervention Scoring System (TISS) (Cullen 1974)	1b	Behandlungsintensität	Intensivpflegebereich	1974
Functional Independence Measure (FIM) (Westhof 1993)	1b	Behandlungsintensität/ Patientenfähigkeit	Rehabilitation	1986
Resident Assessment Instrument (RAI) & RUG III (Garms-Homolova 2000)	2b	tagesbezogene Leistungskomplexe	Langzeitpflege	1990
Pflegepersonalregelung (PPR) (Schöning 1985)	2a	Zeitaufwand der Pflege	Krankenhaus	1993
Leistungserfassung in der Pflege (LEP) (Brügger 2001)	2a	Zeitaufwand der Pflege	Krankenhaus	1997
Nine Equivalents of Nursing Manpower Use Score (NEMS) (Miranda 1997)	1b	Behandlungsintensität	Intensivpflegebereich	1997
Diagnosebezogene Tätigkeitsanalyse (DTA) (Lanz 2001)	2a	Zeitaufwand der Pflege	Krankenhaus	1997
Pflegeabhängigkeitsskala (PAS) (Dassen 2001)	1b	Intensität/ Patientenfähigkeit	Krankenhaus/ Langzeit	1998
Personalbemessungssystem PERSYS (von Endt 1999)	2b	Zeitaufwand der Pflege	Langzeitpflege	1999
Inpuls (Faschingbauer 2002)	2a	Intensität/Zeitaufwand	Intensivpflegebereich	2002
ergebnisorientiertes Pflege-Assessment (ePA) (Hunstein 2001 und in diesem Band)	1b	Behandlungsintensität	Krankenhaus	2003
Controlling Benchmarking stationär (CBS) (Lange 2004)	2b	Zeitaufwand der Pflege	Langzeitpflege	2004
Katalog pflegetherapeutischer Maßnahmen in der neurologischen Frührehabilitation (Arbeitskreis neurologischer Kliniken in Bayern 2005)	2a	Zeitaufwand der Pflege	Rehabilitation	2007

Auffallend ist, dass in jedem Bereich entsprechende Patientenklassifikationssysteme vorhanden sind und auch eingesetzt werden. Es zeigt sich aber auch, dass keines der Patientenklassifikationssysteme in der Pflege auf einem Fallgruppensystem aufbaut. Damit ist keines der Verfahren direkt anschlussfähig an moderne gesundheitsökonomische Modelle. Das heißt, dass im Pflegebereich keine Systeme der Klasse 3 etabliert sind. Derzeit laufen entsprechende Entwicklungen und Forschungsprojekte, aber ein verbreitetes System liegt bislang nicht vor.

6.4 Fazit

Die Typologie erlaubt es, sehr unterschiedliche Verfahren einer Systematik zuzuordnen und sie entsprechend ihrer Erklärungsbreite zu diskutieren. So kann sicher beschrieben und diskutiert werden, dass ein System der Klasse 1a nicht genutzt werden kann, um Leistungsdaten zu beschreiben oder aber Personalbemessung zu ermöglichen, weil die Frage nach Leistungen erst mit Verfahren ab der Klasse 2a beantwortet werden können.

Des Weiteren kann so analysiert werden, ob in einem verbundenen System tatsächlich miteinander gekoppelte PCS eingesetzt werden (1b + 2a = 2b) oder ob es sich lediglich um zwei unverbundene und damit nebeneinander bestehende PCS handelt (1b + 2a = 2a). Die Vernetzung muss dabei auf empirischem Wege belegt und dargestellt werden.

> Der Einsatz der Typologie kann dazu führen, dass mehr Transparenz und Systematik Einzug hält. Darüber hinaus kann sie genutzt werden, um Entwicklungswege aufzuzeigen.

So wird offensichtlich, dass es zukünftig darum gehen wird, fallgruppenbezogene Systeme zu entwickeln und zu etablieren. Fallbezogenen Aufwand in der Unterschiedlichkeit systematisch aufzuklären und zu gruppieren, ist derzeit weiterhin eine große Entwicklungsaufgabe. Die sukzessive Weiterentwicklung zu betreiben, indem in weiteren Schritten einzelne Tätigkeiten durch Zustände ersetzt oder ergänzt werden (bspw. Körperpflege ersetzen durch eine gestufte Erhebung von Immobilität), ist ein weiteres Entwicklungsfeld. Zudem kann als langfristiges Ziel ins Visier genommen werden Patientensicherheitsfragen und Pflegeergebnisse mit aufzunehmen und sie mit Fallgruppen zu koppeln. Jeder dieser Schritte kann jedoch nicht mehr auf der Basis einer logischen Verknüpfung erfolgen, sondern muss empirisch getestet dargelegt werden. Nur dann können Fallgruppen mit Homogenitätskriterien belegt werden und Nutzen und Ergebnisse von Pflege dargelegt werden.

Literatur

Arling, G., Nordquist, R. H., Brant, B. A. & Capitman, J. A. (1987). Nursing home case mix. Patient classification by nursing resource use. In: Medical care, Jg. 25, H. 1, S. 9–19.

Arling, G., Williams, A. R. (2003). Cognitive impairment and resource use of nursing home residents: a structural equation model. In: Medical care, Jg. 41, H. 7, S. 802–812.

Arbeitskreis neurologischer Kliniken in Bayer (2005). Pflegetherapeutische Maßnahmen in der Frührehabilitation. online unter: http://www.vpka-bw.de/cms/fileadmin/sonstige%20pdf/Pflegedoku_Bayern_Th%FCringen2.pdf. Zuletzt geprüft 17.01.2009

Australien Institute for primary Care (AIPC) (2004). The review and identification of an existing, validated, comprehensive assessment tool. Final Report. Unter Mitarbeit von P.

Forman, S. Thomas und I. Gardner. Herausgegeben von Australien Institute for primary Care (AIPC). Online verfügbar unter http://www.latrobe.edu.au/aipc.

Berthou, A. (2002). Plaisir. Kardoff, Ernst von; Kondratowitz, Hans-Joachim von (Hg.). Regensburg: Transfer-Verlag.

Brügger, U., Bamert, U. & Maeder, C. (2001). Beschreibung der Methode LEP NUrsing 2. Leistungserfassung für die Gesundheits- und Krankenpflege. St. Gallen

Bartholomeyczik, S. (2007). Einige kritische Anmerkungen zu standardisierten Assessmentinstrumenten in der Pflege. In: Pflege, Jg. 20, H. 4, S. 211–217.

Baumberger, D. (2001). Pflegediagnosen als Indikator der Streuung des Pflegeaufwandes in DRGs. Maastricht. Universität Maastricht, Fakultät der Gesundheitswissenschaften.

Berger, Simon (2008). NANDA-I-Pflegediagnosen. Definitionen & Klassifikation 2007–2008. 1. Aufl. Bad Emstal: RECOM.

Cullen, D. J., Civetta, J. M., Briggs, B. A. & Ferrara, L. C. (1974). Therapeutic intervention scoring system: a method for quantitative comparison of patient care. In: Critical care medicine, Jg. 2, H. 2, S. 57–60.

Dassen, T., Balzer, K., Bansemir, G., Kühne, P., Saborowski, R. & Dijkstra, A. (2001). Die Pflegeabhängigkeitsskala, eine methodologische Studie. In: Pflege, Jg. 14, H. 2, S. 123–127.

Endt, H. J. von, Fasse, M., Kirchhof, R. R., Walter, M. (1999). Pflegesaetze leistungsgerecht kalkulieren. Das Pflegeleistungs- und -zeiterfassungssystem PERSYS. In: Altenheim, Jg. 38, H. No.10, S. S. 40–45.

Faschingbauer, C. (Hg.) (2002). Das Intensivpflege und Leistungserfassungssystem Inpuls am Universitätsklinikum Heidelberg. PFLEGE DOKUMENTATION. In: Pflege Zeitschrift, Jg. 55, 6: Kohlhammer.

Fagerström, L. & Engberg, I. B. (1998). Measuring the unmeasurable: a caring science perspective on patient classification. In: Journal of nursing management, Jg. 6, H. 3, S. 165–172.

Fischer, W. (1997). Patientenklassifikationssysteme zur Bildung von Behandlungsfallgruppen im stationären Bereich. Prinzipien und Beispiele: ZIM-Verlag Zentrum für Informatik und wirtschaftliche Medizin.

Garms-Homolová, V. & Morris, J. N. (2000). RAI 2.0–Resident Assessment Instrument. Beurteilung, Dokumentation und Pflegeplanung in der Langzeitpflege und geriatrischen Rehabilitation. Bern: Hans Huber (Hans Huber Programmbereich Pflege

Giovannetti, P. (1979): Understanding patient classification systems. In: The Journal of nursing administration, Jg. 9, H. 2, S. 4–9.

Halek, M. (2003). Wie misst man die Pflegebedürftigkeit? Eine Analyse der deutschsprachigen Assessmentverfahren zur Erhebung der Pflegebedürftigkeit. Hannover: Schlütersche

Hunstein, D. (2001). Ergebnisorientiertes Pflegeassessment. Online unter: http://www.epa-online.info/, zuletzt kontrolliert 17.01.2009

Isfort, M. (2008). Patientenklassifikationssysteme (PCS). Beiträge pflegerischer Leistungszahlen am Beispiel von Tätigkeitsdaten auf Intensivstationen. Dissertation. Betreut von Prof. Dr. Sabine Bartholomeyczik. Witten. Private Universität Witten/Herdecke, Institut für Pflegewissenschaft. 2008 Veröffentlicht als: Patientenklassifikation & Personalbemessung in der Pflege. Münster: MV Wissenschaft

Lange, W., Busat, M. & Kamp, M. (2004). Personalbedarfsmessung. Einfach – schnell – aussagekräftig. Bedarfsmessung nach dem »Controlling und Benchmarking Stationär (CBS)«. In: Altenheim, Jg. 43, H. 12, S. 40.

Lanz, C. J. & Zinn, W. (2001). Mobile Leistungserfassung im Krankenhaus – Chancen für die Pflege. In: BALK-Info, Jg. 48, H. –, S. 14 ff.

Kottner, J., Tannen, A. & Dassen, T. (2008). Die Interrater-Reliabilität der Braden-Skala. In: Pflege, Jg. 21, H. 85–94.

Lübke, N., Grassl, A., Kundy, M. & Meier-Baumgartner, H. P. (2001). Hamburger Einstufungsmanual zum Barthel-Index. In: Geriatrie-Journal, Jg. 3, H. 1/2, S. 41–46.

Miranda, D. R., Moreno, R., Iapichino, G. (1997). Nine equivalents of nursing manpower use score (NEMS). In: Intensive care medicine, Jg. 23, H. 7, S. 760–765.

Müller-Staub, M. (2007). Pflegediagnosen, -interventionen und -ergebnisse – Anwendung und Auswirkungen auf die Pflegepraxis: eine systematische Literaturübersicht. In: Pflege, Jg. 20, S. 352–371.

O'Brien-Pallas, L., Leatt, P., Deber, R. & Till, J. (1989). A comparison of workload estimates using three methods of patient classification. In: Canadian journal of nursing administration, Jg. 2, H. 3, S. 16–23.

O'Brien-Pallas, L. L., Cockerill, R. & Leatt, P. (1992). Different systems, different costs? An examination of the comparability of workload measurement systems. In: The Journal of nursing administration, Jg. 22, H. 12, S. 17–22.

Prescott, P. A., Ryan, J. W., Soeken, K. L., Castorr, A. H., Thompson, K. O. & Phillips, C. Y. (1991). The Patient Intensity for Nursing Index: a validity assessment. In: Research in nursing & health, Jg. 14, H. 3, S. 213–221.

Schreier, M. M. (2007). Erfassung der Ernährungssituation bei alten Menschen in stationären Pflegeeinrichtungen. Vergleich einer Auswahl von veröffentlichten Erfassungsinstrumenten. In: PR-Internet, Jg. 9, H. 1, S. 14–20.

Tackenberg, P., Widmer, R., Schrader, U. & König, P. (2007). ICNP Version 1.0: Erstellung der deutschen Übersetzung mittels OpenSource-Verfahren. In: PrInterNet, Jg. 9, H. 2, S. 106–112.

Schöning, B., Luithlen, E. & Scheinert, H. (1995). Pflege-Personalregelung. Kommentar mit Anwendungsbeispielen für die Praxis. Stuttgart: Kohlhammer (Krankenhausrecht).

Soeken, K. L. & Prescott, P. A. (1991). Patient intensity for nursing index: the measurement model. In: Research in nursing & health, Jg. 14, H. 4, S. 297–304.

Westhoff, G. (1993). Handbuch psychosozialer Messinstrumente. Göttingen. Hogrefe Verllag

Wieteck, P. (2004). ENP – European nursing care pathways. standardisierte Pflegefachsprache zur Abbildung von pflegerischen Behandlungspfaden ; Leistungstransparenz und Qualitätssicherung im Gesundheitswesen. 1. Aufl. Bad Emstal: RECOM.

Wingenfeld, K., Büscher, A. & Schaeffer, D. (2007). Recherche und Analyse von Pflegebedürftigkeitsbegriffen und Einschätzungsinstrumenten. Herausgegeben von Institut für Pflegewissenschaft der Universität Bielefeld. Bielefeld.

Zank, S., Schacke, C. & Leipold, B. (2008). Längsschnittstudie zur Belastung pflegender Angehöriger von demenziell Erkrankten (LEANDER). Ergebnisse der Evaluation von Entlastungsangeboten. In: Zeitschrift für Gerontopsychologie & -psychiatrie, Jg. 20, H. 4, S. 239–255.

Register

Abklärungshilfen 30, 31
Agitiertes Verhalten 87
Akzeptanz 106
–, -probleme 106
Alarmzeichen 31
Änderungssensitivität 74
Angehöriger von Demenzerkrankten 104
ANS 139, 140
anthropometrische Maße 158
Äquivalenz 53
Äquivalenz-Ansatz 53
Assessment 13, 138
–, -instrument 13, 16
–, geriatrisches 85
–, -system, innovatives demenzorientiertes 94, 95
–, -verfahren, kognitive 80

Bedarf 127, 128
Bedside Swallowing Assessment 163
Bedürfnis 127
Behandlungsparadox 19
Behandlungsparadoxon 203
BEHAVE-AD 86, 95
Behavioural and Psychological Symptoms of Dementia 79
Belastungen pflegender Angehöriger bei Demenz 124
Belastungsassessment 133
Betreuungsbedarf, besonderer 84
Beurteilungskriterien zur Instrumentenbeurteilung 57
Biografiebogen 133
Bodeneffekten 85
Burke Dysphagia Screening Test 163

CarenapD 115, 125
Cohen's Kappa 18
Cohen-Mansfield-Skala 95
Cohen-Mansfield Agitation Inventory (CMAI) 79, 86

Cronbach's Alpha 18
Cut-off-Wert 169

Demenz 79, 94, 123
–, -diagnose 81
Dysphagien 162

ergebnisorientierte PflegeAssessment AcuteCare 60
Ernährungssituation 147, 148

Faktoren, direkte 96
Faktorenmodelle 217
Fallgruppen, diagnosenbezogene 215
Flüssigkeitsmangel 145
Fremdbeurteilungsinstrument 155
Fremdeinschätzung 174, 178
–, -(s)instrument 182

Glaubwürdigkeit, klinische 203
Grundbedürfnisse 46
Gugging Swallowing Screen 163

Handling, inadäquates 106
Harninkontinenz 186
Hawthorne-Effekt 181
Hilfeplan 128, 130
Hintergrundfaktoren 96
Homogenität 53, 156

Instrument 15
–, standardisiertes 16
interne Konsistenz 18
Interrater-Reliabilität 18, 34, 67, 156, 179, 193, 196
–, -(s)test 142

Kappa-Wert 18, 54, 194
Konstruktvalidität 19, 72, 99, 180
Kontinenzprofile 186
Kriteriumsvalidität 165, 167

Langzeitpflege 27
Leistungsfähigkeit, kognitive 85
Likert-Skala 48

Mangelernährung 143, 148
MDK 125
Mini-Mental-Status-Test 79, 81
Mini Mental State Examination 181
Minimum Data 29
–, Set 30
Mini Nutritional Assessment 147, 150
MNA-SF 152
Modellfaktoren 96
Motivation 107
–, -(s)mangel 106

Nahrungsmangel 145
NANDA 177
NDB-Modell 96
Need-Assessment 125
–, CarenapD 123
need driven dementia compromised behavior model 95
Needstatus 127
Neuropsychiatric Inventory 86
NICHE-Protocol 139, 140
NNC 139
Northwestern Dysphagia Patient Check Sheet 163
Nursing Outcomes Classification 61

Odds Ratio 166, 167
Overviewassessment 55
–, -Instrument 46

PAS-Netzdiagramm 50
Patient Classification System 213
Patienten- und Angehörigenperspektive 52
Patientenklassifikation 214
PEMU 15, 137
Pflege, personzentrierte 131
Pflegeabhängigkeit 47, 52
–, -(s)skala 46, 48, 223
Pflegediagnosen 177
Pflegekompass 104

PflePhagie-Skala 162
PLAISIR 221
Praktikabilität 165
Prototypenmodelle 217

Qualitätsindikatoren 36, 37

RAI 12, 20, 27, 139, 140, 221, 223
Reliabilität 17, 52, 158
Resident Assessment Protocolls 29
Ressource Utilization Groups 29
Risikoassessment 215
Risikoerfassung 140
Risikoerkennungstafel 33
Risikos einer Mangelernährung 151
ROC-Kurve 168

Schluckstörungen 162
Schmerz 173
–, -assessment 173
–, -management 174, 178
Screening 138
–, -instrument 80, 84, 140, 159, 170
Selbstauskunft 177
Selbstpflege 62
–, -defizit 47
–, -Index 65
Self-Care-Deficit-Theory 62
Sensitivität 19, 83, 157
Spezifität 19, 157
Stabilität 53
Standardized Swallowing 163
Störungen, kognitive 85
STRATIFY-Instrument 201
Sturzrisiko 201
–, -faktoren 202

Timed Test 163
Triggerpunkte 65
Triggersystem 29
Typologie 224
Validität 17, 52, 54, 99, 158
–, diskriminante 73
–, inkremente 20
–, konvergente 72
–, prognostische 71

–, soziale 126
Verhaltensauffälligkeiten 86
Verhaltensstörungen 85
Verhaltensweisen, herausfordernde 86
Verzehrmengenerfassung 142, 143
Verzehrsprotokollen 144
Vorhersagevalidität 19

Westergren's Screening for Dysphagia 163
Wilcoxon-Rang-Test 75

ZOPA© 175
Zurich Observational Pain Assessment for cognitive impaired patients 174

Pflegebibliothek – Wittener Schriften

Margareta Halek · Sabine Bartholomeyczik

Verstehen und Handeln

Forschungsergebnisse zur Pflege von Menschen mit Demenz und herausforderndem Verhalten

2006. 112 Seiten
17,3 x 24,5 cm, kartoniert
ISBN 978-3-89993-167-9
€ 26,90

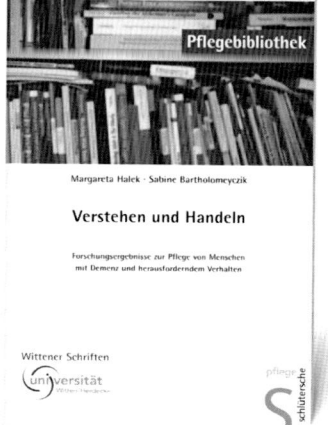

- Analyse der neueren internationalen Forschungsliteratur
- Was leisten Methoden wie Validation, Snoezelen, Erinnerungsarbeit und Berührung?
- Eine Fundgrube für alle Pflegekräfte

»Dieses Buch, für das die Autorinnen mehr als 400 Quellen ausgewertet haben, bringt es an den Tag: Tatsächlich kann man Demenzkranke in ihren Gefühlen, ihrer Zufriedenheit und ihrem Wohlbefinden fördern. Es kommt jedoch darauf an, die jeweils richtige Methode zu finden und adäquat anzuwenden. Dabei hilft dieses Buch. Der Leser erhält Informationen und Argumente, um die behandelten Interventionen zu bewerten und einen Weg zu finden, die geeigneten Maßnahmen für die individuelle Problematik im Verhalten von Menschen mit Demenz zu finden.«
PADUA

»Die einzelnen Abschnitte des Buches sind klar gegliedert und verständlich geschrieben. Durch den Aufbau wird die Vorgehensweise bei der Literaturanalyse deutlich und transparent. Die im Text enthaltenen Tabellen und Grafiken unterstützen die Lesenden beim Erkennen der Zusammenhänge. Das Buch sollte zur Pflichtlektüre für alle Pflegenden (und Betreuungskräfte) werden, die Konzepte für die Arbeit mit Menschen mit Demenz entwickeln.«
Dr. med. Mabuse

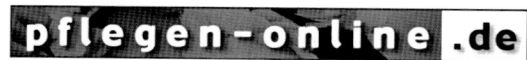

Stand Juni 2009. Änderungen vorbehalten.

Pflegebibliothek – Wittener Schriften

Dr. Angelika Abt-Zegelin ·
Martin W. Schnell (Hrsg.)

Die Sprachen der Pflege

Interdisziplinäre Beiträge aus Pflegewissenschaft, Medizin, Linguistik und Philosophie

2006. 180 Seiten
17,3 x 24,5 cm, kartoniert
ISBN 978-3-89993-168-6
€ 26,90

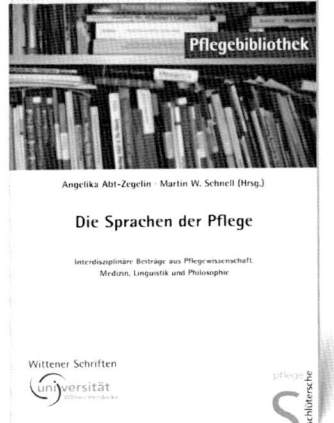

- Erste interdisziplinäre Untersuchung der Sprache in der Pflege
- Wichtiges Hintergrundwissen für Lehrende und Anleiter in der Pflege
- Grundlage für alles pflegerische Handeln

Lange galt das Motto »In der Pflege spricht man wenig und schreibt noch weniger«. Das hat sich inzwischen grundlegend geändert.

Wer auch immer jemanden pflegt – er kann es nicht tun, ohne die Sprache zu nutzen, sei es schriftlich oder mündlich. Pflege heißt immer auch »Kommunikation«. Doch gerade diese Tatsache wurde in der Konzeption von Ausbildung, Lehre und Forschung jahrelang vernachlässigt.

Die Pflege kann nur dann einen angemessenen Platz in der Gesundheitsversorgung einnehmen, wenn sie eine kompetente und angemessene Sprache findet. Die interdisziplinären Beiträge dieses Buches stellen die Sprachen der Pflege vor, analysieren sie und machen sie damit nutzbar.

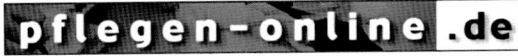